妇产科疾病诊疗实践

主编◎ 韩　伟　张海亮　郑其梅
孙立兰　孙丽娜　苑春伟

吉林科学技术出版社

图书在版编目（CIP）数据

妇产科疾病诊疗实践/ 韩伟等主编. -- 长春 :吉
林科学技术出版社, 2019.5
ISBN 978-7-5578-5533-8

Ⅰ . ①妇… Ⅱ . ①韩… Ⅲ . ①妇产科病-诊疗 Ⅳ .
①R71

中国版本图书馆CIP数据核字(2019)第114050号

妇产科疾病诊疗实践
FUCHANKE JIBING ZHENLIAO SHIJIAN

出 版 人　李 梁
责任编辑　李 征　李红梅
书籍装帧　山东道克图文快印有限公司
封面设计　山东道克图文快印有限公司
开　　本　787mm × 1092mm　1/16
字　　数　306千字
印　　张　13.25
印　　数　3000册
版　　次　2019年5月第1版
印　　次　2020年6月第2次印刷

出　　版　吉林科学技术出版社
发　　行　吉林科学技术出版社
地　　址　长春市福祉大路5788号出版集团A座
邮　　编　130000
发行部电话/传真　0431-81629529　81629530　81629531
　　　　　　　　　81629532　81629533　81629534
储运部电话 0431-86059116
编辑部电话 0431-81629508
网　　址　http://www.jlstp.net
印　　刷　北京市兴怀印刷厂

书　　号　ISBN 978-7-5578-5533-8
定　　价　98.00元

《妇产科疾病诊疗实践》编委会名单

主 编

韩 伟　张海亮　郑其梅
孙丽兰　孙丽娜　苑春伟

编 委

(排名不分先后)

韩 伟　安丘市人民医院

张海亮　安丘市人民医院

郑其梅　安丘市人民医院

孙立兰　安丘市人民医院

孙丽娜　安丘市人民医院

苑春伟　安丘市人民医院

前　言

　　妇产科是医院一个非常重要的科室,同时关乎妈妈和孩子两个人的生命安全,也是医院发生医疗纠纷最高的科室之一。就目前的妇产科护理现状来看,护理问题依然不少,比如护士的护理技能缺乏、临场经验不足、职业道德的缺失等等,都给妇产科护理带来了很大的困扰。为满足临床工作对妇产科医师不断提高的严格要求,反映现代妇产科临床诊疗技术,更好地服务于人民大众,特编写了本书。

　　全书共十一章,重点阐述了妇产科常见疾病的诊断与治疗,包括生殖器官发育异常、妇科炎症、妇科肿瘤、正常妊娠及产前保健、正常分娩、正常产褥、异常分娩等内容。本书内容丰富,语言精练,编写过程中融汇了国内外最新文献资料,具有科学、实用、新颖的特点,可供妇产科专业在校生以及工作在临床一线的临床医师参考学习使用。

　　由于当今社会医疗科技发展迅速,加上编者学识水平有限,书中难免存在疏漏和不足之处,敬请广大专家学者批评指正。

编　者

目　录

第一章　生殖器官发育异常

第一节　两性畸形

人类性别有 6 种:染色体性别、性腺性别、生殖器性别、性激素性别、社会、性别、心理性别。配子的核型确立了染色体性别,然后性腺性别分化和发育,导致内外生殖器的分化和发育,最后在性激素影响下形成表型性别。在此过程中,任何一个环节受到不良因素的影响,就会发生性分化和发育异常即两性畸形(hermaphroditism)。两性畸形患者外生殖器的形态介于男女之间,难以按外生殖器形态确定其性别。根据发病原因的不同可分为女性假两性畸形、男性假两性畸形和生殖腺发育异常。

一、女性假两性畸形

女性假两性畸形(female pseudohermaphroditism)患者染色体核型为 46,XX,生殖腺为卵巢。有子宫、宫颈、阴道,但外生殖器出现部分男性化。分为肾上腺增生型和非肾上腺增生型,后者多是受医源性激素影响所致。

先天性肾上腺皮质增生(congenital adrenal hyperplasia)为常染色体隐性遗传性疾病,几乎占女性假两性畸形的一半多。当肾上腺皮质有先天性缺陷不能分泌某些酶时(主要是 21-羟化酶),皮质醇或醛固酮便不能合成,导致腺垂体促肾上腺皮质激素代偿性分泌增多,引起肾上腺皮质增生,企图取得皮质醇的分泌增多。但同时增生的皮质由于网状带的分泌活动过分,产生过量雄激素,从而导致女性胎儿外生殖器部分男性化。

患儿出生时阴蒂肥大,两侧大阴唇增厚有皱,并融合遮盖阴道口,状似阴囊。但子宫、输卵管、阴道均存在。若是 21-羟化酶完全缺乏症,则女性外生殖器的男性化更加明显。"阴茎"特别大,尿道口位于阴茎头。随着婴儿长大,第二性征发育早,出现阴毛、腋毛、胡须、喉结、痤疮。受雄激素刺激肌肉发达,体力较同龄者强。至青春期乳房不发育,内生殖器发育受抑制,无月经。幼女期身高增长快,但由于骨骺早闭,到成年时反较正常女性身材矮小。

实验室检查,血雄激素增高,尿 17-酮增高,血雌激素下降,促卵泡激素下降,血促肾上腺皮质激素增高。结合染色体核型分析即可获得诊断。诊断后即开始并终身给予可的松药物替代治疗。这样可以抑制垂体促肾上腺皮质激素的过量分泌,防止外阴的进一步男性化,促进女性生殖器官的发育和月经来潮。根据外阴形态异常的具体情况,切除增大的阴蒂、扩大融合的外阴。单纯阴蒂整形可在儿童期进行,过早手术危险性大。

二、男性假两性畸形

男性假两性畸形(male pseudohermaphroditism)患者染色体核型为 46,XY,生殖腺为睾丸,睾酮分泌正常。外生殖器为女性化或两性化。其是由于男性胚胎或胎儿在宫腔内接触的雄激素过少所致。因阴茎过小及生精功能异常,一般无生育能力。

(一)非遗传性男性假两性畸形

外生殖器两性化或近似男性,两侧有睾丸,位于腹股沟内或腹腔。没有副中肾管分化的子宫、输卵管。阴蒂增大,尿道下裂常见。青春期后乳房不发育,多毛,声音低沉。

(二)遗传性男性假两性畸形

系 X 连锁隐性遗传,一个家族可有数人发病,也称为雄激素不敏感综合征(androgen insen-sitivity syndrome)。它是由于靶器官缺乏雄激素受体及毛囊、附睾、输精管的细胞缺乏 5α-还原酶所致。患者表现为外生殖器完全女性化,有睾丸,位于腹股沟或腹腔内。没有子宫及输卵管。阴蒂不大,阴道为浅的盲端。青春期后,女性体态、乳房发育良好,但乳头发育欠佳。阴毛、腋毛无或稀少。身材高,四肢长,无多毛现象。实验室检查,血睾酮、促卵泡激素、尿 17-酮为正常男性值,血促黄体生成素(LH)较正常男性值高,由于升高的 LH 增加对间质细胞的刺激,体内雌激素水平为正常男性的 2 倍,但低于正常女性。多数患者对常规剂量的雄激素反应不良,诊断明确后,以女性抚养为宜。并在青春期前后切除睾丸及外阴整形,以促使女性化更为完善,防止睾丸恶变。术后长期给予雌激素补充治疗,以维持女性第二性征。阴道短或狭窄导致性生活不满意者,可行阴道成形术。但不宜告诉患者生殖腺为睾丸,以免精神上受到难以医治的创伤。

三、生殖腺发育异常

生殖腺发育异常包括真两性畸形和生殖腺发育不全。

(一)真两性畸形(true hermaphroditism)

一个人具有睾丸和卵巢两种生殖腺,称为真两性畸形。生殖腺有三种:睾丸、卵巢和卵睾(oyotestis),是两性畸形中最罕见的一种。染色体核型多数为 46,XX,占一半多。其次为 46,XX/46,XY 嵌合型和 46,XY。外生殖器的发育与同侧性腺有关,但大多为混合型,阴蒂增大,或有长短不一的阴茎,合并尿道下裂或阴茎系带(chorda)。唇囊皱襞合并不全。外生殖器或以男性为主,或以女性为主。青春期乳房多发育。有一半患者有月经来潮。生殖腺活检可确诊。确诊后,外生殖器应根据社会性别考虑矫形或切除,即对大体属女性患者切除睾丸或卵睾,切除肥大阴蒂,辅以雌激素使女性化更完善;大体属男性者,修补尿道下裂,切除卵巢和卵睾,辅以雄激素治疗。若在出生后早期诊断,以女性抚养为宜。

(二)生殖腺发育不全(gonadal dysgenesis)

生殖腺发育不全包括两种:单纯型生殖腺发育不全(puregonadal dsgenesis)和混合型生殖腺发育不全(mixed gonadal dysgenesis)。

1.单纯型生殖腺发育不全

染色体核型为 46,XY,但睾丸呈索状,不分泌雄激素。患者表型为女性,但身体较高大。有发育不良的子宫、输卵管。青春期第二性征不发育,阴毛、腋毛无或稀少,乳房发育差,无月经。发育不全的性腺易于发生肿瘤,故一经诊断,尽早切除未分化的生殖腺。青春期后,给予雌孕激素周期序贯替代治疗,促进第二性征发育,防止骨质疏松。

2.混合型生殖腺发育不全

染色体核型多为 45,X/46,XY。患者一侧性腺为异常睾丸,并有输精管。另一侧性腺未分化呈索状痕迹,有输卵管,子宫及阴道发育差或不全。外阴部分男性化,阴蒂增大并有尿道下裂。不少患者有特纳综合征的躯体特征。因生殖腺发生恶变的机会较多,且发生年龄可能很小,故在确诊后尽早切除未分化的生殖腺。

第二节　处女膜闭锁

处女膜闭锁又称无孔处女膜(imperforate hymen),是女性常见的一种生殖道发育异常。青春期少女月经初潮后经血不得排出,积聚于阴道,之后因宫腔积血不能及时排出,出现周期性腹痛,而无月经来潮,就诊时发现闭锁的处女膜,相当于中医学解剖上的"鼓"。

一、病因

在正常胚胎发育过程中,女婴来自内胚层的阴道板腔化成一孔道,其下段有一层薄膜为处女膜,在胚胎 7 个月后贯穿,使孔与阴道前庭相通,如胚胎时未贯通,则形成无孔处女膜。

二、临床表现

(一)症状

处女膜闭锁在青春期月经初潮前无症状。青春期后表现为原发性闭经和周期性下腹部坠胀。因月经来潮时经血不得流出而积聚阴道、子宫甚至输卵管等部,而出现周期性的肛门和阴道胀痛,并呈进行性加重。积血过多时可引起尿频、尿急及便秘等压迫症状。

(二)体征

随阴道积血增多而延及宫腔时,在耻骨联合处可触及肿块,积血严重时可发生输卵管血肿和粘连。妇科检查时,可扪及胀大的子宫及双侧附件肿块,处女膜呈紫蓝色向外膨出如"鼓",阴道无开口。肛诊时,阴道为长形肿物,呈囊性感,并有明显的触痛。

三、诊断要点

(1)青春期月经不来潮。有逐渐加重的周期性下腹痛。

(2)多次腹痛后,下腹正中可扪到逐渐增大的包块,并压迫尿道及直肠,出现排尿及排便困难。

(3)妇科检查:处女膜向外膨隆,表面呈紫蓝色。肛诊可触及从阴道向直肠凸出的积血块,如伴子宫及输卵管积血肘,可扪到胀大的子宫及双侧附件肿块。

(4)处女膜膨隆处穿刺:抽出不凝的深褐色或黑红色血液即可确诊。

(5)B超检查:阴道、子宫及附件有积血影像。

四、治疗

(1)骶管麻醉下手术。

(2)粗针穿刺处女膜正中膨隆部位,抽出褐色积血后,即将处女膜做"X"形切开,引流积血。

(3)切除多余的处女膜瓣,使切口呈圆形。再用 3-0 肠线缝合切口边缘、黏膜,保持引流通畅。

（4）常规检查宫颈是否正常。

（5）常规应用抗生素。

第三节　处女膜坚韧

处女膜坚韧（hard hymen）是指处女膜或处女膜环纤维组织增生、坚硬、缺乏弹性，造成性交困难或失败。为先天发育畸形的一种，平时无症状，多在新婚时发现。

一、诊断与鉴别诊断

（一）诊断

婚后不能性交，阴道口疼痛，不能忍受。阴道指诊时感到阴道口有很大阻力，一指进入也有困难，有时可触及狭窄坚韧的处女膜环。

（二）鉴别诊断

本病应与阴道狭窄、神经性痉挛相鉴别。

二、治疗

手指、小窥器及其他圆柱形玻璃或塑料管扩张。每日 3～5 次，每次半小时。无效时可手术。于阴道出口相当 2 点、4 点、8 点、10 点部位扩剪，然后沿处女膜环将处女膜瓣剪除。术后用 0.1‰ 雌激素鱼肝油涂阴道，每日 1～2 次，连用 1 个月。

第四节　阴道发育异常

一、先天性无阴道

先天性无阴道为双侧副中肾会合后未能向尾端伸展形成管道所致，多数伴无子宫或只有始基子宫，但极少数也可有发育正常的子宫。半数伴泌尿系畸形。一般均有正常的卵巢功能，第二性征发育也正常。

（一）临床表现

（1）先天性无阴道几乎均合并无子宫或仅有痕迹子宫，卵巢一般均正常。

（2）青春期后一直无月经，或婚后性生活困难而就诊。

（3）第二性征发育正常。

（4）无阴道口或仅在阴道外口处见一浅凹陷窝，或有 2cm 短浅阴道盲端。

（5）极少数先天性无阴道者仍有发育正常的子宫，至青春期因宫腔积血出现周期性腹痛，直肠腹部联合诊可扪及增大子宫。

（二）诊断

（1）原发闭经。

（2）性生活困难。

（3）周期性腹痛:有子宫或残留子宫及卵巢者,可有周期性腹痛,症状同处女膜闭锁症。

（4）全身检查:第二性征正常,常伴有泌尿系统和骨骼系统的畸形。

（5）妇科检查:外阴发育正常,无阴道和阴道短浅,肛查无子宫颈和子宫,或只扪到发育不良子宫。

（6）卵巢功能检查:卵巢性激素正常。

（7）染色体检查:为 46XX。

（8）B 超检查:无阴道,多数无子宫,双侧卵巢存在。

（9）腹腔镜:可协助诊断有无子宫,卵巢多正常。

（三）鉴别诊断

（1）阴道短而无子宫的睾丸女性化:染色体检查异常。

（2）阴道横隔:多伴有发育良好的子宫,横膈左侧多见一小孔。

（四）治疗

1.压迫扩张法

适用于阴道下段有一定深度者。从光而圆的小棒沿阴道轴方向加压,每日 2 次,每次 20min,2～3 个月为 1 个疗程,可使局部凹陷加深。

2.阴道成形术

（1）手术时间的选择:无阴道无子宫者,术后只能解决性生活问题,故最好在婚前或婚后不久进行,有正常子宫者,在初潮年龄尽早手术,以防经血潴留。

（2）手术方法的选择:①Willian 法:术后 2 个月即可结婚。②羊膜或皮瓣法:应在婚前半年手术。

（3）手术注意点:①避免损伤直肠与尿道。②术后注意外阴清洁,防止感染。③坚持带模型,防止阴道塌陷。皮肤移植,应于术后取出纱布后全日放模型 3 个月,然后每晚坚持直到结婚,婚后如分居仍应间断放置模型。羊膜移植后,一般放模时间要 6～12 个月。

（五）注意事项

（1）阴道成形术并不复杂,但由于瘢痕再次手术更为困难,故应重视术后防止感染、粘连及瘢痕形成,否则会前功尽弃。

（2）副中肾管阙如者半数伴泌尿系畸形,故于术前须做静脉肾盂造影。

二、阴道闭锁或狭窄

胚胎发育时两侧副中肾管下端与泌尿生殖窦未能形成空腔,或空腔贯通后发育不良,则发生阴道闭锁或狭窄。后天性发病多系药物腐蚀或创伤所引起。

（一）临床表现

（1）症状与处女膜闭锁相似。

（2）处女膜无孔,但表面色泽正常,亦不向外膨隆。

（3）直肠指诊扪及向直肠凸出的阴道积血肿块,其位置较处女膜闭锁者为高。

（二）诊断

（1）青春期后无月经来潮,并有逐渐加重的周期性下腹痛。如系阴道狭窄,可有经血外流不畅。

（2）性生活困难。

（3）妇科检查：处女膜完整，但无阴道，仅有陷窝，肛门指检于闭锁以上部分扪及积血所形成的包块。阴道窄狭者，阴道壁僵硬，窥器放置困难。

（4）B超检查：闭锁多为阴道下段，上段可见积液包块，子宫及卵巢正常。

（三）鉴别诊断

主要通过B超、妇科检查与先天性无阴道及处女膜闭锁相鉴别。

（四）治疗

（1）尽早手术治疗，切开闭锁阴道段阴道并游离阴道积血段阴道黏膜，再切开积血段阴道黏膜，再切开积血肿块，排出积血。

（2）利用已游离的阴道黏膜覆盖创面。

（3）术后定期扩张阴道，防止阴道下段挛缩。

（五）注意事项

手术治疗应充分注意阴道扩张问题，以防挛缩。

三、阴道横隔

胚胎发育时双侧副中肾管会合后的尾端与泌尿生殖窦未贯通，或部分性贯通所致。横隔位于阴道上、中段交界处为多见，完全性横隔较少见。

（一）受精及着床

（1）常系偶然或因不育检查而发现，也有少数因性生活不满意而就诊发现。

（2）横隔大多位于阴道上、中段交界处，其厚度约1cm。

（3）月经仍可正常来潮。

（二）诊断

1.腹痛

完全性横隔可有周期性腹痛，大多表现为经血外流不畅的痛经。

2.不孕

因横隔而致不孕或受孕率低。

3.闭经

完全性横隔多有原发性闭经。

4.妇科检查

月经来潮时可寻找到横隔的小孔，如有积血可扪及包块。

5.横隔后碘油造影

通过横隔上小孔注入碘油，观察横隔与子宫颈的距离及厚度。

6.B超检查

子宫及卵巢正常，如有积血可呈现积液影像。

（三）鉴别诊断

注意与阴道上段不完全阴道闭锁鉴别：通过肛腹诊或B超探查观察有无子宫及上段阴道腔可确诊。

（四）治疗

1.手术治疗

横膈切开术。若横膈薄，只需行"X"形切口；横膈厚，应考虑植羊膜或皮片。

2.妊娠期处理

分娩时发现横膈，如薄者可切开横膈，由阴道分娩；如厚者，应行剖宫产，并将横膈上的小孔扩大，以利恶露排出。

（五）注意事项

（1）术后应注意预防感染和瘢痕挛缩。

（2）横膈患者经阴道分娩时，要注意检查横膈有无撕裂出血，如有则应及时缝合以防产后出血。

四、阴道纵隔

本病系由双侧副中肾管会合后，其中隔未消失或未完全消失所致。分为完全纵隔、不完全纵隔。完全纵隔形成双阴道，常合并双子宫颈及双子宫。如发育不等，也可以一侧大而一侧小，有时则可成为斜隔。

（一）临床表现

（1）绝大多数阴道纵隔无临床症状。

（2）有些婚后性生活困难才被发现。

（3）也有在做人工流产时发现，一些晚至分娩时产程进展缓慢才发现。

（4）临床有完全纵隔和不全纵隔两种，前者形成双阴道、双宫颈、双子宫。

（5）有时纵隔偏向一侧，形成斜隔，以致该侧阴道闭锁而有经血潴留。

（二）诊断

1.完全性阴道纵隔

一般无症状，少数人有性交困难，或分娩时造成产程进展缓慢。

2.阴道斜隔

因宫腔、宫颈管分泌物引流不畅可出现阴道流恶臭脓样分泌物。

3.妇科检查

妇科检查可确诊。但要注意双阴道在进入一侧时常难发现畸形。

4.B超检查

子宫、卵巢正常。

（三）鉴别诊断

1.阴道囊性肿物

斜隔检查时阴道一侧隔易与阴道囊性肿物相混淆，可行碘油造影鉴别。

2.继发性阴道狭窄

继发性阴道狭窄有外伤、炎症、局部使用腐蚀药史。

（四）治疗

1.完全阴道纵隔

一般无须特殊处理。

2.部分性阴道纵隔

影响性生活、经血排出不畅时,可于非孕时行纵隔切除术。

3.分娩时发现阴道纵隔阻碍分娩

宫口开大 4～5cm 后,将纵隔中央切断,胎儿娩出后再检查处理伤口。

4.阴道斜隔合并感染

斜隔切开术,引流通畅,并用抗生素治疗。

(1)首选青霉素:每次 80 万 U,每日 3 次,肌注,皮试阴性后用。

(2)氨苄西林:每日 6g,分 3 次静脉推注,皮试阴性后用;或氨苄西林每次 1.5g 加入 5％葡萄糖 100mL 中静滴,每日 4 次,皮试阴性后用。

耐药菌株可选用以下两种。

(1)头孢呋:每日 2～8g。分 4 次静注或静滴。

(2)头孢哌酮:每日 3～6g,分 3～4 次静注。

如对青霉素过敏者可选用以下三种。

(1)庆大霉素:每次 8 万 U,每日 2～3 次,肌注。

(2)复方新诺明:每次 2 片,每日 2 次,口服。

(3)林可霉素:每日 1.2g,静滴。

第五节　子宫发育异常

子宫发育异常是由副中肾管产生的器官,以子宫最易发生畸形。副中肾管发生、发育异常越早出现,它所造成的畸形越严重。绝大多数的子宫畸形为双角子宫、双输卵管、单子宫颈,占 70％;最危险的子宫畸形是双子宫,其中一侧为残角子宫,占 5％。其之所以严重是因为残角子宫不易被发现,一旦宫外孕破裂,容易导致死亡。

一、分类及临床表现

(一)子宫未发育或发育不全

1.先天性无子宫(congenital absence of uterus)

先天性无子宫为两侧副中肾管中段及尾段未发育,未能在中线会合形成子宫。常合并无阴道,但卵巢发育正常,临床表现为原发性闭经,第二性征正常,肛查触不到子宫,偶尔在膀胱后触及一横行的索条状组织。

2.始基子宫(primordial uterus)

又称痕迹子宫,为双侧副中肾管向中线横行伸展会合后不久停止发育所致。子宫极小,仅长 1～3cm,无宫腔,多数因无子宫内膜而无月经。

3.子宫发育不良(hypoplasia of uterus)

又称幼稚型子宫,是因两侧副中肾管融合后在短时间内即停止发育。子宫发育小于正常,子宫颈相对较长而外口小,宫体和宫颈之比为 1：1 或 2：3,有时子宫体呈极度的前屈或后屈。临床表现为月经量过少,婚后不孕,直肠—腹部诊可扪及小而活动的子宫。

(二)子宫发育畸形

1.双子宫(uterus didelphys)

双子宫为两侧副中肾管完全未融合,各自发育形成双子宫、双宫颈及双阴道。左右侧子宫各有单一的卵巢和输卵管。患者多无自觉症状,不影响生育,常在产前检查、人工流产或分娩时被发现。偶有双子宫单阴道,或双子宫伴阴道纵隔,常因性交困难或经血不畅而就诊。妊娠晚期胎位异常率增加,产程中难产机会增多,以子宫收缩乏力、胎先露下降受阻为常见。

2.双角子宫(uterus bicornis)及鞍状子宫(saddle form uterus)

两副中肾管中段的上部未完全融合而形成双角子宫,轻者仅子宫底部下陷而呈鞍状或弧形。一般无症状,妊娠后易发生流产及胎位异常。

3.单角子宫(uterus unicornis)

仅一侧副中肾管发育而成为单角子宫,常偏向一侧,仅有一条输卵管及一个卵巢,未发育侧的输卵管及卵巢多阙如。单角子宫一旦妊娠,多发生流产或早产。

4.残角子宫(rudimentary horn of uterus)

残角子宫为一侧副中肾管发育正常,另一侧发育不全形成残角子宫,正常子宫与残角子宫各有一条输卵管和一个卵巢。多数残角子宫与对侧的正常子宫腔不相通仅有纤维带相连,若残角子宫内膜无功能,多无自觉症状,若残角子宫内膜有功能,可因宫腔积血而引起痛经,甚至并发子宫内膜异位症。偶有残角子宫妊娠至16~20周时发生破裂,出现典型输卵管妊娠破裂的症状和体征,若不及时手术治疗可因大量内出血而危及生命。

5.纵隔子宫(uterus septum)

纵隔子宫为两侧副中肾管已完全会合,但纵隔未完全退化所致。子宫外形正常,由宫底至宫颈内口将宫腔完全隔为两部分为完全纵隔,仅部分隔开者为不全纵隔。纵隔子宫易发生流产、早产及胎位异常。子宫输卵管造影及子宫镜检查是诊断纵隔子宫的可靠方法。

二、诊断

由于某些子宫畸形不影响生理功能,若无症状可终生不被发现。而部分患者由于生殖系统功能受到不同程度的影响,到了月经初潮、婚后、妊娠期、分娩期出现临床症状或人工流产并发症时才被发现。先天性无子宫患者无月经,因往往同时合并有先天性无阴道,致婚后性交困难;幼稚子宫、残角子宫等可表现为月经过少、痛经、经期不规律;双子宫、双角子宫可表现月经过多及经期延长。患者常有不育。如有妊娠,常有并发症。往往引起流产、早产、胎膜早破、胎位异常,其中臀位、横位发生率高。发育畸形之子宫围产病率、新生儿死亡率均增高。

近年来,由于腔道造影、内镜、超声、CT、MRI等诊断技术的广泛应用,发现女性生殖道畸形这类疾患已非少见,上述畸形的诊断并不困难,关键是要想到这些异常的存在。如患者有原发性闭经、痛经、不孕、习惯性流产、流产不全史、重复胎位不正、难产等病史,家属或姐妹中有子宫畸形史,应考虑到子宫畸形的可能,需做仔细的妇科检查,用探针探测宫腔大小、方向、有无隔的存在,必需时选择下列检查。

(一)B超

其特点是简便、直观、无损伤、可重复多次检查,能清晰显示子宫形态、大小、位置及内部解剖结构。近年逐渐普及的阴道超声,可更清楚地显示子宫内膜、宫颈和子宫底部。在对纵隔子宫与双子宫或双角子宫的诊断中,应把B超检查作为首要的选择方法。但子宫B超检查难以了解纵隔子宫、双角子宫、残角子宫与阴道的畸形衔接及子宫腔之间相通的情况。

(二)X线造影

X线造影是利用一定的器械将造影剂从子宫内口注入子宫、输卵管的检查方法,能较好地显示子宫内腔的形态、输卵管通畅及异常的子宫通道情况,是诊断先天性子宫畸形最常用、最有效的方法之一。但是不能发现Ⅱ型和Ⅲ型残角子宫,改用盆腔充气造影可以发现。

(三)腹腔镜检查

腹腔镜检查可以直接观察子宫、卵巢及输卵管的发育情况。通过对腹腔的窥视,对各类生殖器畸形能做出全面的了解和评估。腹腔镜检查亦有不足之处,因为它只能看到盆腔表面的情况,也就是说只有子宫表面的畸形才能够准确地诊断,并不能了解到宫腔内情况。

(四)宫腔镜检查

宫腔镜检查可证实或发现子宫畸形,但是,它不能提供子宫浆膜表面的情况,有时不能对纵隔子宫和双角子宫做出肯定的区别。如果纵隔延伸到宫颈,且宫腔镜仅插入一侧,有时可能误诊为单角子宫。如果宫腔镜和腹腔镜联合运用,即更有利于评价先天性子宫异常,特别是对纵隔子宫和双角子宫的区别。结合宫腔镜,通过腹腔镜对宫底表面轮廓的评价,对区分纵隔子宫和双角子宫有较大价值,同时亦可弥补宫腔镜检查的不足。

宫腔镜检查的一个很大优点是可以施行某些矫治手术。

(五)静脉肾盂造影

生殖系统和泌尿系统的先天性畸形常常并存,如70%~90%单肾合并子宫畸形,而15%先天性无阴道合并肾脏畸形,因此有必要常规做静脉肾盂造影以排除泌尿系统畸形。

(六)其他

可行染色体核型分析,H-Y抗原检测,SRY基因检测,酶、性激素测定及性腺活检等,以明确有无遗传性疾病或性分化异常。

三、手术治疗

对子宫畸形常用的手术矫治方法有下列4种。

(一)子宫吻合术(双子宫的合并术)

适宜于双子宫、纵隔子宫以及双侧子宫角发育相称的双角子宫患者。

子宫畸形经过整形手术后宫腔成为一较大的整体,有利于胚胎发育,减少流产和早产的发生。

(二)子宫纵隔切除术

适宜于完全或部分子宫纵隔者,有3种手术途径。

(1)经腹部手术。

(2)宫腔镜下切除子宫纵隔:手术时间选在卵泡期。

(3)经阴道切除子宫纵隔:在腹腔镜或B超监视下施行手术。

(三)残角子宫切除术

临床上,残角子宫多是由于残角子宫妊娠时被发现,一经确诊,及时切除;在剖宫产或妇科手术时发现残角子宫,亦应切除。若粘连重难以切除时,应将患侧输卵管结扎。

（四）宫腔积血的人工通道术

部分双子宫、双宫颈患者，一侧宫颈流出道受阻于起自两侧宫颈之间、斜行附着于同侧阴道壁的隔膜，称为阴道斜隔综合征。结果是受阻侧宫腔积血，继发感染即形成积脓，一般在初潮后不久即出现进行性痛经。由于隔后的阴道子宫腔积血或积脓，妇科检查时在一侧穹隆或阴道侧壁触到囊性肿物，该侧子宫颈暴露不清，其上子宫有时误诊为包块。一经确诊，即行斜隔切开术。关于患侧子宫去留问题，意见不一。有学者主张开腹切除患侧子宫；而有的学者则持相反意见。因患者都是未婚或尚未生育者，保留积血侧子宫有可能提高受孕能力。

第六节　输卵管发育异常

输卵管是两个苗勒管上端各自分离的一段，因此，输卵管较子宫、阴道发生畸形的机会少得多。

一、分类

（一）输卵管未发育

尚未见双侧输卵管未发育单独出现的报道。这种畸形多伴有其他严重畸形而不能存活，往往与同侧的子宫不发育合并存在。输卵管不发育的原因，有原发性和继发性两种。前者原因不明，是指整个一侧的苗勒管都未形成，不但没有输卵管，同侧的子宫、子宫颈也不发育。后者如真两性畸形，一侧有卵巢，另一侧有睾丸或卵睾。在有睾丸或卵睾的一侧不形成输卵管，甚至不形成子宫。

（二）输卵管发育不全

实性的输卵管、索状的输卵管以及发育不良的输卵管，都属于输卵管发育早期受到程度不同的抑制或阻碍使其不能完全发育所致。有时与发育不良的子宫同时存在。

（三）小副输卵管

小副输卵管是一个比较短小的输卵管，它有完整的伞端（单侧或双侧），附着于正常输卵管的上面。有的副输卵管腔与正常的输卵管腔沟通，有的不沟通而在其附着处形成盲端。

（四）单侧双输卵管或双侧双输卵管

双输卵管均有管腔通于子宫腔。发生机制不明。

（五）输卵管憩室

憩室较易发生于输卵管的壶腹部，容易造成宫外孕而危及生命。

（六）输卵管中段阙如

类似输卵管绝育手术后的状态，缺失段组织镜下呈纤维肌性。

（七）输卵管位置异常

在胎儿的分化发育过程中因发育迟缓未进入盆腔，使之位置异常（包括卵巢）。

二、临床表现

无明显临床表现，临床上多因检查不孕症、子宫畸形腹腔镜检查，或剖腹探查，或宫外孕破裂才被发现。

三、辅助检查

(一)子宫输卵管碘油造影

子宫输卵管碘油造影可提示小副输卵管、单侧或双侧双输卵管、输卵管憩室。但不能鉴别输卵管阙如与输卵管梗阻。

(二)腹腔镜

腹腔镜可在直视下发现输卵管发育异常(包括位置异常)。

四、诊断

输卵管先天性畸形不易被发现.原因首先是常与生殖道先天畸形同时存在而被忽略,其二是深藏在盆腔侧方。常用的诊断方法,子宫输卵管造影术后发现单角子宫单侧输卵管,双输卵管。腹腔检查可能发现各种畸形。剖腹术可较明确的诊断。

五、治疗

对由于输卵管异常引起不孕者,在腹腔镜或剖腹术行输卵管整形术。发生输卵管妊娠破裂或流产者,术中认真检查,对可修复的输卵管畸形不要轻易切除,应采取显微手术技巧进行整复输卵管,以保留功能。

第七节 卵巢发育异常

一、卵巢发育不全

原发性卵巢发育不全(hypoplasia of ovary)多发生于性染色体畸变女性,以 45,XO 为最常见,亦可见于 XO 核型的镶嵌体或单纯的多 X 核型。女性正常发育必须有两条正常结构的 X 性染色体,缺失一条或多一条 X 性染色体即影响卵巢的正常发育,均为双侧性。卵巢细长形、淡白色、质硬、呈条索状。其表现可为女性,但由于卵巢发育不全,性激素缺乏,使性器官及第二特征均不发育,往往伴有其他畸形。可有单侧卵巢发育不全,常伴有同侧输卵管,甚至肾脏阙如。

治疗原则:主要治疗闭经,其次为增加身高。对骨骺未闭合者,均先给予蛋白同化类激素,以促进体内蛋白质合成代谢和钙质蓄积,约半年后再用雌孕激素序贯疗法做人工周期诱导使月经来潮,同时辅以调整月经的中成药,注意增加营养等。

此类患者绝大多数都没有生育能力,国内已有采用赠送胚胎移植成功的报道。

二、卵巢异位

卵巢异位(ectopic ovary)系卵巢在发育过程中受阻,仍停留在胚胎期位置未下降至盆腔,位置高于正常卵巢部位。如位于肾脏下极附近,或位于后腹膜组织间隙内,常伴有卵巢发育不良。如下降过度,可位于腹股沟疝囊内。

所有异位卵巢都有发生肿瘤的倾向,应予以切除。

三、额外卵巢

额外卵巢(additional ovary)罕见,除外正常位置的卵巢外,尚可在他处发现额外的卵巢组织,其部位可在腹膜后、乙状结肠系膜及盆腔等处。这些额外卵巢是由于胚胎发生的重复而形成的,大小不一,小者仅数毫米,大者可达正常大小。因其他原因行剖腹手术时,偶然发现,应予以切除。

四、副卵巢

副卵巢(paraovary)即在正常卵巢附近出现多余的卵巢组织,一般小于 1cm,偶有 2～3 个副卵巢出现,常呈结节状,易误认为淋巴结,需病理检查才能确诊。

五、单侧卵巢缺失和双侧卵巢缺失

单侧卵巢缺失(absence of unilateral ovary)和双侧卵巢缺失(absence of bilateral ovary)均少见,前者可见于单角子宫,后者可见于 45,XO Turner 综合征患者。

治疗:异位卵巢和多余卵巢,一经发现应予切除。双侧卵巢阙如,可行性激素替代疗法。

疗效标准与预后:异位卵巢和多余卵巢有发生肿瘤的倾向。双侧卵巢阙如施行性激素替代疗法,有助于内外生殖器及第二性征发育,对精神有安慰作用,但对性腺发育无作用,不可能恢复生育功能。

第二章 妇科炎症

第一节 外阴炎

一、非特异性外阴炎

(一)病因

外阴与阴道、尿道、肛门邻近,经常受到经血、阴道分泌物、尿液、粪便的刺激,如不注意外阴卫生便可产生不同程度的外阴炎。其次,糖尿病患者糖尿的刺激、尿瘘患者尿液的长期浸渍、粪瘘患者粪便的刺激,以及一些物理化学因素的刺激等,加上外阴不洁,穿化纤内裤局部通透性差,局部经常潮湿及经期使用卫生巾的刺激,均可引起非特异性外阴炎。多为混合性感染,致病菌常为葡萄球菌、链球菌、大肠埃希菌及变形杆菌等。

(二)临床表现

外阴皮肤灼热、瘙痒或疼痛,于活动、性交、排尿及排便时尤甚。检查时可见外阴肿胀、充血、糜烂,常有抓痕,严重者形成溃疡或成片的湿疹,腹股沟淋巴结肿大,压痛,体温可稍升高,白细胞增多。慢性炎症可使外阴皮肤增厚、粗糙、皲裂,甚至苔藓样变。糖尿病性外阴炎由于尿糖有利于真菌生长繁殖,故常并发白假丝酵母菌感染。

(三)治疗

1.病因治疗

积极寻找病因,进行病因治疗,如治疗糖尿病、肠道蛲虫、进行瘘管修补、治疗宫颈炎及各种阴道炎。急性期应减少活动,较重者应卧床休息,避免性生活。必要时,针对致病菌口服或肌内注射抗生素。

2.局部治疗

1:5000 高锰酸钾液坐浴每日 2～3 次,擦干后涂抗生素软膏,如 1% 新霉素软膏或金霉素软膏等。也可予以局部物理治疗,如红外线疗法、超短波治疗、微波治疗等。

二、前庭大腺炎

(一)病因

前庭大腺位于两侧大阴唇后 1/3 深部,腺管开口于处女膜与小阴唇之间,在性交、分娩或其他情况污染外阴部时,病原体易于侵入而引起炎症,称前庭大腺炎。病原体多为葡萄球菌、大肠埃希菌、链球菌及肠球菌,常为混合感染;近年来淋球菌及沙眼衣原体也已成为常见的病原体。急性发作时病原体首先侵犯腺管,腺管口往往因肿胀或渗出物凝集发生阻塞,脓液不能外流形成脓肿,称前庭大腺脓肿。

（二）临床表现

炎症多发生于一侧。初起时局部有红、肿、热、痛，甚至发生排尿痛，行走困难。有时可出现体温升高，白细胞增高等全身症状。检查时患侧前庭大腺部位有红、肿、压痛的肿块，当脓肿形成时可触及波动感。当脓腔内压力增大时，表面皮肤变薄，可自行破溃。如破口大，引流通畅，炎症可较快消退而痊愈。如破口小，引流不畅，则炎症持续不消退，并可反复急性发作。常伴有腹股沟淋巴结肿大。

（三）治疗

急性期需卧床休息。可取前庭大腺开口处分泌物做细菌培养，确定病原体。根据病原体选用抗生素。此外，可选用清热解毒的中药，如蒲公英、紫花地丁、连翘及金银花等，局部热敷、坐浴，或用热疗法。脓肿形成后，可切开引流并做造口术。

三、前庭大腺囊肿

（一）病因

前庭大腺囊肿系因前庭大腺管开口部阻塞，分泌物积聚而成。在急性炎症消退后，脓液逐渐转为清亮液体而形成囊肿，有时腺腔内的脓液浓稠，先天性腺管狭窄排液不畅，或在分娩时阴道及会阴外侧损伤后瘢痕阻塞腺管口，或会阴侧切术损伤腺管，也可形成囊肿。若有继发感染则形成脓肿反复发作。

（二）临床表现

多为单侧性，大小不等，多由小逐渐增大。如囊肿小且无感染，患者可无自觉症状，往往于妇科检查时方被发现。如囊肿大，患者可感到外阴有坠胀感或有性交不适。检查时患侧外阴肿大，可触及囊性肿物，多呈椭圆形。

（三）治疗

较小的囊肿不必做手术，可暂时观察，定期随诊。较大的囊肿或反复发作疼痛，可以手术。以往多行囊肿切除手术，现在多行囊肿造口术，因造口术方法简单安全、并发症少，且可保持腺体功能。

四、婴幼儿外阴炎

（一）病因

新生儿及幼女外阴发育较差，新生儿生后 2 周内阴道分泌物呈酸性，此后由母体进入的雌激素排泄殆尽，阴道内 pH 上升，分泌物呈中性或碱性。由于抵抗力差，抗感染的能力较差，加上护理不当即可发生炎症。致病菌多为化脓菌，如大肠埃希菌、链球菌、葡萄球菌、淋球菌，以及滴虫、假丝酵母菌等。不良卫生习惯是发生本病的主要原因。常通过母亲或其他护理人员的手、衣物、浴盆、浴巾等传播，或由于卫生不良、外阴不洁，或因蛲虫引起瘙痒而抓伤等，细菌侵入而发生炎症。

（二）临床表现

患儿常因外阴疼痛或瘙痒而哭闹不安，有的出现尿痛、尿频、烧灼感。检查时发现外阴、阴蒂、尿道口及阴道口黏膜充血、水肿，并有脓性分泌物，有时可发现抓痕、出血等。如急性期未做处理，两侧小阴唇粘连，尿道口、阴道口被遮盖，在上方或下方留一小孔，尿液自此处排出，常被误认为生殖器官畸形。仔细检查可发现小阴唇粘连的地方较薄、透亮。

(三)治疗

(1)应首先排除特殊感染,先将分泌物送检有无滴虫、假丝酵母菌。必要时可做培养,明确致病菌,给予恰当的抗生素。

(2)保持外阴清洁、干燥,减少摩擦。用 1∶5000 高锰酸钾溶液坐浴,每日 2～3 次。外阴涂 40％紫草油或抗生素可的松软膏等。

(3)小阴唇已形成粘连者,可于消毒后用手指向下、向外分离,一般都能分开。粘连较牢固者可用弯蚊式血管钳从小孔处伸入,随即垂直向后,将透亮区分开。创面每日涂 40％紫草油或消毒凡士林软膏,以防再粘连,直至上皮正常时为止。比较顽固的病例,可在紫草油中或上列软膏中加乙蔗酚局部涂抹。

五、护理

外阴部炎症包括外阴炎和前庭大腺炎。外阴炎是外阴皮肤及黏膜的炎症,主要因外阴不洁及阴道炎性分泌物、粪便和尿液浸渍、刺激,以及会阴垫、化纤类内裤的刺激而引起。前庭大腺炎是病原菌侵入小阴唇内侧的前庭大腺管口引起的腺管炎症。如炎性渗出物阻塞腺管口,脓液不能引流则形成前庭大腺脓肿;急性炎症消退后,如腺管堵塞,分泌物不能排出,则形成前庭大腺囊肿。

(一)流行病学特点和主要危险因素

本病常见于个人卫生习惯和外阴卫生差者,糖尿病患者和外阴局部营养不良者。在性交、分娩、月经期等情况下,更易污染外阴。主要的病原体有葡萄球菌、大肠埃希菌、肠球菌、链球菌等。

(二)主要健康问题评估

1.外阴炎

外阴皮肤瘙痒、疼痛或烧灼感,每于活动、性交、排尿、排便时加重。检查见外阴红肿,有抓痕,严重者形成溃疡或湿疹。慢性期外阴皮肤增厚、粗糙或皲裂。

2.前庭大腺炎

急性期患者感觉患侧大阴唇下 1/3 处肿胀、疼痛、灼热感,行走不便,有时可致大小便困难;检查见局部皮肤红肿、发热、压痛明显。当脓肿形成时,可触及波动感,疼痛加重,并伴有发热等全身症状和腹股沟淋巴结肿大。脓肿可自行破溃,流出脓液。前庭大腺囊肿形成后,局部有坠胀感。

(三)护理干预和健康教育

1.护理诊断及合作性问题

①组织完整性受损:与炎症刺激、局部搔抓或用药不当有关。②不舒适:外阴瘙痒,与阴道分泌物增多、刺激外阴皮肤有关。③疼痛:外阴肿痛,与急性前庭大腺炎及局部形成脓肿、囊肿有关。

2.护理干预

(1)嘱患者急性期卧床休息,取侧卧位,以减少摩擦。摄取富含营养的易消化饮食,忌辛辣刺激性食物。

(2)每日清洁外阴,更换内裤,保持外阴清洁干燥,局部应避免搔抓和勿用刺激性药物或肥皂擦洗。

（3）协助和指导患者用高锰酸钾溶液或其他外阴消毒洗液（如洁尔阴）坐浴,坐浴时会阴部应浸没于溶液中。配制的溶液浓度不能太浓,以免烧灼皮肤、黏膜。同时指导患者进行局部热敷。

（4）指导患者遵医嘱使用抗生素和止痒、止痛、抗过敏的药物。

（5）脓肿或囊肿切开引流后,社区护士应为术后患者换药,外阴用 1∶5000 氯己定（洗必泰）棉球擦洗,每日 2 次,直至伤口愈合后改用 1∶5000 高锰酸钾溶液坐浴,每次坐浴 20min,每日 2 次。

3.健康教育

向社区妇女介绍防治外阴炎的基本知识,强调预防的重要性;指出夫妻双方都应保持会阴部的清洁卫生;教育妇女注意摄取营养,加强身体锻炼,注意个人卫生,每日更换内裤,不穿紧身化纤内裤,保持外阴清洁干燥,避免不洁的性生活;注意月经期、妊娠期、产褥期及流产后的卫生,尤其应注意防止感染。

第二节　阴道炎

正常健康妇女,阴道由于解剖及生理特点可形成自然的防御功能,如阴道口闭合,阴道前后壁紧贴,阴道自净作用(即阴道上皮在卵巢分泌的雌激素影响下增生变厚,同时上皮细胞中含有丰富糖原,在乳杆菌作用下分解为乳酸,维持阴道正常的酸性环境,pH≤4.5.多在 3.8～4.4.使适应于弱碱性环境中繁殖的病原体受到抑制)等。当阴道的自然防御功能受到破坏时,病原体易于侵入,导致阴道炎症。幼女及绝经后妇女阴道上皮菲薄易受感染。

正常情况下,阴道环境与阴道内菌群形成一种平衡的生态。寄居于阴道内的正常菌群有:①需氧菌:包括棒状杆菌、非溶血性链球菌、肠球菌、表皮葡萄球菌。②兼性厌氧菌:乳杆菌、加德纳尔菌和大肠埃希菌。③厌氧菌:包括消化球菌、消化链球菌、类杆菌、梭杆菌和动弯杆菌等。④支原体及假丝酵母菌。正常阴道中乳杆菌占优势,它可分解糖原使阴道处于酸性环境,还可产生过氧化氢及其他抗微生物因子,可以抑制或杀灭其他细菌,在维持阴道正常菌群中起关键作用。虽然阴道内菌群为正常菌群,但当大量应用抗生素、体内激素发生变化或各种原因致机体免疫能力下降,阴道与菌群之间的生态平衡被打破,也可形成条件致病菌。

阴道炎症的共同特点是阴道分泌物增加及外阴瘙痒,由于炎症的病因不同,分泌物的特点、性质及瘙痒的轻重也不相同。在做妇科检查时,应注意阴道分泌物的颜色、气味及 pH 取阴道上、中 1/3 侧壁分泌物做 pH 测定及病原体检查。

一、滴虫性阴道炎

（一）病因

滴虫性阴道炎是常见的阴道炎,由阴道毛滴虫引起。滴虫的生活史简单,只有滋养体而无包囊期,滋养体生命力较强,适宜滴虫生长的温度为 25～40℃、pH 为 5.2～6.6 的潮湿环境,在 pH 为 5.0 以下或 7.5 以上的环境中则不生长。滴虫性阴道炎患者的阴道 pH 一般在 5.0～6.

6,多数>6.0。月经前后、妊娠期或产后阴道 pH 发生变化,故隐藏在阴道皱襞中的滴虫常得以繁殖,引起炎症的发作。滴虫能消耗或吞噬阴道上皮细胞内的糖原,阻碍乳酸生成。滴虫不仅寄生于阴道,还常侵入尿道或尿道旁腺,甚至膀胱、肾盂以及男方的包皮皱褶、尿道或前列腺中。

(二)传染方式

传染途径:①通过性交直接传播,但男性患者通常无症状而成为带虫者;②通过公共浴池、浴具、游泳池、坐式便器、衣物等间接传播;③通过污染的、未彻底消毒的医疗器械及敷料等造成医源性传播。

(三)临床表现

潜伏期为 4~28 日。症状轻重取决于局部免疫因素、滴虫数量多少及毒力强弱。主要症状是阴道分泌物增多及外阴瘙痒,分泌物特点为稀薄脓性、黄绿色、泡沫状、有臭味。瘙痒部位主要为阴道口及外阴间或有灼热、疼痛、性交痛等。若尿道口有感染,可有尿频、尿痛,甚至血尿。因滴虫能吞噬精子,并能阻碍乳酸生成,影响精子在阴道内存活,故可导致不孕。检查时见阴道黏膜充血,严重者有散在出血斑点,甚至宫颈出现出血点而呈"草莓样",阴道后穹有多量白带,呈灰黄色、黄白色稀薄液体或黄绿色脓性分泌物,常呈泡沫状。带虫者阴道黏膜常无异常改变。

(四)诊断

根据典型症状及体征不难诊断,若在阴道分泌物中查到滴虫即可确诊。取阴道分泌物用悬滴法检查,在镜下可找到呈波状运动的滴虫及增多的白细胞,在有症状的患者中,其阳性率达 80%~90%。在染色涂片中亦可见到。对可疑患者,若多次悬滴法未能发现滴虫时,可送培养,准确性达 98%左右。取分泌物前 24~48h 避免性交、阴道灌洗或局部用药,取分泌物时窥器不涂润滑剂,分泌物取出后应及时送检并注意保暖,以免滴虫活动力减弱,造成辨认困难。目前,聚合酶链反应(PCR)也可用于滴虫的诊断,敏感性 90%,特异性 99.8%。

(五)治疗

因滴虫性阴道炎可同时有尿道、尿道旁腺、前庭大腺及膀胱感染,故需全身用药。

1.全身用药

甲硝唑 400mg.每日 2~3 次,7d 为 1 个疗程;初次治疗可用甲硝唑 2g 单次口服。服药后偶见胃肠道反应,如食欲减退、恶心、呕吐。此外,偶见头痛、皮疹、白细胞减少等,一旦发现应停药。治疗期间及停药 24h 内禁饮酒,因其与乙醇结合可出现皮肤潮红、呕吐、腹痛、腹泻等戒酒硫样反应。甲硝唑能通过乳汁排泄,若在哺乳期用药,用药期间及用药后 24h 内不宜哺乳。

2.局部用药

不能耐受口服药物或不适宜全身用药者,可选用阴道局部用药。甲硝唑阴道泡腾片 200mg,每晚 1 次,连用 7~10d;或 0.75%甲硝唑凝胶,每次 5g,每日 2 次,共用 7d,用药前阴道局部可用 1%乳酸或 0.5%醋酸冲洗,可减少阴道恶臭分泌物并减轻瘙痒症状。

3.性伴侣的治疗

性伴侣应检查是否有生殖器滴虫病,前列腺液有无滴虫,若为阳性,应同时进行治疗,治疗期间禁止性交。

4.妊娠期滴虫性阴道炎的治疗

美国疾病控制中心(CDC)推荐甲硝唑 2g,单次口服。过去动物试验曾认为甲硝唑可能有致畸作用,妊娠期禁用。最近国外研究显示,人类妊娠期应用甲硝唑并未增加胎儿畸形率,妊娠期可以应用。

5.顽固病例的治疗

对极少数顽固复发病例,应进行培养及甲硝唑药物敏感试验。可用大剂量甲硝唑分次全身及局部联合用药。可给予甲硝唑 1g,每日 2 次,加上甲硝唑阴道内放置 500mg,每日 2 次,连用 7～10d。

6.治愈标准

滴虫阴道炎常于月经后复发,故治疗后检查滴虫阴性时,仍应每次月经后复查白带,若经3 次检查均阴性,方可称为治愈。

7.治疗中注意事项

治疗后检查滴虫阴性时,仍应于下次月经后继续治疗 1 个疗程,以巩固疗效。此外,内裤及洗涤用毛巾应煮沸 5～10min,以消灭病原体,避免重复感染。

二、外阴阴道假丝酵母菌病

(一)病因

外阴阴道假丝酵母菌病是一种常见的外阴、阴道炎,80%～90%的外阴阴道假丝酵母菌病是由白假丝酵母菌引起的,10%～20%为光滑假丝酵母菌及近平滑假丝酵母菌、热带假丝酵母菌等引起。白假丝酵母菌是一种真菌,为卵圆形的单壁细胞,芽生,有厚壁孢子及细胞发芽伸长形成的假菌丝,对热的抵抗力不强,加热至 60℃ 1h 即可死亡,但对干燥、日光、紫外线及化学制剂的抵抗力较强。酸性环境适宜假丝酵母菌的生长,有假丝酵母菌感染的阴道 pH 在4.0～4.7,通常<4.5。约 10%的非孕妇女及 30%的孕妇阴道中有此菌寄生,并不引起症状。一旦抵抗力降低或阴道局部环境改变时,可使假丝酵母菌大量繁殖而引起感染,故假丝酵母菌是一种条件致病菌。常见发病诱因有妊娠、糖尿病、大量应用免疫抑制剂及广谱抗生素等。妊娠时或糖尿病患者的机体免疫力下降,阴道糖原增加、酸度升高;大量应用免疫抑制剂如类固醇皮质激素或患有免疫缺陷性疾病可使机体抵抗力降低;长期应用广谱抗生素,改变了阴道内微生物之间的相互制约关系,可导致机体内菌群失调;另外,穿紧身化纤内裤,肥胖可使会阴局部温度及湿度增加。这些因素都易使假丝酵母菌得以繁殖而引起感染。

(二)传染方式

传染方式主要为内源性传染。假丝酵母菌还可寄生于人的口腔、肠道,可发生相互自身传染,通过肠道自身传染是假丝酵母菌性阴道炎反复感染的主要来源。少部分患者可通过性交直接传染或通过接触感染的衣物间接传染。

(三)临床表现

主要表现为外阴瘙痒、灼痛,严重时坐卧不宁,异常痛苦,还可伴有尿频、尿痛及性交痛。急性期白带增多,为白色稠厚呈凝乳或豆渣样。检查可见外阴地图样红斑及抓痕,小阴唇内侧及阴道黏膜附有白色膜状物,擦除后露出红肿黏膜面,或有糜烂面及表浅溃疡。

(四)诊断

典型病例不难诊断,直接做阴道分泌物涂片检查可诊断。可直接取阴道分泌物置玻片上,加 1 滴生理盐水或 10% 氢氧化钾溶液,显微镜下检查,可找到芽孢和假菌丝,阳性率可达 60%。也可用革兰染色检查,阳性率可达 80%。最可靠的方法是培养法,如有症状但多次涂片检查为阴性,或为顽固病例未确诊,可取分泌物接种于培养基上,如培养出假丝酵母菌即可确诊。此外,对于年老肥胖或顽固病例应做尿糖及血糖检查,并详细询问有无应用大剂量雌激素或长期应用抗生素史,以查找病因。

(五)治疗

1.消除诱因

如有糖尿病应积极治疗;及时停用广谱抗生素、雌激素、类固醇皮质激素。勤换内裤,用过的内裤、盆及毛巾均应用开水烫洗。

2.局部用药

可选用下列药物置于阴道内:①咪康唑栓剂:每晚 1 粒(200mg),连用 7~10d;或每晚 1 粒(400mg),连用 3d。②克霉唑栓剂:每晚 1 粒(150mg),塞入阴道深部,连用 7d;或每日早、晚各 1 粒(150mg),连用 3d;或 1 粒(500mg),单次用药。③制霉菌素栓剂,每晚 1 粒(10 万 U),连用 10~14d。④0.5%~1% 甲紫溶液涂擦阴道,每周 3~4 次,连续 2 周,该药物价廉,效果亦较好,但须注意药物浓度勿过高或用药过频,以免引起化学性外阴炎和表皮破溃,且其有污染内裤之弊,现临床上已较少使用。

3.全身用药

经局部治疗未愈者、不能耐受局部用药者、未婚妇女及不愿采用局部用药者可选用口服药物。首选药物:氟康唑 150mg,顿服。也可选用伊曲康唑每次 200mg,每日 1 次,连用 3~5d;或 200mg,每日 2 次,只用 1d。酮康唑 200mg 每日 1 次或 2 次,连用 5d。因上述药物损害肝脏,有肝炎病史者禁用,孕妇禁用。

4.复发病例的治疗

外阴阴道假丝酵母菌病容易在月经前复发,故治疗后应在月经前复查白带。5%~10% 的外阴阴道假丝酵母菌病治疗后可复发。对复发病例应检查原因,消除诱因,并应检查是否合并其他感染性疾病,如艾滋病、滴虫性阴道炎、细菌性阴道病等。抗真菌治疗分为初始治疗及维持治疗,初始治疗者为局部治疗,延长治疗时间 7~14d;若口服氟康唑 150mg,则 72h 后加服 1 次。常用的维持治疗:氟康唑 150mg,每周 1 次,共 6 个月;克霉唑栓剂 500mg,每周 1 次,共 6 个月;伊曲康唑 400mg,每月 1 次或 100mg,每月 1 次,共 6 个月。治疗期间定期复查疗效及注意药物不良反应,一旦发现不良反应,立即停药。

5.性伴侣治疗

约 15% 男性与女性患者接触后患有龟头炎,对有症状男性应进行假丝酵母菌检查及治疗。对于男性带菌者也必须进行常规治疗,预防女性重复感染。

6.妊娠合并假丝酵母菌阴道炎的治疗

局部治疗为主,禁用口服唑类药物。可选用克霉唑栓剂、硝酸咪康唑栓剂、制霉菌素栓剂,以 7d 疗法效果好。

三、细菌性阴道病

细菌性阴道病为阴道内正常菌群失调所致的混合性感染,曾被命名为嗜血杆菌阴道炎、加德纳尔菌阴道炎、非特异性阴道炎。由于阴道内有大量不同的细菌,但临床及病理无炎症改变,并非阴道炎,现称细菌性阴道病。

(一)病因

生理情况下,阴道内以产生过氧化氢的乳杆菌占优势;细菌性阴道病时则阴道内乳杆菌减少而其他细菌大量繁殖,主要有加德纳尔菌、动弯杆菌及其他厌氧菌,部分患者可合并支原体感染。厌氧菌的浓度可达正常妇女的 100～1000 倍,其繁殖的同时可产生胺类物质,碱化阴道,使阴道分泌物增多并有臭味。促使阴道菌群发生变化的原因仍不清楚,推测可能与频繁混乱的性生活及阴道灌洗使阴道碱化有关。

(二)临床表现

10%～40%的患者可无临床症状。典型临床症状为阴道异常分泌物明显增多,呈稀薄均质状或稀糊状,为灰白色或灰黄色,带有特殊的鱼腥臭味,易于从阴道壁上拭去。可伴有轻度的外阴瘙痒或烧灼感。阴道黏膜无明显充血的炎症表现。本病常可合并其他阴道性传播疾病,故其临床表现可受到并发症的影响而有所不同。

(三)诊断

下列四条中有三条阳性即可临床诊断为细菌性阴道病。

(1)匀质、稀薄的阴道分泌物。

(2)阴道 pH>4.5(pH 多为 5.0～5.5)。

(3)胺臭味试验阳性:取阴道分泌物少许放在玻片上,加入 10%氢氧化钾 1～2 滴,产生一种烂鱼肉样腥臭气味即为阳性。

(4)线索细胞:即阴道脱落的表层细胞,于细胞边缘贴附大量颗粒状物即加德纳尔菌,细胞边缘不清。取少许分泌物放在玻片上,加 1 滴生理盐水混合,置于高倍光镜下见到>50%的线索细胞。

分泌物取材时注意应取自阴道侧壁,不应取自宫颈管或后穹隆。

另外,可参考革兰染色的诊断标准:每个高倍光镜下形态典型的乳杆菌≤5,两种或两种以上的其他形态细菌(小的革兰阴性杆菌、弧形杆菌或阳性球菌)≥6。

(四)鉴别诊断

1.滴虫性阴道炎

分泌物增多,为稀薄、脓性、泡沫状,无鱼腥臭味,外阴瘙痒,阴道壁可见散在出血点;胺试验阴性;镜检见白细胞增多,并可见活动滴虫。

2.假丝酵母菌性阴道炎

外阴明显瘙痒,阴道分泌物为较稠的白色或黄白色凝乳状或豆腐渣样;阴道壁往往充血,镜检见白细胞增多,并可查到假丝酵母菌孢子及假菌丝。

3.淋球菌性宫颈炎

淋球菌性宫颈炎发生时,宫颈充血明显,宫颈口及阴道可见多量黄色黏稠脓性分泌物,患者常伴尿路刺激征,镜检见上皮细胞内有革兰染色阴性的双球菌存在。

(五)治疗

选用抗厌氧菌药物,主要有甲硝唑、克林霉素。甲硝唑抑制厌氧菌生长,而不影响乳杆菌生长,是较理想的药物,但对支原体效果差。

1.全身用药

甲硝唑 400mg,每日 2~3 次,口服共 7d;或甲硝唑 2g,单次口服,必要时 24~48h 重复给药 1 次;或克林霉素 300mg,每日 2 次,连服 7d。

2.阴道用药

甲硝唑 400mg,每日 1 次,共 7d;或 0.75% 甲硝唑软膏,每次 5g,每日 1 次,共 7d;或 2% 克林霉素软膏阴道涂布,每次 5g,每晚 1 次,连用 7d。局部用药与口服药物疗效相似。此外,可用 1%~3% 的过氧化氢溶液冲洗阴道,每日 1 次,共 7d;或用 1% 乳酸液或 0.5% 醋酸液冲洗阴道,改善阴道内环境以提高疗效。

3.妊娠期细菌性阴道病的治疗

因妊娠期可导致绒毛膜羊膜炎、胎膜早破、早产等,故应在妊娠中期进行细菌性阴道病的筛查,任何有症状的细菌性阴道病孕妇及无症状的高危孕妇(有胎膜早破、早产史),均需治疗。多选用口服用药:甲硝唑 200mg,每日 3~4 次,共服 7d;或甲硝唑 2g,单次口服;或克林霉素 300mg,每日 2 次,连服 7d。

四、老年性阴道炎

(一)病因

老年性阴道炎的主要原因是因卵巢功能衰退,体内雌激素水平降低,阴道壁萎缩,黏膜变薄,上皮细胞内糖原减少,阴道内 pH 增高,局部抵抗力降低,致病菌容易入侵繁殖引起炎症。常见于绝经后老年妇女;此外,双侧卵巢切除后、卵巢功能早衰、盆腔放疗后、长期闭经或哺乳期妇女等均可引起本病发生。

(二)临床表现

主要症状为阴道分泌物增多,呈黄水样,严重者呈血样脓性白带。由于分泌物的刺激可有外阴瘙痒、灼热感。如累及尿道,常出现尿频、尿痛等泌尿系统的症状。检查见阴道黏膜萎缩、菲薄、皱襞消失,有充血、水肿,也可见散在的出血点,以后穹隆及宫颈最明显,严重者可形成溃疡,若不及时治疗,溃疡面可有瘢痕收缩或与对侧粘连,致使阴道狭窄甚至闭锁,炎性分泌物引流不畅可形成阴道积脓,甚至宫腔积脓。

(三)诊断

根据发病年龄、病史,结合局部检查,一般不难诊断。但应排除其他疾病才能诊断。应取阴道分泌物检查除外滴虫、真菌等病原体;对有血性白带者,应与子宫恶性肿瘤相鉴别,须常规做宫颈细胞学涂片,必要时行分段诊刮术或宫腔镜检;对阴道壁肉芽组织及溃疡须与阴道癌相鉴别,可行局部组织活检。

(四)治疗

治疗原则为增强阴道抵抗力和抑制细菌生长。

1.增强阴道抵抗力

针对病因给予雌激素制剂。局部用药可予以己烯雌酚 0.125~0.25mg,每晚放入阴道深部,7d 为 1 个疗程;或 0.5% 己烯雌酚软膏;或妊马雌酮软膏局部涂抹,每日 2 次。全身用药可口服尼尔雌醇,首次 4mg,以后每 2～4 周 1 次,每次 2mg,维持 2～3 个月。对同时需要性激素替代治疗的患者,可每日给予妊马雌酮 0.625mg 和甲羟孕酮 2mg。乳腺癌或子宫内膜癌患者禁用雌激素制剂。

2.抑制细菌生长

用 1% 乳酸或 0.5% 醋酸液冲洗阴道,每日 1 次,增加阴道酸度,抑制细菌生长繁殖。阴道冲洗后,应用抗生素如甲硝唑 200mg 或诺氟沙星 100mg 放于阴道深部,每日 1 次,7～10d 为 1个疗程。

第三节　宫颈炎

宫颈炎为妇科常见的疾病,占妇科门诊总数的 40%～50%。宫颈炎多发生于生育年龄的妇女。老年人也有随阴道炎而发病的,临床上一般将宫颈炎分为急性和慢性两种类型。

一、急性子宫颈炎

急性子宫颈炎(acute cervicitis)多见于不洁性交后,产后、剖宫产后引起的宫颈损伤,人工流产术时,一些宫颈手术时扩张宫颈的损伤或穿孔,以及诊断性刮宫时宫颈或宫体的损伤等,病原体进入损伤部位而发生的感染,如产褥感染、感染性流产等。此外,医务人员不慎在产道内遗留纱布,以及不适当的使用高浓度的酸性或碱性药液冲洗阴道等均可引起急性子宫颈炎。

(一)病原体

最常见的病原体为淋球菌及沙眼衣原体,淋球菌感染时 45%～60% 常合并沙眼衣原体感染,其次为一般化脓菌,如葡萄球菌、链球菌、大肠杆菌以及滴虫、念珠菌、阿米巴原虫等。淋球菌及沙眼衣原体可累及子宫颈黏膜的腺体,沿黏膜表面扩散的浅层感染。其他病原体与淋球菌不同,侵入宫颈较深,可通过淋巴管引起急性盆腔结缔组织炎,致病情严重。

(二)病理

急性宫颈炎的病理变化可见宫颈红肿,颈管黏膜水肿,组织学表现可见血管充血,子宫颈黏膜及黏膜下组织、腺体周围见大量嗜中性粒细胞浸润,腺腔内见脓性分泌物,这种分泌物可由子宫口流出。

(三)临床表现

淋菌性宫颈炎和沙眼衣原体性宫颈炎主要侵犯宫颈管内黏膜腺体的柱状上皮,如直接向上蔓延则可导致上生殖道黏膜感染。一般化脓菌则侵入宫颈组织较深,并可沿两侧宫颈淋巴管向上蔓延导致盆腔结缔组织炎。淋菌性或一般化脓菌性宫颈炎表现为脓性或脓血性白带增多、下腹坠痛、腰背痛、性交疼痛和尿路刺激症状,体温可轻微升高。如感染沿宫颈淋巴管向周围扩散,则可引起宫颈上皮脱落,甚至形成溃疡。本病常与阴道炎症同时发生,也可同时发生急性子宫内膜炎。

妇科检查见宫颈充血、红肿,颈管黏膜水肿,宫颈黏膜外翻,宫颈触痛,脓性分泌物从宫颈管内流出,特别是淋菌性宫颈炎时,尿道、尿道旁腺、前庭大腺亦可同时感染而有脓液排出。沙眼衣原体性宫颈炎则症状不典型或无症状,有症状者表现为宫颈分泌物增多,点滴状出血或尿路刺激症状,妇科检查宫颈口可见黏液脓性分泌物。

(四)诊断

根据病史、症状及妇科检查,诊断急性宫颈炎并不困难,关键是确定病原体。疑为淋球菌感染时,应取宫颈管内分泌物做涂片检查(敏感性 50%～70%)或细菌培养(敏感性 80%～90%)。对培养可疑的菌落,可采用单克隆抗体免疫荧光法检测。检测沙眼衣原体感染时,可取宫颈管分泌物涂片染色找细胞质内包涵体,但敏感性不高,培养法技术要求高,费时长,难以推广,目前推荐的方法是直接免疫荧光法(DFA)或酶免疫法(EIA),敏感性在 89%～98%。注意诊断时要考虑是否合并急性子宫内膜炎和盆腔炎。

(五)治疗

以全身治疗为主,抗生素选择、给药途径、剂量和疗程则根据病原体和病情严重程度决定。目前,淋菌性宫颈炎推荐的首选药物为头孢曲松,备用药物有大观霉素、青霉素、氧氟沙星、左氧氟沙星、依诺沙星等,治疗时需同时加服多西环素(强力霉素)。沙眼衣原体性宫颈炎推荐的首选药物为阿奇霉素或多西环素,备用药物有米诺环素、氧氟沙星等。一般化脓菌感染最好根据药敏试验进行治疗。念珠菌和滴虫性宫颈炎参见阴道炎的治疗方法。急性宫颈炎的治疗应力求彻底,以免形成慢性宫颈炎。

二、慢性子宫颈炎

慢性子宫颈炎(chronic cervicitis)多由急性子宫颈炎转变而来,往往是急性宫颈炎治疗不彻底,病原体隐居于子宫颈黏膜内形成慢性炎症。急性宫颈炎容易转为慢性的原因主要由于宫颈黏膜皱褶较多,腺体呈葡萄状,病原体侵入腺体深处后极难根除,导致病程反复、迁延不愈所致。阴道分娩、流产或手术损伤宫颈后,继发感染亦可表现为慢性过程,此外不洁性生活、雌激素水平下降、阴道异物(如子宫托)均可引起慢性宫颈炎。其病原体一般为葡萄球菌、链球菌、沙眼衣原体、淋球菌、厌氧菌等。也有患者不表现急性症状,直接发生慢性宫颈炎。

(一)病理

慢性子宫颈炎表现为宫颈糜烂、宫颈息肉、宫颈黏膜炎、宫颈腺囊肿以及宫颈肥大等。

1.宫颈糜烂

宫颈糜烂(cervical erosion)是慢性宫颈炎的一种形式,宫颈糜烂形成的原因有 3 种。

(1)先天性糜烂:指女性胎儿在生殖系统发育时受母体性激素影响,导致鳞、柱交界向外迁移,宫颈外口为柱状上皮覆盖。正常时新生儿出生后糜烂仅存在较短时间,当来自母体的雌激素水平下降后即逐渐自然消退,但亦有个别患者糜烂长期持续存在,先天性糜烂的宫颈形状往往是正常或稍大,不甚整齐,宫颈口多为裂开。

(2)后天性糜烂:指宫颈管内膜柱状上皮向阴道方向增生,超越宫颈外口所致的糜烂,仅发生于卵巢功能旺盛的妊娠期,产后可自行消退。患者虽诉白带增多,但为清澈的黏液,病理检查在柱状上皮下没有炎症细胞浸润,仅见少数淋巴细胞,后天性糜烂的宫颈往往偏大,宫颈口正常或横裂或为不整齐的破裂。糜烂面周围的境界与正常宫颈上皮的界限清楚,甚至可看到交界线呈现一道凹入的线沟,有的糜烂可见到毛细血管浮现在表面上,表现为局部慢性充血。

(3)炎症性糜烂:是慢性宫颈炎最常见的病理改变,宫颈阴道部的鳞状上皮被宫颈管柱状上皮所替代,其外表呈红色,所以不是真正的糜烂,故称假性糜烂,光镜下可见黏膜下有多核白细胞及淋巴细胞浸润,间质则有小圆形细胞和浆细胞浸润,黏膜下结缔组织的浅层为炎性细胞浸润的主要场所,宫颈的纤维组织增生。宫颈管黏膜也有增生,突出子宫颈口外形成息肉状。

根据糜烂表面可分为几种不同类型:①单纯型,此型糜烂面的表面系一片红色光滑面,糜烂较浅,有一层柱状上皮覆盖;②颗粒型,此型的糜烂面的组织增生,形成颗粒状;③乳头型,糜烂组织增生更明显,形成一团成乳头状。

根据糜烂区所占宫颈的比例可分 3 度:①轻度糜烂,系糜烂面积占整个宫颈面积的 1/3 以内;②中度糜烂,系糜烂面积占宫颈的 1/3～2/3;③重度糜烂,系糜烂面积占宫颈的 2/3 以上。

此外,在幼女及未婚妇女有时见宫颈红色,细颗粒状,形似糜烂,但无炎症,是颈管柱状上皮外移,不应称为糜烂。

宫颈糜烂在其修复的过程中,柱状上皮下的基底细胞(储备细胞)增生,最后分化为鳞状上皮,邻近的鳞状上皮也可向糜烂面的柱状上皮生长,逐渐将腺上皮推移,最后完全由鳞状上皮覆盖而痊愈。糜烂的愈合呈片状分布,新生的鳞状上皮生长于炎性糜烂组织的基础上,故表层细胞极易脱落而变薄,稍受刺激又可恢复糜烂,因此愈合和炎症的扩展交替发生,不容易彻底治愈。这种过程是受到卵巢内分泌、感染、损伤及酸碱度的影响。两种上皮细胞在争夺中不断地增生、增殖,而起到不同的变化。

(1)基底层细胞增生:系基底层与基底旁层形成一界限清楚的厚层,其中细胞质明显嗜碱,细胞层次清楚,都是成熟的细胞。

(2)储备细胞增生:是在宫颈部表面或腺体内的柱状上皮细胞与基底层之间有 1～2 层细胞增生,这些细胞为多角形或方形,细胞质有空泡,并稍嗜碱,胞核较大,呈圆形或椭圆形,染色质分布均匀,很少核分裂,这些细胞系储备细胞增生,如储备细胞超过 3 层,则系储备细胞增殖。

(3)鳞状上皮化生:在宫颈部常有鳞状上皮细胞的化生,也是储备细胞的增殖,细胞核成熟,细胞分化良好,细胞间桥形成,深层细胞排列与基底层成直角,而浅层细胞的排列则与表面平行。鳞状上皮化生可能是柱状上皮部分或全部被鳞状上皮所代替,从而形成不规则大小片,层次不清的上皮层,这一过程可在宫颈部上,也可在腺腔内发生。

(4)分化良好的正常鳞状上皮细胞:化生前阶段的上皮细胞则形成波浪式和柱状的上皮细胞团,伸入纤维组织,并可在宫颈管的腺体内看到。

2.宫颈息肉

由于炎症的长期刺激,使宫颈管局部黏膜增生,自基底层逐渐向宫颈外口部突出,形成一个或多个宫颈息肉(cervical polyp)。息肉色红,呈舌形,质软而脆,血管丰富易出血。蒂细长,长短不一,多附着于颈管外口或颈管壁内,直径 1cm 左右。镜下见息肉表面覆盖一层柱状上皮,中心为结缔组织,伴充血、水肿及炎性细胞浸润,极易复发。息肉的恶变率不到 1%。

3.宫颈黏膜炎

宫颈黏膜炎(endocervicitis)又称宫颈管炎,病变局限于子宫颈管黏膜及黏膜下组织。宫颈阴道部上皮表面光滑。宫颈口可有脓性分泌物堵塞。由于子宫颈黏膜充血增生,可使子宫颈肥大,可达正常宫颈的 2～3 倍,质硬。宫颈黏膜炎常与糜烂、腺囊肿同时发生。

4.宫颈腺囊肿

在宫颈糜烂愈合的过程中,新生的鳞状上皮覆盖宫颈腺管口或伸入腺管,将腺管口阻塞,腺管周围的结缔组织增生或瘢痕形成,压迫腺管,使腺管变窄甚至阻塞.腺体分泌物不能引流形成子宫颈腺囊肿(naboth cyst)。检查时见宫颈表面突出多个数毫米大小白色或青白色小囊肿,内含无色黏液。

5.宫颈肥大(cervical hypertrophy)

由于慢性炎症的长期刺激,宫颈组织充血、水肿,腺体和间质增生,还可能在腺体深部有黏液潴留形成囊肿,使宫颈呈不同程度的肥大,但表面多光滑,有时可见到潴留囊肿突起。最后由于纤维结缔组织增生,使宫颈硬度增加。

6.宫颈外翻

由于分娩、人工流产或其他原因发生宫颈损伤,宫颈口撕裂,未及时修补,以后颈管内膜增生并暴露于外,即形成宫颈外翻(cervical ectropion)。检查子宫颈口增宽,横裂或呈星状撕裂,可见颈管下端的红色黏膜皱褶,宫颈前、后唇肥大,但距离较远。

(二)临床表现

慢性宫颈炎主要表现为白带增多,常刺激外阴引起外阴不适和瘙痒。由于病原体种类、炎症的范围、程度和病程不同,白带的量、颜色、性状、气味也不同,可为乳白色黏液状至黄色脓性,如伴有息肉形成,可有白带中混有血,或宫颈接触性出血。若白带增多,似白色干酪样,应考虑是否合并念珠菌性阴道炎;若白带呈稀薄泡沫状,有臭味,则应考虑滴虫性阴道炎。如有恶臭则多为厌氧菌的感染。严重感染时可有腰骶部疼痛、下腹坠胀,由于慢性宫颈炎可直接向前蔓延或通过淋巴管扩散,当波及膀胱三角区及膀胱周围结缔组织时,可出现尿路刺激症状。较多的黏稠脓性白带有碍精子上行,可导致不孕。妇科检查可见宫颈不同程度的糜烂、肥大、宫颈裂伤,有时可见宫颈息肉、宫颈腺体囊肿、宫颈外翻等,宫颈口多有分泌物,亦可有宫颈触痛和宫颈触血。

(三)诊断

宫颈糜烂在诊断上不困难,但需与宫颈上皮内瘤样变、早期浸润癌、宫颈结核、宫颈尖锐湿疣等鉴别,还需与淋病、梅毒等鉴别,因此应常规进行宫颈刮片细胞学检查,细胞涂片尚可查出淋菌、滴虫、真菌,能做到与一般慢性宫颈炎鉴别。目前已有电脑超薄细胞检测系统(Thin PrepPap Test),准确率显著提高。必要时须做病理活检以明确诊断,电子阴道镜辅助活检对提高诊断准确率很有帮助。宫颈息肉、宫颈腺体囊肿及宫颈尖锐湿疣可根据病理活检确诊。

1.阴道镜检查

在宫颈病变部涂碘后在碘不着色区用阴道镜检查,如见到厚的醋酸白色上皮及血管异形可诊断为宫颈上皮内瘤样变,在这类病变区取活体组织检查诊断早期宫颈癌准确率高。

2.活体组织检查

活体组织检查为最准确的检查方法,可检出宫颈湿疣、癌细胞、结核、梅毒等,从而与一般慢性宫颈炎糜烂鉴别。

(四)治疗

须做宫颈涂片先除外宫颈上皮内瘤样变及早期宫颈癌后再进行治疗。治疗方法中以局部治疗为主,使糜烂面坏死、脱落,为新生鳞状上皮覆盖,病变深者,疗程需6~8周。

1.物理治疗

(1)电熨(electrocoagulation):此法较简便,适用于糜烂程度较深、糜烂面积较大的病例。采用电灼器或电熨器对整个病变区电灼或电熨,直至组织呈乳白色或微黄色为止。一般近宫口处稍深,越近边缘越浅,深度为2mm并超出病变区3mm,深入宫颈管内0.5~1.0cm,治愈率50%~90%不等。术后涂抹磺胺粉或呋喃西林粉,用醋酸冲洗阴道,每日1次,有助于创面愈合。

治疗后阴道流液,有时呈脓样,须避免性交至创面全部愈合为止,需时6周左右。术后阴道出血多时可用纱布填塞止血。

(2)冷冻治疗:冷冻治疗术是利用制冷剂,快速产生低温,使糜烂组织冻结,坏死、变性而脱落,创面经组织修复而达到治疗疾病的目的。

操作方法:选择适当的冷冻探头,利用液氮快速达到超低温(-196℃),使糜烂组织冻结、坏死、变性而脱落,创面修复而达到治疗目的。一般采用接触冷冻法,选择相应的冷冻头,覆盖全部病变区并略超过其范围2~3mm,根据快速冷冻、缓慢复温的原则,冷冻1min、复温3min、再冷冻1min。进行单次或重复冷冻,治愈率80%左右。

冷冻治疗后,宫颈表面很快发生水肿,冷冻后7~10d,宫颈表层糜烂组织形成一层膜状痂皮,逐渐分散脱落。

(3)激光治疗:采用Co激光器使糜烂部分组织炭化、结痂,痂皮脱落后,创面修复达到治疗目的。激光头距离糜烂面3~5cm,照射范围应超出糜烂面2mm,轻症的烧灼深度为2~3mm,重症可达4~5mm,治愈率70%~90%。

(4)微波治疗:微波电极接触局部病变组织时,瞬间产生高热效应(44~61℃)而达到组织凝固的目的,并可出现凝固性血栓形成而止血,治愈率在90%左右。

(5)波姆光治疗:采用波姆光照射糜烂面,直至变为均匀灰白色为止,照射深度2~3mm,治愈率可达80%。

(6)红外线凝结法:红外线照射糜烂面,局部组织凝固、坏死,形成非炎性表浅溃疡,新生鳞状上皮覆盖溃疡面而达到治愈,治愈率在90%以上。

物理治疗的注意事项:①治疗时间应在月经干净后3~7d进行。②排除宫颈上皮内瘤样病变、早期宫颈癌、宫颈结核和急性感染期后方可进行。③术后阴道分泌物增多,甚至有大量水样排液,有时呈血性,脱痂时可引起活动性出血,如量较多先用过氧化氢溶液(过氧化氢)清洗伤口,用消毒棉球局部压迫止血,24h后取出。④物理治疗的持续时间、次数、强度、范围应严格掌握。⑤创面愈合需要一段时间(2~8周),在此期间禁止盆浴和性生活。⑥定期复查,随访有无宫颈管狭窄。

2.药物治疗

适用于糜烂面积小和炎症浸润较浅的病例。

(1)硝酸银或重铬酸钾液:强腐蚀剂,方法简单,配制容易,用药量少,适宜于基层医院。

(2)免疫治疗:采用重组人干扰素α-2a,每晚1枚,6d为一疗程。近年报道用红色奴卡放射线菌细胞壁骨架N-CWs菌苗治疗慢性宫颈炎,该菌苗具有非特异性免疫增强及抗感染作用,促进鳞状上皮化生,修复宫颈糜烂病变达到治疗效果。将菌苗滴注在用生理盐水浸透的带尾无菌棉球上,将棉球置于宫颈糜烂的局部,24h 后取出,每周上药 2 次,每疗程 10 次。

(3)宫颈管炎时,根据细菌培养和药敏试验结果,采用抗生素全身治疗。

3.手术治疗

宫颈息肉可行息肉摘除术或电切术。对重度糜烂、糜烂面较深及乳头状糜烂,或用上述各种治疗方法久治不愈的患者可考虑用宫颈锥形切除术,锥形切除范围从病灶外缘 0.3~0.5cm 开始,深入宫颈管 1~2cm,锥形切除,压迫止血,如有动脉出血,可用肠线缝扎止血,也可加用止血粉 8 号、吸收性明胶海绵、凝血酶、巴曲酶(立止血)等止血。此法因出血及感染,现多不采用。

此外由淋球菌、沙眼衣原体引起的宫颈炎及糜烂,其治疗方法见相关章节。

第四节　子宫内膜炎

子宫内膜炎多与子宫体部炎症(即子宫体内膜炎、子宫肌炎及子宫浆膜炎)并发。子宫体部炎症以子宫内膜炎为主,当炎症发展至严重阶段时感染至子宫肌层,成为子宫肌炎、子宫浆膜炎,单纯子宫肌炎基本上不存在。根据解剖部位可分为子宫颈内膜炎、子宫体内膜炎。根据发病经过可分为急性子宫内膜炎及慢性子宫内膜炎。根据发病原因可分为淋菌性子宫内膜炎、结核性子宫内膜炎、老年性子宫内膜炎等。

不孕机制。子宫内膜炎明显时可改变宫颈管液性质,分泌物呈炎性改变,不利于精子穿过宫颈及宫腔进入输卵管;大量炎性细胞可能抑制精子活力,对精子有直接杀伤作用;子宫内膜受损,可造成血管损伤,精子进入宫腔后与血液接触,有可能引起抗精子免疫反应,影响生殖功能;慢性子宫内膜炎可造成子宫内膜受损,不利于受精卵种植,有时可发生宫腔粘连,引起不孕。

一、急性子宫内膜炎

(一)发病机制

分娩、流产感染及产后感染,特别是不全流产后感染,是主要因素。性交(特别是经期、产后与不洁性交)、宫腔操作(如放置宫内节育器,子宫输卵管通气、通液与造影检查,刮宫、人流手术)、宫腔异物(宫腔手术后异物残留)、放射治疗(如宫腔内镭疗)、宫颈扩张及宫颈手术、不适当阴道冲洗(宫口开放时,高压冲洗阴道等)、内膜息肉坏死、黏膜下肌瘤或子宫内膜癌物理治疗、病原菌直接侵入等均能引起急性子宫内膜炎。病原体大多为寄生于阴道及宫颈的菌丛,如链球菌、大肠杆菌、变形杆菌、克雷白杆菌、梭状芽孢杆菌,其他如葡萄球菌、厌氧菌、淋菌及沙眼衣原体等也为常见病原体。这些细菌通过性交、分娩、手术及其他物理、化学性损伤等多种因素,突破子宫颈的防御功能,侵入子宫内膜而发病,尤其是在子宫内膜受损时更易发病。

急性子宫内膜炎可分为四种:①卡他型,内膜主要是充血、水肿及渗血。②出血型,主要是内膜出血、渗血。③化脓型,明显白细胞浸润,内膜表面组织损伤、化脓,淋病、流产及产后严重感染最多见。④坏死型,内膜全面坏死,呈灰绿色,发生于产褥期、流产后重度感染者,或重度物理、化学性损伤(如宫腔内镭疗)者。

急性子宫内膜炎内膜充血、水肿,严重者表面可有脓性渗出物,甚至形成溃疡,向下可蔓延子宫肌层,形成多发性小脓肿。镜下内膜大量白细胞浸润。急性子宫内膜炎病理变化常是暂时性的,如果宫颈开放,引流通畅,很快自然清除腔内炎症,有时也可引起较重的并发症,如结缔组织炎、输卵管炎等,常见于多次反复宫腔内操作而有创面者。

(二)诊断

1.病史

绝大多数有相关病史,如分娩、流产、宫腔操作、宫颈扩张及宫颈手术、宫腔放射治疗、不适当阴道冲洗、不当性交等,少数可无明显诱因。

2.临床表现

除分娩或流产,宫腔内较大创面,或部分胎盘残留,或因病原体致病力强而发生严重的临床表现外,其他原因引起的急性子宫炎症多较轻,主要由于宫腔开口通向阴道,有利于炎性分泌物引流。炎症仅限于内膜功能层时,当月经来潮后内膜剥脱,病变可消失;若炎症侵入深部基底层,可有轻度发热,下腹痛,白带增多,血性或脓性白带,月经过多,经期紊乱,如合并厌氧菌感染有恶臭。妇科检查子宫可有轻度压痛。如发展为子宫肌炎,肌层出现多发性小脓肿,并可进一步发展为输卵管卵巢炎、盆腔腹膜炎等,甚至发生败血症,此时体温升高,下腹部压痛,子宫增大,宫旁增厚等。

3.辅助检查

为弄清病原体可行细菌学检查,如白带、分泌物涂片、细菌培养等。

(三)治疗

治疗为防止炎症扩散或转为慢性子宫内膜炎,减少子宫损伤,尽可能恢复子宫内膜功能,防止子宫内膜粘连等。

1.一般治疗

卧床休息,取半卧位,有利宫腔内分泌物引流。下腹热敷,促进炎症吸收,减轻疼痛。供给足够营养与水分,保持大便通畅。高热可推拿降温、酒精擦浴。

2.抗生素治疗

根据宫腔分泌物病原体培养及药敏试验选择抗生素。结果未明前,先用广谱抗生素静脉滴注,如头孢菌素类、喹诺酮类联合甲硝唑用药。头孢哌酮对革兰阳性、阴性、球菌、杆菌均有效,紧急时可将 1g 地塞米松 5～10mg,静脉滴注,每日 1～2 次,体温下降、病情好转时可改口服头孢氨苄 0.25g,每日 4 次,皮质激素逐渐减量,直至急性症状好转。青霉素过敏者可选林可霉素每次 300～600mg,每日 3 次,静脉滴注,必要时可增至每日 2.4～4.8g,分次给药,体温平稳后改口服,每日 1.5～2g,分 4 次,持续 1 周,病情稳定后停药。亦可选用其他抗生素,在药敏结果出来后调整抗生素。

一般情况下,如无宫内残留、宫内节育器或黏膜下肌瘤存在,治疗数天后炎症可被迅速控制。抗生素配合肾上腺皮质激素,如地塞米松、氢化可的松、地塞米松等,可提高机体对应激时的耐受性与适应性,减轻致病因素对机体的损害,改善炎症局部与全身反应,尤其是急性炎症转入慢性炎症的后期,抑制成纤维细胞增生和肉芽组织的形成,减轻粘连和瘢痕形成。但应在有效的抗生素基础上,使用恰当剂量,及时逐渐减量,避免其不良后果。

3.手术治疗

宫腔内有残留物者是否及时清宫处理,要根据病情及治疗情况而定,既要考虑有利于尽快控制病情,又要注意防止子宫穿孔及炎症扩散。一般情况下应在病情控制后再行清宫。如果宫内残留物不及时清除将严重影响治疗效果时,或经使用抗生素疗效不满意时,可在使用抗生素的同时,小心清理宫腔,在清理时注意不要强行一次清完残留物,防止出现子宫穿孔。若宫腔内有残留物,或宫颈引流不通畅,可以扩张宫颈,轻轻取出宫腔内残留物,尽量不要刮宫,在抗生素达到一定剂量,病情稳定时再行刮宫,以防炎症扩散。

发生在流产或分娩后的子宫内膜炎,首先考虑是否有组织残留,情况许可尽快清除。流产后急性腐败性子宫内膜炎以保守治疗为主,除清除宫颈口外露胎盘组织外,不宜立即进行宫腔操作,待病情控制后再根据情况处理;对败血性不全流产,要在抗生素应用下清理宫腔,应注意防止子宫穿孔及炎症扩散。

放置宫内节育器或放射源者需取出,有利于病情迅速减轻。如疑有子宫内膜息肉或黏膜下肌瘤者应在炎症控制后考虑手术切除。子宫有活动性出血时,可在大量抗生素控制下清理宫腔。

4.理疗

理疗可采用抗生素离子透入、下腹部超短波或红外线照射等。

二、慢性子宫内膜炎

因子宫内膜周期性剥脱的自然防御机制,大多数急性子宫内膜炎会痊愈,慢性子宫内膜炎不多见,仅少部分因防御机制受损,或病原体作用时间过长,或治疗不彻底而造成慢性子宫内膜炎。

(一)发病机制

子宫内膜周期性剥脱时其基底层并不随之剥脱,一旦基底层有慢性炎症即可长期感染内膜功能层,导致慢性子宫内膜炎。长期存在的输卵管卵巢炎或严重的宫颈炎可以导致慢性子宫内膜炎。宫内节育器长期放置,分娩或流产后少量胎盘胎膜残留,或胎盘附着部复旧不全;绝经后妇女体内雌激素水平明显减低,子宫内膜菲薄,失去自然防御功能,容易受到病原体侵袭,导致炎症发生,老年性子宫内膜炎往往与阴道炎并存。子宫黏膜下肌瘤、子宫内膜息肉可使子宫内膜反复感染,子宫内膜慢性炎症迁延不愈。无明显诱因者病原体多来自阴道菌丛。慢性子宫内膜炎多同时合并其他部位的炎症,除邻近组织有病理变化外,很少看到子宫内膜有慢性炎症病变的组织学根据。子宫引流不畅是重要病因之一。

(二)诊断

一般无症状,或只有少量血浆性分泌物。主要症状为不规则月经或子宫出血,少数有较多分泌物及出血,呈脓性或脓血性白带,为来自内膜的溃疡部位。约半数有下腹痛或坠胀感.腰骶部疼痛。子宫积脓可排出恶臭分泌物,并出现全身反应及下腹钝痛。少数发热,有的出现闭经。发生出血主要是慢性子宫肌炎所致。子宫肌炎常是子宫内膜炎的一个并发症,可以影响子宫收缩导致子宫出血。因此,流产/产后引起的子宫内膜炎可有长期出血,甚至可发生大出血。老年性子宫内膜炎症状易与生殖道恶性肿瘤混淆,需做诊断性刮宫以明确诊断。妇科检查子宫大小常正常,有压痛,如有胎盘残留、内膜息肉或黏膜下肌瘤,子宫体可能增大,宫颈口开放。宫旁组织可能有增厚及触痛。

(三)治疗

有诱因需首先去除。不全流产而出血,可在抗生素控制下用海绵钳清除宫腔内残留组织,手术操作要轻柔。宫腔积脓,扩张宫颈以利引流,术后需保持引流通畅,必要时宫腔内放入橡皮条引流。抗生素控制感染,可根据分泌物病原体培养及药敏试验选用,结果未出来之前可采用头孢菌素类、喹诺酮类联合甲硝唑用药。雌激素治疗有一定疗效,可促进血管新生、增殖,使炎症内膜再生,防止炎症扩大,对月经紊乱及出血均有好处。

第五节　盆腔炎

盆腔炎症在妇产科较常见,因其可以产生不孕、输卵管妊娠、慢性盆腔痛等严重后果,愈来愈引起妇科医生的重视。近来,性传播疾病发病率升高、人工流产术增加及初次性交年龄提前等因素使盆腔炎发病率增高。盆腔炎(pelvic inflammatory disease,PID)指女性上生殖道及其周围组织的炎症。盆腔炎的范围很广,主要包括子宫内膜炎、输卵管炎、输卵管卵巢脓肿、盆腔腹膜炎,甚至发生盆腔脓肿破裂引致的中毒性休克。炎症可局限于一个部位,也可同时累及几个部位,最常见的是输卵管炎、输卵管卵巢炎。盆腔炎大多发生在性活跃期、有月经的妇女,初潮前、绝经后和未婚者很少发生盆腔炎,若发生盆腔炎也往往是邻近器官炎症的扩散。盆腔炎按病程分类有急性和慢性两类。急性盆腔炎发展可引起弥漫性腹膜炎、败血症、感染性休克,严重者可危及生命。若在急性期未能得到彻底治愈,则转为慢性盆腔炎,往往经久不愈,并可反复发作。

盆腔炎的传染途径:①经淋巴系统蔓延,如产后感染、流产后感染、手术后感染等。②沿着生殖器黏膜上行蔓延,如淋菌性盆腔炎。③直接蔓延,如阑尾炎引起的右侧输卵管炎。④经血循环传播,如结核菌的感染。

一、急性盆腔炎

急性盆腔炎多发生于产后、流产后、剖宫产后、宫腔操作后、邻近器官炎症的蔓延、慢性炎症急性发作等,可因炎症轻重及范围大小而有不同的临床表现。下腹痛、发热、阴道脓性分泌物增多是典型的症状。隐匿的或急性下腹部和盆腔疼痛,常为双侧,偶尔单侧。可感觉到盆腔内压迫感向下放射到一侧或两侧腿部的疼痛。若病情严重,可有寒战、高热、头痛、食欲不振;若有腹膜炎,则出现消化系统症状如恶心、呕吐、腹胀、腹泻等;腹痛发生在月经期则可有月经的变化,如经量增多、经期延长;在非月经期疼痛发作可有不规则阴道出血、白带增多等症状;若有脓肿形成,可有下腹包块及局部刺激症状,如尿频、尿急、排尿困难、尿痛、直肠刺激症状等。患者呈急性病容,脉速,下腹部压痛、反跳痛、肌紧张。妇科检查见阴道、子宫颈充血有脓性或黄白色分泌物,有时有恶臭。宫颈举痛,阴道穹有触痛,子宫体稍大、有压痛、活动受限,双侧附件增厚、压痛明显,可触及增粗的输卵管,若有脓肿形成,则可触及压痛明显的包块,不活动。

（一）诊断

PID 的诊断标准常用 2002 年美国 CDC 诊断标准。

基本标准：子宫体压痛、附件区压痛、宫颈触痛。

附加标准：体温超过 38.3℃（口表）；子宫颈或阴道异常黏液脓性分泌物；阴道分泌物生理盐水涂片见到白细胞；实验室证实的宫颈淋病奈瑟菌或衣原体阳性；红细胞沉降率升高；C 反应蛋白升高。

特异标准：子宫内膜活检证实子宫内膜炎；阴道超声或磁共振检查显示充满液体的增粗输卵管，伴或不伴有盆腔积液，输卵管卵巢肿块；腹腔镜检查发现输卵管炎。

基本标准为诊断 PID 所必需；附加标准可增加诊断的特异性，值得注意的是多数盆腔炎患者有宫颈黏液脓性分泌物或阴道分泌物生理盐水涂片中见到白细胞；特异标准基本可诊断 PID。腹腔镜诊断 PID 准确，并能直接采集感染部位的分泌物做细菌培养，但临床应用有一定局限性。

（二）鉴别诊断

1.急性阑尾炎

急性阑尾炎常有胃肠道症状，如恶心、呕吐、腹泻等，有转移性右下腹痛。检查时仅麦氏点有压痛，体温及白细胞升高的程度不如急性盆腔炎严重。急性盆腔炎压痛点低于麦氏点，妇科检查子宫颈常有触痛及举痛，双附件增厚有触痛。

2.卵巢肿瘤蒂扭转疼痛

本病多出现在体位变动、排便后发生剧烈下腹痛，伴有发热。须与炎性包块鉴别，询问病史.B 超检查可有帮助。

3.异位妊娠或卵巢黄体囊肿破裂

两者均有急性下腹痛。异位妊娠常有闭经史，有腹腔内出血。尿 HCG 常呈阳性，阴道后穹穿刺抽出暗红色不凝血液则诊断明确。

4.盆腔子宫内膜异位症

本病有继发性、渐进性加重的痛经，月经量增多，多有不孕病史。可通过 B 超、CA125 检测及腹腔镜检查做出诊断。

5.子宫肌瘤红色变性

通常有下腹痛、发热、白细胞升高，肌瘤病史及 B 超、妇科检查有助于明确诊断。此外，还须与急性尿路感染、结肠炎等相鉴别。

（三）治疗

急性盆腔炎主要为针对致病菌的特异性抗生素药物治疗，但因病原菌种类繁多，致病菌并不十分明确。一般根据病因以及发病后已用过的抗生素作为参考来选择用药。药物种类要少，毒性小，以联合用药疗效高。但要足量，给药途径为静脉滴注治疗，可清除病原体，改善症状及体征，减少后遗病变。经恰当的抗生素积极治疗，绝大多数急性盆腔炎能彻底治愈，可以预防转为慢性盆腔炎。

1.门诊治疗

PID 患者，若一般状况好，体温低于 39℃，腹痛轻微，有随访条件，可在门诊口服抗生素治疗。常用方案:①氧氟沙星 400mg,口服,每日 2 次,或左氧氟沙星 500mg,口服,每日 1 次,同时加服甲硝唑 400mg,每日 2～3 次,连用 14d。②头孢西丁钠 2g,单次肌注,同时口服丙磺舒 1g,然后改为多西环素 100mg,每日 2 次,连用 14d。③四环素 500mg,口服,每日 4 次,连服 10d。四环素过敏者,可口服红霉素类抗生素,每日 4 次,共 7d。指导患者及其配偶密切随访,对隐匿感染进行有效的治疗。

　　2.住院治疗

　　若患者一般情况差,病情严重,伴有发热、恶心、呕吐,或有盆腔腹膜炎,或输卵管卵巢脓肿,或门诊治疗无效,或不能耐受口服抗生素,或诊断不清,均应住院给予以抗生素治疗为主的综合治疗。

　　(1)支持疗法:卧床休息,半卧位有利于脓液积聚于直肠子宫陷凹而使炎症局限;限制饮食,给予高热量、高蛋白质、高维生素流质或半流质;静脉补液以纠正电解质紊乱及酸碱失衡,必要时少量输血;高热时采用物理降温;若有腹胀应行胃肠减压。尽量避免不必要的妇科检查,以免引起炎症扩散。

　　(2)抗生素药物治疗:给药途径以静脉滴注收效快,常用的配伍方案如下。①青霉素或红霉素与氨基糖苷类药物及甲硝唑联合方案:青霉素每日 320 万～960 万 U 静滴,分 3～4 次加入少量液体中作间歇快速滴注;红霉素每日 1～2g,分 3～4 次静滴。庆大霉素 80mg,每日 2～3 次,静滴或肌注;阿米卡星每日 200～400mg,分 2 次肌注,疗程一般不超过 10d。甲硝唑 500mg,静滴,8h 1 次,病情好转后改口服,每次 400mg,8hl 次。若患者为内源性细菌感染,且平素很少应用抗生素可考虑选用此方案。②克林霉素与氨基糖苷类药物联合方案:克林霉素 600～900mg,8～12hl 次,静滴;庆大霉素先给予负荷量(2mg/kg).然后予维持量(1.5mg/kg),8h 1 次,静滴或肌注。临床症状、体征改善后继续静脉应用 24～48h,克林霉素改为口服,每次 300mg,每日 3～4 次,连用 14d。此方案对以厌氧菌为主的感染疗效较好,常用于治疗输卵管卵巢脓肿。③第二代头孢菌素或相当于第二代头孢菌素的药物,以及第三代头孢菌素或相当于第三代头孢菌素的药物,如头孢西丁钠 1～2g,静注,6h 1 次。头孢替坦二钠 1～2g 静注,12h 1 次。其他可选用头孢呋辛钠、头孢曲松钠、头孢噻肟钠。根据药敏试验选用抗生素较为合理,但通常需在获得实验室结果前即给予抗生素治疗,因此,初始治疗往往根据经验选择抗生素。由于急性盆腔炎的病原体多为需氧菌、厌氧菌及衣原体的混合感染,需氧菌及厌氧菌又有革兰阴性及革兰阳性之分,故抗生素多采用联合用药。若考虑有衣原体或支原体感染,加服多西环素 100mg,12h 1 次;连续用药 10～14d。不能耐受者用阿奇霉素替代,每次 500mg,每日 1 次,连用 3d。④喹诺酮类药物与甲硝唑联合方案:环丙沙星 200mg,静滴,12h 1 次;或氧氟沙星 400mg,静滴,12hl 次;或左氧氟沙星 500mg,静滴,每日 1 次。甲硝唑 500mg,静滴,8h 1 次。

　　(3)手术治疗:药物治疗 48～72h 无效,体温持续不降,肿块变大,或有毒血症表现,应及时手术排脓。①脓肿经保守治疗局限,可行手术切除肿物,以免日后急性发作。②脓肿破裂,应立即手术,剖腹探查。

二、慢性盆腔炎

　　慢性盆腔炎常是急性盆腔炎未能彻底治疗,或患者体质较差迁延所致。其病理改变为盆腔结缔组织充血、水肿,转为纤维组织增生,与盆壁相连,子宫不能活动或活动度受限。病理类型有慢性子宫内膜炎、慢性输卵管炎、输卵管积水、卵巢炎、输卵管卵巢囊肿、盆腔腹膜炎等。

(一)诊断

轻度慢性盆腔炎一般无症状;典型的临床症状多为慢性盆腔痛,伴有下腹坠痛、腰骶部酸痛,常在劳累、性交后及月经前后加重;月经异常;多有不孕、异位妊娠病史;全身症状多不明显,有时仅有低热、疲倦感,病程长时会出现精神不振、失眠、周身不适等神经衰弱症状。妇科检查,子宫增大、压痛、活动受限或偏于患侧;双侧附件增厚和(或)呈条索状、有触痛;有急性盆腔炎史以及症状和体征明显者,诊断多无困难。但不少患者自觉症状较少,而无明显盆腔炎病史及阳性体征,此时对慢性盆腔炎的诊断须慎重。

(二)鉴别诊断

慢性盆腔炎需与子宫内膜异位症、卵巢囊肿、结核性盆腔炎、卵巢癌以及陈旧性子宫外妊娠等鉴别。

1.子宫内膜异位症

本病多有继发性、进行性加重的痛经史,妇科检查若能触及典型触痛结节,或子宫两侧有包块,有助于诊断。B超、腹腔镜检查有助于鉴别诊断。

2.输卵管积水或输卵管卵巢囊肿

本病需与卵巢囊肿相鉴别,输卵管卵巢囊肿除有盆腔炎病史外,肿块呈腊肠形,囊壁较薄,周围有粘连;而卵巢囊肿一般以圆形或椭圆形较多,周围无粘连,活动自如。

3.结核性盆腔炎

本病多有其他脏器结核史、不孕史,腹痛常为持续性的,偶有闭经史及腹部包块。X线检查下腹部可见有钙化灶,包块位置较盆腔炎高。

4.卵巢癌

本病与慢性盆腔炎不同,卵巢癌包块为实质性,较硬,表面不规则,常有腹水,患者一般状态较差。B超及妇科检查有助于鉴别。

5.陈旧性子宫外孕

本病多有闭经史及异常阴道出血,患侧下腹痛。B超、妇科检查以及血 β-HCG 检查有助于鉴别。

(三)治疗

对急性盆腔炎的治疗必须积极、彻底,预防病原体潜伏于体内以致病程迁延,转为慢性盆腔炎。对慢性盆腔炎可用物理治疗减轻疼痛,如超短波等。配合适当的抗生素治疗,提高机体的免疫力。

第三章　妇科肿瘤

第一节　子宫肌瘤

子宫肌瘤是女性生殖器官最常见的良性肿瘤。好发于 30～50 岁妇女。据统计,约 20％育龄妇女有子宫肌瘤。

一、类型及临床表现

(一)分类

按子宫肌瘤生长部位不同分体部肌瘤(90％)和宫颈肌瘤(10％)。按肌瘤与子宫肌壁的关系分为 3 类。

1.肌壁间肌瘤

肌壁间肌瘤占 60％～70％,肌瘤位于子宫肌壁间,周围被肌层组织包围。

2.浆膜下肌瘤

浆膜下肌瘤占 20％,肌瘤向子宫浆膜面生长,突向子宫表面,瘤体由浆膜覆盖。若肌瘤向宫旁生长突出于阔韧带两叶间,成为阔韧带肌瘤。

3.黏膜下肌瘤

黏膜下肌瘤占 10％～15％,肌瘤向黏膜方向生长,突向宫腔,表面由黏膜层覆盖。黏膜下肌瘤在宫腔内生长犹如异物,易引起子宫收缩,常形成蒂,可被挤出宫颈外口而突出于阴道,甚至突出于阴道口外。

各种类型的肌瘤可发生在同一子宫,称为多发性子宫肌瘤。

(二)临床表现

1.症状

多无明显症状,仅于体检时偶被发现。症状与肌瘤部位、大小、生长速度、有无变性等相关。

(1)月经改变:多见于大的肌壁间肌瘤及黏膜下肌瘤使宫腔内膜面积增加,宫缩不良,子宫内膜静脉丛充血与扩张,从而导致经期延长、经量增多、不规则阴道出血等;黏膜下肌瘤如发生坏死感染时,可发生持续性阴道流血或脓血性排液。

(2)耻区肿块:大的肌瘤使子宫超过如孕 3 个月大时可从腹部扪及,质硬,清晨空腹排尿前更易触及。

(3)阴道分泌物增多:子宫黏膜下肌瘤坏死感染时,可有大量脓血性伴臭味的分泌物。大的肌壁间肌瘤使宫腔面积增大,内膜腺体分泌增多,此外伴有盆腔充血而导致白带增多。

(4)压迫症状:如肌瘤较大可出现尿频、尿急、排尿困难、尿潴留等泌尿系统症状。如直肠受压,可引起下腹坠胀、便秘等表现。如压迫输尿管可出现输尿管扩张甚至发生肾盂积水。

（5）其他:常见下腹坠痛及腰酸背痛,月经期加重。浆膜下肌瘤蒂扭转可有急性腹痛;黏膜下肌瘤突出宫腔时也可引起腹痛;红色变性时有急性腹痛,伴恶心、呕吐及发热,可引起不孕或流产。

2.体征

体征与肌瘤大小、数目、位置、有无变性有关。肌瘤较大时,可在耻区扪及实质性、无痛性肿块。妇科检查子宫增大,质硬,表面可有单个或多个结节突出。黏膜下肌瘤位于宫腔内时子宫均匀增大,带蒂黏膜下肌瘤可脱出宫颈外口至阴道,粉红色,表面光滑;如感染时可有渗出液覆盖或有溃疡形成,伴恶臭分泌物。

二、病因与病理

(一)病因

确切病因尚未明确。根据肌瘤好发于生育年龄及绝经后萎缩或消退可能,提示子宫肌瘤的发生可能与女性性激素有关。肌瘤中高雌激素浓度与肌瘤组织局部对雌激素的高敏感性,是肌瘤发生的重要因素。孕激素有刺激肌瘤生长的作用。

(二)病理

1.巨检

巨检为实质性球形或结节状,表面光滑,质韧硬,压迫周围肌壁纤维组织形成假包膜,两者之间有一层疏松网状间隙,很易将肌瘤剥出。其切面呈旋涡状或编织状结构,颜色和硬度与纤维组织多少相关。

2.镜检

肌瘤是由梭形平滑肌细胞和不等量纤维结缔组织相交织而成,肌细胞大小均匀,排列成旋涡状、核杆状。

3.肌瘤变性

肌瘤变性是肌瘤失去原有的典型结构,可发生以下变性。

（1）玻璃样变:又称透明变性,最多见。肌瘤剖面由均匀透明状物质取代旋涡状结构。镜下见病变区肌细胞消失,为均匀粉红色无结构区。

（2）囊性变:继发于玻璃样变,肌细胞坏死液化形成囊性变,肌瘤内可出现大小不等数个囊腔,其间有结缔组织相隔,也可融合成大囊腔,腔内含清亮或草黄色液体,也可凝固成胶冻状,因无上皮覆盖,故不是真性囊肿。

（3）红色变:多发生于妊娠期或产褥期,是一种特殊类型的坏死,发生原因不清,可能和肌瘤内小血管退行性变,导致血栓及溶血、血红蛋白渗入肌瘤内相关。肌瘤剖面为暗红色、腥臭、质软,典型的旋涡状结构消失。镜下见假包膜及瘤体内静脉血栓形成及溶血,伴有出血,肌细胞减少并有较多脂肪小球沉积。患者常有剧烈腹痛伴发热及白细胞升高等,检查可发现肌瘤体积增大。

（4）肉瘤样变:肌瘤恶变为肉瘤的发生率为0.4%～0.8%,多见于年龄较大妇女。若绝经后妇女,肌瘤迅速增大者,更要警惕。肉瘤质脆软,切面灰黄色如烂鱼肉样,与周围组织界限不清。

（5）钙化:常见于细小蒂部、血供不足的浆膜下肌瘤或绝经后妇女的肌瘤。多在脂肪变性后,分解为甘油三酯与钙盐结合,沉积在肌瘤内。镜下钙化区为分层状沉积,呈圆形,有深蓝色微细颗粒。

三、诊断与鉴别诊断

(一)诊断

根据病史及体征,诊断并无困难。对于个别诊断困难患者,采用 B 型超声检查、腹腔镜检查、宫腔镜检查、子宫输卵管造影等可协助诊断。

(二)鉴别诊断

1.妊娠子宫

妊娠者有停经史、早孕反应,子宫增大变软,触之收缩变硬,妊娠试验阳性,B 型超声示孕囊或胚胎。而子宫肌瘤无以上改变。应注意肌瘤囊性变与先兆流产的鉴别。

2.卵巢肿瘤

常无月经改变,肿块位于子宫一侧,与子宫能分开。卵巢实质性肿瘤应与带蒂浆膜下肌瘤鉴别,卵巢囊肿应与肌瘤囊性变鉴别。应体会肿块与子宫的关系,借助 B 型超声、腹腔镜或探针探测宫腔长度和方向等协助诊断。

3.子宫腺肌病

本病可使子宫增大,月经量增多,常有继发性进行性痛经史,子宫呈均匀增大,很少超过 3 个月妊娠子宫,经后子宫会缩小。而子宫肌瘤常呈不规则结节状突起,鉴别有一定难度,且有时两者并存。

4.其他

子宫畸形、盆腔炎性包块、卵巢子宫内膜异位囊肿等,可通过病史、体征及 B 型超声等检查鉴别。

四、处理

应根据患者意愿,年龄,生育要求,症状及肌瘤的部位、数目、大小等全面考虑。

(一)随访观察

如肌瘤较小,无明显症状,不需特殊治疗,尤其绝经过渡期妇女,绝经后肌瘤常自然萎缩或消失。每3～6个月随访1次。

(二)药物治疗

适合于肌瘤在 2 个月妊娠子宫大小以内,症状轻,近绝经期年龄,全身状态不宜手术者。

1.促性腺激素释放激素类似物

促性腺激素释放激素类似物可抑制垂体和卵巢功能,降低雌二醇至绝经水平,缓解症状并抑制肌瘤生长使其缩小,用药 6 个月以上可使雌激素缺乏,出现骨质疏松等不良反应,不宜长期应用。

2.其他药物

雄激素、米非司酮等药物,均适用于绝经过渡期患者。

(三)手术治疗

1.手术适应证

(1)月经量过多致继发贫血,药物治疗无效。

(2)严重腹痛、性交痛或慢性腹痛、有蒂肌瘤扭转引起的急性腹痛。

（3）能确定肌瘤是不孕或反复流产的唯一原因者。

（4）肌瘤生长较快，怀疑恶变。

（5）有膀胱、直肠压迫症状。

2.手术术式

手术可经腹、经阴道或宫腔镜及腹腔镜下手术。

（1）子宫切除术：无生育要求或疑有恶变者，可行子宫切除术或子宫次全切除术。

（2）肌瘤剥除术：适合于要求保留生育功能的患者。可经腹腔镜或经腹剥除，黏膜下肌瘤可经阴道或宫腔镜下摘除。

（四）介入治疗

介入治疗指针对肌瘤本身的局部治疗。在影像设备监视下，对病变定位，进行微创操作为特点的治疗方法。其包括子宫肌瘤射频消融术、子宫动脉栓塞术、聚焦超声治疗和瘤体内注射等治疗，有保留子宫、恢复快等优点。

第二节　阴道癌

阴道癌有原发性及继发性两种，以继发性阴道癌多见。继发性阴道癌的治疗，常为原发癌整体治疗的一部分，本节主要涉及原发性阴道癌。原发性阴道癌包括鳞状细胞癌及腺癌，以鳞状细胞癌多见，占阴道癌的 90％，腺癌占 5％～10％。

一、原发性阴道鳞状细胞癌

（一）概述

原发性阴道鳞状细胞癌较少见，仅占女性生殖道恶性肿瘤的 1％～2％。此肿瘤以老年妇女多见，国外报道平均发病年龄为 65 岁。国内报道发病年龄的高峰在 40～59 岁，较国外为低。

（二）病因

本病的病因不清楚，可能与阴道黏膜受到长期刺激或损伤有关，如子宫脱垂佩戴子宫托、阴道壁膨出、阴道慢性炎症、阴道白斑等。近年来，女性下生殖道 HPV 感染与生殖道癌的发生引起人们的关注.HPV 感染与阴道癌之间的关系，需要进一步研究。

（三）组织发生

原发性阴道鳞状细胞癌来源于阴道的鳞状上皮，可以由阴道上皮内瘤样病变（vaginal intra-epithelial neoplasia，VAIN）进展而来，VAIN 包括阴道鳞状上皮的不典型增生及原位癌，VAIN 可分为三级，Ⅰ级为阴道上皮轻度不典型增生，即异型细胞局限在上皮的下 1/3；Ⅱ级为阴道上皮中度不典型增生，即异型细胞占据上皮层的下 2/3；Ⅲ级为阴道上皮的重度不典型增生及原位癌，即异型细胞占据上皮超过下 2/3 或已达全层，但未穿破基底膜。

（四）病理检查

1.大体检查

大体检查可分为 3 种类型。

（1）菜花型一外生型：最常见，多发生在阴道后壁上 1/3，灰白色，质稍硬、脆，易出血，很少向内浸润,癌细胞多呈高分化,预后较好。

(2)结节型—内生型:多发生在阴道前壁,肿瘤向黏膜下浸润,呈硬节状,表面隆起,可向阴道周围浸润,以致阴道壁僵硬,病灶中心可出现坏死、溃疡,预后较差。

(3)表层型—黏膜型:较少见。病灶长时间局限在阴道黏膜,发展缓慢。此型常为多灶性病变,早期发现预后较好。

2.显微镜检查

多为中分化鳞癌,含少量角化珠,有角化不良细胞和细胞间桥。

(五)转移途径

由于阴道壁薄,黏膜下结缔组织疏松,并且阴道壁的血管、淋巴管丰富,有利于癌的生长及扩散,阴道癌的转移途径主要有直接浸润及淋巴转移。

1.直接浸润

向前累及膀胱、尿道向后累及直肠及直肠旁,向上累及宫颈,向下累及外阴,向两侧累及阴道旁组织。

2.淋巴转移

病灶位于阴道上 1/3 者,转移途径与宫颈癌相同,可转移至髂内、闭孔、骶前淋巴结。病灶位于阴道下 1/3 者,转移途径与外阴癌相同,可转移至腹股沟淋巴结。病灶位于中 1/3 者,则同时具有阴道上 1/3 及下 1/3 的转移特点。

3.血行转移

血行转移少见,发生于晚期。

(六)临床分期

原发性阴道癌的 1992 年 FIGO 分期标准如下。

0 期:原位癌、上皮内癌。

Ⅰ期:癌局限于阴道黏膜。

Ⅱ期:癌已浸及阴道下组织,但未达盆壁。

Ⅲ期:癌已达盆壁。

Ⅳ期:癌已超过真骨盆或临床已累及膀胱直肠黏膜,但疱样水肿不属于Ⅳ期。

ⅣA 期:肿瘤侵及邻近器官或直接扩展出真骨盆。

ⅣB 期:肿瘤扩散至远处器官。

有人提出将Ⅰ期进一步分为:①ⅠA 期:癌侵犯阴道黏膜小于 2cm;②ⅠB 期:癌侵犯阴道黏膜超过 2cm;③Ⅰc 期:癌侵犯阴道黏膜全长。

将Ⅱ期进一步分为:①ⅡA 期:癌侵及阴道壁下组织,但未侵犯富旁及阴道旁组织;②ⅡB 期:癌侵及宫旁组织但未达盆壁。

(七)诊断要点

1.病史

阴道黏膜长期慢性炎症刺激病史。

2.症状

在病变的早期,尤其 VAIN 时可无症状或仅表现为性交后血性分泌物或少量出血,随着病变的进展,可出现以下症状。

(1)阴道出血:绝经前患者可表现为不规则阴道出血,绝经后患者表现为绝经后出血,流血时间可长、可短,流血量或多或少,但多为接触性出血。

(2)阴道排液:阴道排液可为水样、米汤样或混有血液,排液主要与肿瘤组织坏死、感染有关。

(3)疼痛:与肿瘤大小及组织反应有关。

(4)压迫症状:晚期可出现压迫症状,如压迫膀胱、尿道可出现尿急、尿频、血尿。压迫直肠可出现排便困难、里急后重,穿透直肠可出现便血。

(5)恶液病:晚期癌表现。

3.体征

妇科检查时可看到或扪及肿瘤。外生型肿瘤由阴道壁向阴道腔呈菜花状突出,触之易出血,并可伴有坏死、感染,体征较明显。而结节型由于向阴道黏膜下生长,有时阴道壁表面变化不大,但触诊时感觉阴道壁僵硬。表层型应注意病灶的多中心性。

4.辅助检查

(1)阴道细胞学检查:对阴道检查的可疑区域行阴道细胞学检查,可作为初筛的方法之一。

(2)阴道镜检查:对早期病变有价值,可发现阴道上皮有白色、镶嵌、点状等异常上皮和域异常血管病变区。

(3)活体组织检查:在碘试验的不着色区及阴道镜下做活体组织检查,可提高阳性检出率。由于临床上继发性阴道癌比较多见,因此要诊断原发性阴道癌需符合以下条件:①癌灶局限于阴道。②子宫颈完整,活组织检查证实无癌存在。③其他部位无原发性肿瘤依据。

(八)鉴别诊断

原发性阴道癌需同继发性阴道癌相鉴别,并确定病灶是否原发于阴道上皮或来自宫颈、尿道、外阴、前庭大腺、宫体、卵巢、直肠、膀胱等部位。此外还需同良性疾病相鉴别,如结核性溃疡、梅毒性溃疡、腺病、子宫内膜异位症、外伤性溃疡等,必要时行活检进行鉴别诊断。

(九)治疗

1.VAIN 的治疗

VAIN 的治疗主要以局部治疗为主,但在治疗前应除外浸润癌,可行局部电凝或 CO_2 激光治疗,或采用 5%氟尿嘧啶(5-FU)霜剂局部应用,每日 1 次连用 5d,8~12d 后复查,观察治疗效果。如仍有病灶,继续应用一个疗程,如无效改用其他治疗方法。根据病变范围及部位也可选择手术治疗。如病灶仅累及阴道穹隆小部分组织可行全子宫切除及局部阴道穹隆切除。如为其他部位的小病灶,可选择局部病灶切除术,如病变累及大部或全部阴道,可行部分阴道切除术或全阴道切除术,或行放射治疗。

2.阴道浸润癌的治疗

阴道浸润癌的治疗以放疗和手术为主,或两者联合应用。由于阴道癌毗邻膀胱和直肠,就诊时多为中、晚期,治疗比较困难。

(1)放射治疗:各种阴道癌均可行放射治疗,包括阴道腔内放疗及体外放疗。腔内治疗主要是针对阴道内原发灶及其周围浸润区。阴道腔内放疗应根据癌灶的位置、范围及深度选用放疗方法。可采用模型敷贴、组织内插植、阴道限线筒照射、后装式腔内放疗等,可参考以下方法：①癌灶位于阴道上 1/3 者，与宫颈癌放疗方法类似。阴道腔内肿瘤基底放射剂量 70Cy/4～5 周，每周治疗 1 次。②癌灶位于阴道下 1/3．且肿瘤较局限者，可采用镭针（⁶⁰Co 针或其他放射源）做阴道原发灶的组织间插植，肿瘤放射总剂量为 70～80Gy/7d 内；或者采用阴道腔内后装治疗，肿瘤放射剂量给予 70Gy/5～6 周。③癌灶位于阴道中 1/3 者，可选用后装腔内放射或模型敷贴，肿瘤放射剂量 70Gy 左右。

体外放疗主要是针对阴道旁组织、盆壁及其所属的淋巴区进行照射。可采用⁶⁰Co、加速器等。对阴道浸润癌应常规给予体外照射，照射范围应根据病灶位置决定。若癌灶位于阴道上 1/3，体外放疗同子宫颈癌，采用盆腔四野照射，剂量为 40～50Cy。如癌灶位于阴道中、下 1/3 段，应同时将盆髂、腹股沟区包入放射野，照射面积较一般宫颈癌常规体外放疗的放射野为大，肿瘤放射剂量 40～50Gy/5～6 周。

（2）手术治疗：手术治疗主要适用于原位癌及较早期的病例（Ⅰ、Ⅱ期）和部分Ⅳ期仅累及膀胱或直肠的病例。手术切除范围应根据病灶的位置及浸润的深度而定。对位于阴道上 1/3 处的原位癌，可行单纯子宫切除加阴道上段切除。阴道中、下段原位癌因手术损伤大，不宜采用手术治疗，可选用放疗。对于Ⅰ期及Ⅱ期病例，病灶位于阴道上 1/3 者，可按宫颈癌根治术式行广泛性全子宫切除和阴道上 2/5 切除术及盆腔淋巴结清扫术。病灶位于阴道下 1/3 者，可做外阴广泛切除及阴道下 1/3 切除，必要时同时做盆髂淋巴结及腹股沟淋巴结清扫术。对于病灶位于阴道中 1/3 者，可行全阴道切除术、广泛性全子宫切除术及盆腔淋巴结清扫术，因手术创伤大，要选择合适的病例施行此手术。对于部分Ⅳ期仅累及膀胱或直肠、患者年轻、体质好，可行盆腔内脏清除术。即在阴道手术同时切除受累膀胱、直肠，行结肠造瘘或尿路改道。关于盆腔内脏清除术是否可改善患者的生存率．国内外有争论．多因手术范围太大，患者生存质量低，而不被患者所接受。

（3）化疗：可作为辅助治疗手段。常用的化疗药物有顺铂、平阳霉素、阿霉素、环磷酰胺、长春新碱等。化疗可以静脉给药，也可行动脉灌注治疗，以盆腔动脉灌注化疗为好，可与手术或放疗联合使用。

（4）综合治疗及治疗方法的选择：阴道癌的主要治疗方法有放疗及手术，如何选择治疗方法及两者联合应用，可参考以下意见：①病灶位于阴道上 1/3：早期可行手术治疗，即行广泛性全子宫切除加盆腔淋巴结清扫术，加部分阴道切除术，术后根据情况决定是否行体外放疗。晚期行放射治疗（包括腔内及体外照射）或先行化疗再行放疗。②病灶位于中 1/3 者：以放疗为主，如病灶较小，肿瘤直径小于 2cm 时，可行组织间插植放疗。如患者年轻，一般情况好，也可行全阴道切除术。对病灶较大者，可先行体外放疗，待病灶缩小后行腔内放疗，也可先行化疗后再行放疗。③病灶位于下 1/3 者：以手术治疗为主，对病灶较大者，可先行体外放疗，待肿瘤缩小后，行阴道腔内放疗或手术切除。

（十）预后

阴道癌总的 5 年生存率为 50%。阴道癌的预后与分期、原发部位及治疗方法有关。Ⅰ期 5 年生存率为 85%，Ⅱ期 55%～65%，Ⅲ期 30%～35%，Ⅳ期 5%～10%。病灶在后穹隆部位，因较少累及邻近脏器及盆腔淋巴结，预后相对较好，而位于阴道下 1/3 的肿瘤，则容易侵犯邻近器官，且易有盆腔及腹股沟淋巴结转移，5 年生存率很低。总之，阴道癌的预后较宫颈癌、宫体癌为差,因此,临床应注意在防癌普查时,同时注意阴道有无异常,以便早期发现阴道癌,及时治疗,改善预后。

二、阴道透明细胞腺癌

(一)概述

原发阴道透明细胞腺癌是一种极少见的阴道恶性肿瘤,可发生于幼女、年轻妇女及老年妇女,但多见于年轻妇女。其组织来源为残留的中肾管、副中肾管或异位的子宫内膜。其发病原因可能与胚胎发育期母亲服用 DES 导致阴道腺病,进而恶变形成阴道透明细胞腺癌。但也有少部分患者并无 DES 接触史,其病因不明。

(二)病理检查

1.大体病理

肿瘤可呈结节状、息肉状或扁平斑,质地硬脆,可伴有溃疡,肿瘤大小不等,小者仅 1mm,大者可达 10cm。

2.显微镜检查

镜下见癌细胞胞浆透明,核呈鞋钉状,细胞结构可呈管囊型、实片型、乳头型、子宫内膜样型等。

(三)转移途径及分期

同阴道鳞状细胞癌。

(四)诊断要点

1.病史

胚胎期母亲服用 DES 史。

2.发病年龄

本病发病多在 20 岁左右。

3.症状

本病可表现为阴道出血和阴道排液。

4.体征

妇科检查见病变多位于阴道前壁上 1/3,大小不一,肿瘤一般比较表浅,呈息肉状、结节状、扁平斑,表面可有溃疡形成,质硬。

5.辅助检查

(1)阴道脱落细胞学检查:可发现异常细胞。

(2)阴道镜检查:可明确病变累及阴道的范围,协助选取活检部位。

(3)活组织检查:是确诊方法。

(五)鉴别诊断

本病需与阴道腺病及其他阴道恶性肿瘤鉴别,活体组织检查为最后确诊的方法。

(六)治疗

1.手术治疗

用于早期(Ⅰ、Ⅱ期)病例,病灶位于阴道上 1/3,可行广泛性子宫切除、阴道上段切除术及盆腔淋巴结清扫术;如病变侵犯阴道下 2/3,除行广泛性全子宫切除术、盆腔淋巴结清扫术外,应行全阴道切除术。

2.放射治疗

Ⅱ期及Ⅱ期以上的病例可行放射治疗,放射治疗可参照阴道鳞状细胞癌。

3.化疗

常用药物有环磷酰胺、长春新碱、5-FU、甲氨喋呤等,因例数太少,疗效不肯定。

(七)预后

预后与肿瘤期别、病灶部位、淋巴结有无转移有关。据报道,总的 5 年生存率为 80%,其中Ⅰ期为 87%,Ⅱ期为 76%,Ⅲ期为 30%.阴道上段病变较下段预后好,淋巴结有转移者预后差。

第三节　宫颈癌

宫颈癌是一种发生于宫颈上皮的恶性肿瘤。本病是全球妇女中仅次于乳腺癌的第二个常见肿瘤,在我国一直居妇科恶性肿瘤的首位。近年来由于宫颈细胞学筛查的普遍应用,使宫颈癌和癌前病变得到早期发现和治疗,宫颈癌的发病率和死亡率已有明显下降。

一、流行病学

宫颈癌好发于社会地位低下的妇女,可能与性卫生、早婚、吸烟等有关。各国妇女宫颈癌的发病率随年龄的增长而上升,40 岁后显著增加。地区差异也较明显,高发区在中南美的哥伦比亚、巴西、哥斯达黎加等国及亚洲的印度、菲律宾等。全球每年新发病例约 46.5 万,每年有 6 万左右妇女死子宫颈癌。近 30 年来,全球宫颈癌发病率与死亡率均有下降趋势。据世界卫生组织统计 28 个发展中国家的资料显示,1960～1980 年间宫颈癌的死亡率下降了 30%。上海纺织系统开展普查 20 余年,发病率下降了 91.6%。北京市宫颈癌发病率由 1977 年的 41.35/10 万下降到 1989 年的 2.3/10 万。美国在 20 世纪 50 年代初每年有 6 万人死于宫颈癌,而 1995 年统计,年死亡 4800 例。但在许多经济不发达国家,宫颈癌仍是妇女死亡的主要恶性肿瘤之一。原位癌高发年龄为 30～35 岁,浸润癌为 50～55 岁。

二、病因

宫颈癌的病因不十分清楚,据国内外资料认为宫颈癌与性生活紊乱、过早性生活、早产、密产、多产、经济状况差、种族和地理环境等因素有关。近年发现通过性交感染某些病毒如单纯疱疹病毒Ⅱ型、人乳头状瘤病毒(HPV)、人巨细胞病毒等可能与宫颈癌发病有一定关系,感染后在多个性伴侣的刺激下患病的比例增加。分子生物学研究发现宫颈病变与 HPV 有非常密切的关系,90% 以上宫颈癌伴有高危型 HPV 感染。现已分离和鉴定出 120 多种类型的HPV,低危型主要与良性病变有关,如湿疣,很少进展成恶性病变;高危型(HPV16,18,31,33,35,39,45,51.52.56,58)发生在 CIN 和浸润癌中,85% 以上的子宫颈癌中含有高危的 HPV 序列。在良性病变中 HPV DNA 呈游离体,在癌组织中,HPV DNA 整合到人的基因组中。

多个性伴侣或其性伴侣患阴茎癌或患前列腺癌的妇女,易患宫颈癌。

此外,子宫颈癌的高风险因素包括吸烟。研究发现,吸烟妇女宫颈黏液中存在诱变剂,有些诱变剂比血液中高几倍,吸烟者比不吸烟者子宫颈上皮中的 DNA addicts 水平高,异常巴氏涂片的妇女比正常巴氏涂片者有明显高的 DNA addicts 数,addicts 高比例的妇女可能子宫颈癌的易患性增加,提示吸烟可能与宫颈癌有关。

维生素缺乏可能在子宫颈癌中也起着一定的作用。应用维生素 A 可以防治某些癌症;维生素 A 衍生物,尤其是类维生素 A,在体内外通过抑制增殖和促进细胞的分化和成熟来调节正常上皮细胞的生长。一项前瞻性的随机研究中,应用全反式视黄酸或相似的安慰剂直接放置到子宫颈,对 CIN Ⅱ级和 CIN Ⅲ级的一组患者进行治疗,视黄酸治疗的 CIN Ⅱ级患者中,43% 获得了完全的组织学消退,而安慰剂治疗组仅 27%,提示化学预防在子宫颈病变预防中起一定的作用。

综上所述,宫颈癌发病可能是多种因素综合在一起,各因素间有无协同或对抗作用,尚待进一步研究。

三、组织病理学

(一)鳞状细胞癌

此型占 80%～85%。

1.镜下早浸癌

原位癌的基础上,镜下发现癌细胞小团似泪滴状、锯齿状穿破基膜,膨胀性间质浸润。镜下早浸癌的标准参见临床分期。

2.宫颈浸润癌

宫颈浸润癌指癌灶浸润间质的范围已超出可测量的早期浸润癌,呈网状或团块状融合浸润间质。根据细胞分化程度分 3 级:Ⅰ级:高度分化,细胞分化较好,癌巢中有多数角化现象,可见癌珠,核分裂象小于 2 个/高倍视野,即角化性大细胞型。Ⅱ级:中度分化,达宫颈上皮中层细胞的分化程度,细胞大小不一,癌巢中无明显角化现象,核分裂象 2～4 个/高倍视野,即非角化性大细胞型。Ⅲ级:低度分化,多为未分化的小细胞(相当于宫颈上皮底层细胞),核分裂象大于 4 个/高倍视野,即小细胞型。

(二)腺癌

腺癌占 15%～20%。显微镜检有下列两型。

1.黏液腺癌

本型最常见,来源于宫颈黏膜柱状黏液细胞,镜下见腺体结构,腺腔内有乳头状突起,腺上皮增生为多层,细胞低矮,异型性明显,见核分裂象,细胞内含黏液。

2.恶性腺癌

又称微偏腺癌,属高分化宫颈管黏膜腺癌。肿瘤细胞貌似良性,腺体由柱状上皮覆盖,细胞无异型性,表皮为正常宫颈管黏膜腺体,腺体多,大小不一,形态多样,常含点状突起,浸润宫颈深层,常伴有淋巴结转移。

(三)鳞腺癌

鳞腺癌来源于宫颈黏膜柱状下细胞,占 3%～5%,同时含腺癌和鳞癌两种成分,是储备细胞同时向腺细胞和鳞状细胞分化发展而成。两种上皮性癌在同一部位紧密结合,有时可见从一种上皮癌过渡到另一种癌。

四、临床诊断

根据病史和临床表现,尤其有接触性出血者,应想到宫颈癌的可能,需做详细的全身检查及妇科检查,并采用必要的辅助检查。

(一)临床表现

早期宫颈癌的首发症状为稀薄、水样、血性白带,常不被患者重视,典型症状为不规则无痛性阴道流血,性交后点滴出血,阴道排液。随着肿瘤的增大,出血量逐渐增多,出血时间延长。绝经后妇女出血往往就诊较早。晚期有盆腔和腰骶部痛,常伴有下肢后部的放射性痛。如有膀胱或直肠受侵犯,出现尿痛、血尿、便血或顽固性便秘。原发病灶发展至晚期或出现复发时可发生远处转移以及因盆壁广泛受侵引起一侧或双侧下肢持续水肿。如出现肠道和尿道症状,意味着疾病已进入晚期或进展期。

(二)临床体征

宫颈癌的肉眼表现因肿瘤局部浸润情况和生长方式不同而各异。早期宫颈可无异常表现,但涂片可发现肿瘤细胞,也可以部分或全部被外生型或火山口样的肿瘤所代替。三合诊检查可以了解有无宫旁浸润,浸润达盆壁时形成冰冻骨盆。

1.外生型

外生型最常见。病灶向外生长,状如菜花又称菜花型。组织脆,初起为息肉样或乳头状隆起,继而发展为向阴道内突出的菜花状赘生物,触之易出血。

2.内生型

癌灶向宫颈深部组织浸润,使宫颈膨大并侵犯子宫峡部。宫颈肥大而硬,表面光滑或仅见轻度糜烂,整个宫颈膨大如桶状。

3.溃疡型

上述两型癌灶继续发展,癌组织坏死脱落形成凹陷性溃疡或空洞样形如火山口。

4.颈管型

癌灶发生在宫颈外口内,隐蔽在宫颈管,侵入宫颈及子宫峡部供血层以及转移到盆壁的淋巴结。不同于内生型,后者是由特殊的浸润性生长扩散到宫颈管。

(三)放射影像检查

影像学检查的主要目的是显示肿瘤的侵及范围和确定有无转移,以利分期和治疗。临床上以超声为首选,其次为MRI。

1.CT检查

CT检查表现为宫颈增大(大于3cm),变形隆起,肿瘤中心坏死并出现软组织肿块,呈中等密度。晚期可侵犯宫旁组织,并可累及膀胱和直肠,增强扫描肿块多呈不规则强化。同时,盆腔内可出现淋巴结转移。CT很少能直接显示肿瘤,因此对肿瘤大小或肿瘤对基质侵犯深度的诊断无助。CT的作用在于鉴别肿物是否向子宫外浸润,发现盆腔淋巴结的转移及对肿瘤术后复发的追踪观察,诊断肿物侵犯邻近器官时需谨慎,要确实观察到直肠膀胱壁受侵或盆壁软组织不对称才能做出诊断,单纯依靠脂肪层消失作为诊断依据有一定的假阳性;淋巴结增大亦只是形态学诊断,而不能完全代表病理学诊断,CT诊断宫颈癌淋巴结转移的灵敏度为70%～80%。假阴性30%,假阳性22%,因此CT扫描阴性不能排除盆腔淋巴结转移。

2.MRI 检查

MRI 检查表现为宫颈增大,其正常解剖层次模糊、中断,常有信号异常。宫颈软组织肿块在 T2WI 上多较正常宫颈信号高,但较宫内膜及宫内分泌液信号低。在 T1WI 肿块呈稍低或等信号,增强扫描时,肿瘤呈不规则或均匀强化,同时,MRI 很容易诊断肿块是否合并有坏死和出血。和 CT 一样,当肿块向宫旁或盆内其他脏器浸润时,可表现局部脏器壁增厚,脂肪界面消失,甚至见到不规则肿块影。但 CT 对宫颈外浸润多依据其形态学的改变,而 MRI 除此之外,尚可显示肿瘤内生长情况,并能分辨出器官的解剖层次,因此在术前分期方面优于 CT。在低信号的宫颈肌层内 T2 呈现异常高信号肿块,并根据肿物周围是否有完整的肌层包绕判断宫颈癌的分期。高信号的肿瘤组织对宫旁包绕提示已进入ⅡB 期。在 MRI 图像上复发肿瘤表现为不规则的高信号,横断及矢状面图像有助于肿瘤的显示,注射造影剂后肿瘤有不同程度的增强。

3.淋巴造影

淋巴造影是宫颈癌术前常用的检查,一般认为淋巴造影对宫颈癌淋巴结转移的诊断准确率为 85%。

(四)超声影像检查

超声难以发现早期宫颈癌,但超声检查尤其是阴道超声可识别进展期的宫颈癌,在超声图像中表现为宫颈增大,可见低回声包块,边界不清。宫颈癌宫旁浸润的超声表现为:宫颈正常外形消失或变得不规则;盆壁受累时表现为宫旁出现低回声包块,包块与盆壁粘连;膀胱受浸润表现为宫颈与膀胱之间的脂肪层消失,二者紧密粘连;部分患者可见到转移的淋巴结。同时超声检查还可发现有无宫腔积液和肾积水等并发症。

(五)宫颈癌早期诊断的主要辅助检查

1.宫颈刮片细胞学检查

用于宫颈癌筛查的主要方法,应在宫颈移行带区取材。临床宫颈细胞学诊断的报告方式主要为巴氏五级分类法和 TBS 系统分类。TBS 系统是近年来提出的描述性细胞病理学诊断的报告方式。巴氏Ⅲ级及以上,TSB 分类中有上皮细胞异常时,应重复刮片并行阴道镜下宫颈活组织检查。

2.碘试验

碘试验是将碘溶液涂于宫颈和阴道壁,观察其着色情况。正常宫颈阴道部和阴道鳞状上皮含糖原丰富,被碘溶液染为棕色或深褐色。若不染色为阳性,说明鳞状上皮不含糖原。瘢痕、囊肿、宫颈炎或宫颈癌等鳞状上皮不含或缺乏糖原,均不染色,故本试验对癌无特异性。碘试验主要识别宫颈病变危险区,以便确定活检取材部位,提高诊断率。

3.阴道镜检查

宫颈刮片细胞学检查Ⅲ级或Ⅲ级以上,TBS 法鳞状上皮内病变,应在阴道镜检查下观察宫颈表面病变状况,并选择病变部位进行活组织检查,以提高诊断正确率。

4.宫颈和宫颈管活组织检查

本检查是确诊宫颈癌最可靠和不可缺少的方法。选择宫颈鳞一柱交接部的 3、6、9、12 点处取 4 点组织做活检,或在碘试验、阴道镜观察到的可疑部位取活组织做病理检查,所取组织应包含上皮及间质。若宫颈刮片为Ⅲ级或Ⅲ级以上涂片或 TBS 法鳞状上皮内病变,宫颈活检阴性时,应用小刮匙搔刮宫颈管,刮出物送病理检查。

5.宫颈锥切术或宫颈电圈刀切除术(Leep 刀)

当宫颈刮片多次检查为阳性,而宫颈活检为阴性;或活检为原位癌,但不能排除浸润癌时,均应做宫颈锥切术或 Leep 刀,并将切下的宫颈组织分成 12 块,每块做 2~3 张切片检查以确诊。

(六)实验室检查

鳞状上皮细胞癌抗原(SCC-Ag):它是从宫颈鳞状上皮细胞癌的肝脏转移灶中提取并分离到的分子质量为 45000 的关联抗原,是临床上用来检测宫颈癌的一种较好指标。SCC-Ag 作为鳞癌细胞产生的一种特异抗原,与宫颈鳞癌发生发展有一定关系。

五、TNM 分期与临床分期

FIGO 分期与 TNM 分类见表 3-1。

表 3-1　FIGO 分期与 TNM 分类

TNM 分类		FIGO 分期
T_1		无法评估原发肿瘤
T_0		无原发肿瘤
T_{is}	0	原位癌(浸润前癌)
T_1	Ⅰ	局限于子宫的宫颈癌(不论是否到宫体)
T_{1a}	ⅠA	显微镜诊断的微小浸润癌。所有内眼可见病变即是表面浸润也是ⅠB/T_1b
T_{1a1}	ⅠA1	间质浸润深度小于等于 3.0mm,宽度小于等于 7.0mm
T_{1a2}	ⅠA2	间质浸润深度大于 3.0mm 至小于等于 5.0mm.宽度小于等于 7.0mm
T_{1b}	ⅠB	肉眼可见病灶局限于宫颈,或镜下病变大于ⅠA2
T_{1b1}	ⅠB1	临床可见病变最大直径小于等于 4cm
T_{1b2}	ⅠB2	临床可见病变最大直径大于 4cm
T_2	Ⅱ	肿瘤浸润超出子宫但未达盆壁或阴道下 1/3
T_{2a}	ⅡA	无宫旁浸润
T_{2b}	ⅡB	宫旁浸润
T_3	Ⅲ	肿瘤扩展至盆壁和/或阴道下 1/3 和/或肾积水或无功能肾肿瘤扩散至阴道下 1/3,未扩展至盆壁
T_{3a}	ⅢA	肿瘤扩展至盆壁和/或肾积水或无功能肾
T_{3b}	ⅢB	肿瘤浸润至膀胱或直肠黏膜和/或超过真骨盆
T_4	ⅣA	远处转移
M_1	ⅣB	

注:浸润深度不超过 5mm 是指从肿瘤起源的表面或腺体上皮的基底部算起。浸润深度是从离表面上皮乳头最近的上皮间质结合处至浸润最深点的距离。血管淋巴间隙的浸润不影响分期。

六、治疗

(一)手术治疗

1.手术治疗适应证

ⅠA~ⅡA期患者,无严重内外科并发症,无手术禁忌证,年龄最好在 70 岁以下,全身情况能耐受手术;肥胖患者根据术者经验及麻醉条件而定。

2.手术方法

(1)ⅠA1 期:选用全子宫切除术,卵巢正常者应予保留;对要求保留生育功能者,可行宫颈锥切术。

(2)ⅠA2~ⅡA 期:子宫颈癌灶小于 4cm.能承担并愿意接受手术治疗者,选用广泛性子宫切除术及盆腔淋巴结清扫术,卵巢正常者应予保留。本类型手术为子宫浸润癌手术治疗的基本术式,游离组织时必须打开膀胱侧窝与直肠侧窝,在近骨盆壁切断连接子宫的各组韧带,阴道应切 3~4cm。因为切除的组织与重要脏器如肠管、膀胱、输尿管和盆腔大血管非常接近,手术比较复杂,原则是尽可能多的切除可能被侵犯的盆腔组织而不损伤膀胱、直肠和输尿管。

(3)保留生育功能的广泛性宫颈切除术,主要适应证:①强烈要求保留生育能力。②没有其他生育能力受损的临床证据。③ⅠA~ⅠB 期,肿瘤直径小于 2cm。④无明显宫旁或宫体旁扩散。⑤局限于宫颈外口。⑥无明显淋巴转移。⑦宫颈腺癌应慎重。要点是解剖膀胱侧窝,暴露和寻找输尿管,处理子宫动脉下行支以及夹切宫旁组织和主韧带。施行本术式必须有腹腔镜手术、阴道手术及宫颈内口环扎术的丰富经验,暴露膀胱子宫间隙时勿突破膀胱子宫反折进入腹腔,尽量避免损伤输尿管。

(二)放射治疗

放疗用于宫颈癌治疗的优点是适应证广,疗效好,除严重肝肾功能、造血功能障碍外,各期均可使用,宫颈癌合并卵巢肿瘤者,应先切除卵巢肿瘤后再行放疗。即使有病例得不到根治疗效,也能获得满意的姑息效果,症状得以改善,生命得以延长。

宫颈癌的放射治疗由肿瘤原发区及盆腔转移区两部分组成。肿瘤原发区的治疗,目前仍以腔内照射为主,其照射有效范围包括宫颈、阴道、宫体及宫旁三角区。盆腔转移区的治疗,目前仍以体外照射为主,其照射有效范围包括宫旁组织(子宫旁、宫颈旁及阴道旁组织)、盆壁组织及盆腔淋巴区。腔内照射与体外照射相互配合,在盆腔范围内形成一个以宫颈为中心的有效放射区。在精心处理的基础上,正确地运用个别对待的治疗原则,以达到消灭癌组织,最大限度地保护正常组织和器官。

1.根治性放疗

根治性放疗以体外照射和腔内照射相结合。

(1)体外放疗:除宫颈原位癌、ⅠA 期可以单纯腔内放疗外,其他各期均应配合体外照射。照射范围包括宫旁组织(子宫旁、宫颈旁及阴道旁组织)、盆壁组织及盆腔淋巴结。设计照射野的原则是增加肿瘤组织剂量、减少体积量、提高疗效和降低并发症。照射野包括髂总淋巴区以下的盆腔淋巴区及盆腔组织。照射野上缘在髂嵴水平(L_4、L_5 椎体间),下界在耻骨联合上缘下 4~5cm(或闭孔下缘),两侧界在股骨头内 1/3 处。全盆外照射,每周 5 次,每次 1.8~2Gy,DT20~30Gy后,分四野(或前后大野挡中线 4cm)照射 DT 20~25Gy,同时加腔内放疗,使 B

点总量达 40～55Gyf 如期别较晚.可予姑息放疗,全盆大野照射 DT 50～55Gy,视情况再补腔内放疗;也可按分期决定外照射剂量:Ⅰ期 DT 35～40Gy、Ⅱ期 DT 40～45Gy、Ⅲ～Ⅳ期大野照射 DT 45～55Gy。

(2)腔内放疗:对肿瘤原发区形成以宫颈为中心的放射区,一般在外照射 DT 20～25Gy 后开始。中国医学科学院肿瘤医院研制的北京Ⅰ型铱-192 后装腔内治疗机是每周照 1 次。每次"A"点剂量为 700cGy,一般照射 6 次左右,A 点总量 4200cGy 左右/5 周。宫腔与阴道量之比为 1∶1～1.5∶1。几年的实践证明,北京Ⅰ型铱-192 后装腔内治疗机完全能适应宫颈局部复杂的病变需要,且取得了满意的效果。A 点单次剂量 5～7Gy,每周 1 次;总剂量取决于肿瘤大小、临床期别和外照射剂量。若肿瘤体积较大,应增加宫颈局部剂量;若宫旁浸润或阴道狭窄者,可增加全盆照射剂量、相应减少腔内放疗量。腔内放疗一般 A 点量为 20～40Gy/4～7 次,若单次量过大,后期肠道并发症较重,如放射性直肠炎。

A 点:在子宫口水平上方 2cm、子宫中轴旁开 2cm,相当于输尿管与子宫动静脉交叉处。理论上的 A 点与实际 A 点相差较大,在很多情况下并不适用,如当肿瘤累及阴道、穹隆消失、宫颈空洞和外生肿瘤;另外,肿瘤生长是非对称性的,子宫的位置也并非正好居中以及肿瘤体积差异等,故在治疗中不能单一强调 A 点剂量,要结合临床肿瘤生物效应来调整。一般根治放疗宫颈癌.A 点剂量来自腔内大约 2/3、体外 1/3。

B 点:A 点旁开 3cm。相当于闭孔淋巴结的位置。剂量来自体外 2/3、腔内 1/3。腔内放疗的准备及注意事项:每次治疗前均应做阴道视诊或盆腔检查。每次检查均应详细记录并绘图示意。拟定治疗计划、治疗前备皮、灌肠(高剂量率后装治疗可不灌肠)。冲洗阴道,并做好解释工作。手术者要复习病历及检查记录。了解病情需要。操作时要保持无菌技术,动作要轻巧。根据宫腔深度、肿瘤范围、阴道宽窄及病情需要,决定放射容器的大小、放射源的排列、照射剂量。第 1 次腔内照射如探宫腔有困难,或目的为止血或消除肿瘤者,可以暂不上宫腔管,以免过多地触动肿瘤而引起创伤或出血。放射容器放置理想后,要切实填塞纱条固定,以防容器移位,并可加大膀胱和直肠与放射源的距离,减少直肠及膀胱的受量,但要注意在操作时防止阴道壁撕裂伤。操作完毕后手术者应认真填写记录。如有特殊情况应详细注明。治疗期间随时注意患者情况,发现问题及时处理。

2.术前放疗

(1)优点:改善局部情况,缩小肿瘤,提高手术切除率,减少术后感染,降低癌细胞活性及术中播散;有利于肿瘤的完整切除,并可获得切除边缘最宽的无瘤边带。

(2)适应证:①ⅠB 期,宫颈有较大的外生型肿瘤。②ⅡA 期,宫颈癌累及阴道较多。③病理在Ⅲ级以上。④病理为黏液腺癌、腺鳞癌及透明细胞癌。

术前放疗主要为腔内放疗,放射剂量一般为常规全量腔内放疗的 1/3～1/2;也有少数学者给予全量腔内放疗和/或体外放疗剂量的 1/2(30Gy);手术与放疗间隔时间则依术前放疗的方式及剂量而定,一般为 2～8 周。

3.术后放疗

适应证:①盆腔或腹主动脉旁淋巴结转移。②血管淋巴管有癌栓及手术切缘有残存癌。③有下述不良预后因素者,无论期别多早,也需术后放疗:肿瘤巨大、隐匿性宫旁浸润、宫颈间质浸润达肌层外 1/3 者、淋巴管血管间隙受累、腺癌、癌细胞分化不良。

术后放疗多以体外照射为主,阴道残端有癌者可给予腔内放疗。一般在手术后 1 个月内进行,剂量为 DT 40~50Gy(根据术前是否行腔内放疗决定是否遮挡盆腔中部);阴道腔内放疗表面剂量要视患者具体情况而定,通常为 30~50Gy;若不给体外照射,则可单纯腔内放疗70Gy 以下。

4.放疗并发症

由于放射源种类、照射体积、单次剂量、总剂量、疗程及精心处理以及各人对放射线敏感性等因素的差异,放疗治疗并发症发生的概率和程度也不尽相同。除放射治疗常见的胃肠道症状和血常规改变等一般反应外,还可有下列放射治疗并发症。

(1)早期并发症:包括治疗中及治疗后不久发生的并发症。①感染:宫颈癌经常合并局部感染,也有部分患者合并有盆腔感染或宫腔积脓。在放射治疗特别是腔内放疗时发作,也可以由于腔内放疗或其他原因引起新的感染。感染对疗效有明显影响,因此,必须积极预防和治疗感染。除肿瘤不控制,感染也不能控制的病例外,一般均应在感染控制后再行腔内放射治疗。②阴道炎:放射治疗中可以引起阴道物理性炎症,也可以合并阴道感染。表现为充血、水肿、疼痛及阴道分泌物增多。在此期间应加强阴道冲洗,必要时应用抗生素控制感染。③外阴炎:外阴是较潮湿的部位之一,由于宫颈癌阴道排物对外阴的刺激以及当体外照射野较低时,较易出现不同程度的外阴反应。表现为局部充血、肿胀、疼痛甚至出现溃疡、感染。出现上述反应后应保持局部干燥,保护创面,促进愈合。如在治疗期间出现的,则在不影响治疗情况下,适当提高体外照射野的位置,以减少对外阴部照射,利于恢复。④直肠反应:是宫颈癌放射治疗较常见的早期并发症。表现为里急后重,大便疼痛,甚至有黏液便等。直肠镜检查可见宫颈水平附近的直肠前壁黏膜充血、水肿。有直肠反应者,应减少对直肠的刺激,避免便秘,保证供应充足的营养和水分,预防感染。直肠反应在治疗期间发生者较少,如出现,必要时可修改照射计划或暂停放射治疗,积极处理,待症状好转后再恢复治疗。⑤机械性损伤:宫颈癌肿瘤体积较大或癌肿溃疡较深时,宫口常显示不清,在这种情况下进行宫腔操作,特别是在探宫腔时不慎,可引起子宫穿孔。如操作时发现患者突然下腹剧痛或宫腔已超过正常深度而仍无触及宫底感觉时,应考虑为子宫穿孔。这时要立即停止操作,严禁反复试探。给予预防感染措施,严密观察病情变化。宫颈癌患者阴道狭窄或弹性不佳者,在阴道内操作时,阴道容器过大,动作粗暴,均可能造成阴道裂伤。在治疗中出现裂伤,则应中止治疗,充分冲洗阴道,局部用消炎药物,避免感染,促进愈合。如裂伤较深或有活动出血,应及时缝合。

(2)晚期并发症:①皮肤及皮下组织的改变:宫颈癌体外照射首先影响的就是皮肤及皮下组织。由于放射物理条件、照射面积、时间剂量及个体差异等因素的不同,并发症的程度亦各异。皮肤及皮下组织的并发症出现的较晚,表现为照射区皮肤,特别是皮下组织,甚至肌肉纤维化、挛缩,进而缺血、坏疽可引起放射性溃疡,但少见。如果发生则治疗极其困难,重要的在于预防,要选择合适的放射工具,正确掌握时间剂量因素,照射范围要适当,在照射一定剂量后要根据肿瘤消退情况缩小照射野,避免放射野重叠形成超量区,注意保护照射区皮肤,避免外伤及刺激。②生殖器官的改变:宫颈癌的放射治疗,主要影响的部位是生殖器官,最多见的是放射治疗后的组织纤维化。表现为阴道弹性消失,阴道变窄,宫颈及宫体萎缩变小。卵巢纤维化则功能消失而出现绝经期症状。盆腔组织纤维化严重者,可引起循环障碍及压迫神经而引起水肿及疼痛。如局部出现超量区可形成放射性溃疡,溃疡发生在宫腔而颈管又引流不畅,则可引起宫腔积液,合并感染则形成宫腔积脓。出现宫腔积脓者,应高度警惕宫腔及颈管肿瘤复发,取内膜活检,为阴性则应进行抗感染、引流处理。③肠道的损伤:放射线对肠道的损伤与照射剂量和照射体积成正比相关。可出现肠黏膜充血,水肿,进而形成溃疡出血甚至穿孔成瘘,尤以直肠为多见。肠道纤维化可导致肠管粘连、狭窄甚至梗阻,严重者可影响肠道功能。④泌尿系统的表现:放射治疗对泌尿系统的影响主要是与宫颈前方紧密相依的膀胱和与宫颈两侧相邻的输尿管。最多见的是放射性膀胱炎,主要症状为尿血,膀胱镜检查可见膀胱黏膜水肿,毛细血管扩张,严重者可形成溃疡,发展成瘘者罕见。放射性膀胱炎比放射性直肠炎出现为迟.74.4%的患者在放射治疗后1~6年出现,9年以后出现者占13%。持续时间亦较放射性直肠炎为长,它可长期反复发作,绝大部分在四年内恢复。放射性膀胱炎出现则给予止血,预防感染。输尿管由于宫旁组织纤维化的压迫及其自身的改变,可形成输尿管梗阻而引起肾盂积水,其发生率约为1.8%。⑤对骨骼的影响:宫颈癌放射治疗对骨骼的影响主要是在体外照射区域内的骨盆及股骨上段部分。过去体外照射用低能射线时可见放射性骨炎,严重时可致股骨头坏死或股骨颈骨折等。体外照射改用高能射线后,基本上不存在严重的骨损伤。⑥放射致癌:是指发生在原放射区域内,经组织学证实,有相当长的潜伏期,并能排除复发或转移的恶性肿瘤,是放射治疗晚期严重并发症,其中子宫体恶性肿瘤最多,其次为直肠腺癌,还有膀胱癌、卵巢癌、外阴癌,软组织纤维肉瘤及骨肉瘤。其平均潜伏期为14年。宫颈癌放射治疗后应终身定期随诊检查,如发现有阴道出血、异常排物、血尿、黏液血便及发现肿物等或在检查时发现子宫增大及其他异常情况时,应想到放射癌的可能,应进一步检查确诊。确诊后要尽快治疗,考虑放射癌对放射线的敏感性和其周围正常组织器官对再次放疗的耐受性,所以应首选非放射疗法,如适合再放射治疗者,应采取措施提高放射敏感性,保护正常组织和器官。如能早期发现、早期治疗,其预后并不是很悲观的。

5.宫颈癌放疗注意事项

(1)自放疗始最好每日或隔日冲洗阴道,用温开水或1:5000的呋喃西林液,直至放疗后半年以上,可改为每周冲洗2~3次,坚持2~3年。其目的是减少感染、促进上皮愈合和避免阴道粘连。

(2)放疗期间要注意血常规变化和消化道反应,给予及时对症处理;大便次数增多,可根据个人耐受程度而适当休息或药物辅助治疗。

(3)随诊时间:治疗结束后1个月行第1次随诊检查,包括宫颈刮片,常规妇科检查,腹部、盆腔及妇科B超,根据情况决定是否补腔内放疗;第2次随诊在放疗后2个月,以后可根据情况3~6个月随诊1次;两年以上可6个月到1年随诊1次。

(三)化学治疗

宫颈癌化疗的适应证:①晚期或复发转移的患者。②局部巨大肿瘤的术前化疗。③中、晚期宫颈癌配合放疗增敏。

常用的有效药物有顺铂、卡铂、环磷酰胺、异环磷酰胺、氟尿嘧啶、博来霉素、丝裂霉素、长春新碱等,以顺铂疗效较好。一般采用联合化疗。治疗鳞癌的方案有PVB方案(顺铂、长春新碱与博来霉素)与 BIP 方案(博来霉素、异环磷酰胺与顺铂)。治疗腺癌的方案有 PM 方案(顺铂与丝裂霉素)与 FIP(氟尿嘧啶、异环磷酰胺与顺铂)。近年来,出现了一些新的化疗方案,如 PAM(DDP,aclacinomycine,MMC),TP(紫杉醇、DDP),TIP(紫杉醇、异环磷酰胺、DDP)等。

1.BIP 方案

BLM 30mg.静脉滴注,第 1 日。

IF01.5mg/m²,静脉滴注,第 1~5 日(美司钠解毒)。

DDP 50mg/m²,静脉滴注(先水化),第 1 日。

每 3 周重复。

2.PVB 方案

DDP 50mg/m²,静脉滴注,第 1 日。

VCR 2mg,静脉注射,第 1 日。

BLM 15mg/m²,静脉滴注,第 1~5 日。

每 3 周重复。

3.BLM＋MMC 顺序化疗

BLM 10mg,静脉滴注,第 1~7 日。

MMC 6~10mg/m²,静脉注射,第 8 日。

每 4 周重复。

4.BOMP 方案

BLM 30mg,静脉滴注,第 1~4 日,只用第 1、2 疗程。

VCR 1mg/m²,静脉注射,第 1、4 日。

MMC 10mg/m²,静脉注射,2 日。

DDP 50mg/m²,静脉滴注(先水化),第 1、22 日。

每 6 周重复。

5.PP 方案

PTX 135~175mg/m²,静脉滴注,第 1 日。

DDP 60mg/m²,静脉滴注,第 3 日。

每 3 周重复。

(四)介入治疗

1.动脉插管化疗

近年来由于肿瘤化学治疗的进展,许多学者研究综合治疗以提高治疗效果。我国自 20 世纪 60 年代开始应用动脉插管化疗治疗中、晚期宫颈癌,有的配合放疗,有的配合手术治疗,取得了一些成功的经验。过去常用单一药物治疗如氮芥、噻替派等,近年来多选用包括顺铂及平阳霉素在内的联合化疗。动脉插管常用的动脉为腹壁下动脉、髂内动脉、子宫动脉、闭孔动脉等。一般将导管插至髂内动脉起点下 1~2cm 或髂总动脉交叉处,后者在灌注化疗药时需暂时阻断双下肢血流。这种治疗方法既可以使盆腔肿瘤直接接受较高剂量的药物浓度,还能够降低化疗引起的全身不良反应。根据肿瘤反应情况给 1~2 个疗程。

2.动脉栓塞治疗

动脉栓塞治疗主要用于晚期不能耐受手术的盆腔恶性肿瘤的化疗以及恶性肿瘤伴有大出血的止血治疗。介入栓塞中止肿瘤血供,致使肿瘤组织缺血坏死,肿瘤周围组织变软,局部感染减轻,使手术时肿瘤易于剥离;同时栓塞也使术中出血减少,手术野清晰,并可控制术中癌细胞的播散和转移。介入栓塞在宫颈癌大出血时同样有效。

第四节　子宫内膜癌

子宫内膜癌是发生在子宫内膜的一组上皮性恶性肿瘤。绝大多数为腺癌。为女性生殖道常见三大恶性肿瘤之一,约占女性癌症总数的 7%,占女性生殖道恶性肿瘤的 20%～30%。近年来发病率在世界范围内有上升趋势。

一、临床表现

(一)症状

早期无明显症状,以后出现阴道流血、阴道排液、疼痛等。

1.阴道流血

绝经后不规则阴道流血,量不多。未绝经者表现为月经量增多、经期延长或月经紊乱。

2.阴道排液

早期为浆液性或血性分泌物,合并感染者有脓血性排液,恶臭。

3.疼痛

癌肿侵及宫颈内口,引起宫腔积脓时,可有下腹胀痛及痉挛样痛。晚期癌瘤浸润周围组织或压迫神经可引起下腹及腰骶区疼痛,并向下肢及足部放射。

4.其他

晚期可有贫血、消瘦、恶病质、发热及全身衰竭等。

(二)体征

早期妇科检查无明显异常,晚期时子宫明显增大伴子宫腔积脓时可有触痛,癌组织突出宫颈口时,触之易出血。癌灶浸润周围组织时,子宫固定或在宫旁或盆腔内扪及不规则结节状物。

二、病因与病理

(一)病因

病因不十分清楚。目前认为子宫内膜癌可能有两种发病类型。

1.雌激素依赖型

其发生可能是在无孕激素拮抗的雌激素长期作用下,发生子宫内膜增生症,甚至癌变,占子宫内膜癌的大多数,均为子宫内膜样腺癌。患者较年轻,常伴肥胖、高血压、糖尿病、不孕或不育及绝经期延迟。肿瘤分化好.雌激素、孕激素受体阳性率高,预后好。

2.非雌激素依赖型

发病与雌激素无明确关系。这类子宫内膜癌的病理形态属少见类型,如子宫内膜浆液性乳头状癌、透明细胞癌、腺鳞癌、黏液腺癌等。多见于老年体瘦妇女,肿瘤恶性度高、分化激素,雌激素、孕激素受体阴性,预后不良。

(二)病理

1.巨检

依据病变形态和范围可以分为两型。

(1)弥散型:癌瘤累及全部或大部分子宫内膜,呈灰白色或浅黄色,质脆,易脱落,表面常有溃疡、坏死等。此型向肌层侵犯较少,晚期可浸润深肌层及宫颈管。

(2)局限型:癌瘤多见于宫腔底部或宫角部,可呈乳头状,易向深肌层侵犯,形成宫腔溃疡,甚至穿透子宫壁。

2.镜检及病理类型

病理类型主要分为4型。

(1)内膜样腺癌:占80%～90%。内膜腺体高度异常增生,上皮复层,并形成筛孔状结构。癌细胞异型明显,核大、不规则、深染,核分裂活跃,分化差的腺癌腺体少,腺结构消失,成实性癌块。按腺癌分化程度分为:Ⅰ级,高分化;Ⅱ级,中分化;Ⅲ级,低分化。分化程度越低,恶性程度越高。

(2)腺癌伴鳞状上皮分化:腺癌组织中含鳞状上皮成分,伴化生鳞状上皮成分者称为棘腺癌(腺角化癌),伴鳞癌者称为鳞腺癌,介于两者之间称为腺癌伴鳞状上皮不典型增生。

(3)浆液性癌:又称为子宫内膜乳头状浆液性腺癌,占1%～9%。癌细胞多为不规则复层排列,呈乳头状或簇状生长,1/3可伴砂粒体。恶性程度高,易有深肌层浸润和淋巴及远处转移,预后极差。无明显肌层浸润时也可能发生腹腔播散。

(4)透明细胞癌:多呈实性片状、线管样或乳头样排列,癌细胞细胞质丰富、透亮,核呈异型性,或由靴钉状细胞组成。恶性程度高,易早期转移。

三、转移途径

(一)直接蔓延

癌灶初期沿子宫内膜蔓延生长,向上经宫角至输卵管,向下至宫颈管,可继续蔓延至阴道。也可浸润深肌层达浆膜面,并广泛种植在盆腹膜、直肠子宫陷凹及大网膜。

(二)淋巴转移

淋巴转移是内膜癌的主要转移途径。当癌肿累及宫颈、深肌层或癌组织分化不良时,易早期发生淋巴转移。转移途径与癌肿生长部位有关;宫底部癌灶常沿阔韧带经骨盆漏斗韧带转移至卵巢,向上至腹主动脉旁淋巴结。子宫角或前壁上部病灶沿圆韧带转移至腹股沟淋巴结。子宫下段或已累及宫颈管的,可转移至宫旁、闭孔、髂内、髂外及髂总淋巴结。子宫后壁癌灶可沿宫底韧带转移至直肠淋巴结。约10%内膜癌逆行引流累及阴道前壁。

(三)血行转移

晚期患者经血行转移至全身各器官,常见部位是肺、肝、肾。

四、分期

现广泛采用国际妇产科联盟(FIGO)制订的手术一病理分期(表3-2)。

表 3-2　子宫内膜癌分期(FIGO 分期)

期别	肿瘤范围
0 期	原位癌(浸润癌)
Ⅰ期	肿瘤局限于宫体
ⅠA	肿瘤局限于子宫内膜
ⅠB	肿瘤浸润深度小于 1/2 肌层
ⅠC	肿瘤浸润深度大于 1/2 肌层
Ⅱ期	肿瘤浸润宫颈,但未超越子宫
ⅡA	仅宫颈黏膜腺体受累
ⅡB	宫颈间质浸润
Ⅲ期	局部和(或)区域的扩散(在ⅢA、ⅢB、ⅢC 期中详述)
ⅢA	肿瘤侵犯浆膜层和(或)附件(直接蔓延或转移)和(或)腹水或腹腔洗液有癌细胞
ⅢB	阴道浸润(直接蔓延或转移)
ⅢC	盆腔和(或)腹主动脉旁淋巴结转移
ⅣA	肿瘤侵犯膀胱和(或)直肠黏膜
ⅣB	远处转移

五、诊断与鉴别诊断

(一)诊断

除临床表现及体征外,需要有病理组织学检查确诊。

1.病史

注意有无月经紊乱、经量增多、经期延长或阴道不规则出血。有无绝经后阴道流血。注意本病的高危因素如老年、肥胖、绝经延迟、少育或不育。有无长期应用雌激素、他莫昔芬或雌激素增高疾病等病史,并询问有无乳腺癌、子宫内膜癌家族史。

2.体格检查

注意血压、体重,有无贫血。全身浅表淋巴结,尤其注意锁骨上淋巴结、腹股沟淋巴结情况。早期妇科检查无明显异常,晚期时子宫明显增大,伴子宫腔积脓时可有触痛,癌组织突出宫颈口时,触之易出血。癌灶浸润周围组织时,子宫固定或在宫旁或盆腔内扪及不规则结节状物。

3.辅助检查

(1)B 型超声检查:子宫增大,宫腔线紊乱、中断或消失。宫腔内见实质不均质回声区,有时肌层见不规则回声紊乱区,边界不清,提示肌层浸润。

(2)分段诊刮:是最常用、最有价值的诊断方法。分段诊刮能鉴别子宫内膜癌和宫颈管癌,也可明确子宫内膜癌是否累及宫颈管。注意操作轻柔,防止子宫穿孔。

(3)宫腔镜检查:可直接观察宫腔及宫颈管内有无癌灶存在,癌灶大小及部位,直视下取活检,减少对早期子宫内膜癌的漏诊。

(4)其他:MRI、CT 等检查可协助判断病变范围。有子宫外癌肿播散者,血清 CA125 明显升高。宫颈刮片、阴道后穹隆涂片及宫颈管吸片取材做细胞学检查辅助诊断子宫内膜癌的阳性率不高。宫腔冲洗、宫腔刷或宫腔吸引涂片法等准确率可达 90%,但操作复杂,阳性也不能做确诊依据,应用价值不高。

(二)鉴别诊断

应对引起阴道流血的各种疾病进行鉴别(表 3-3)。

表 3-3　子宫内膜癌与引起阴道流血的各种疾病的鉴别

疾病	病史	妇科检查	辅助检查
子宫内膜癌	绝经后不规则阴道流血或经量增多、经期延长、月经紊乱	晚期时子宫明显增大,子宫固定,宫旁或盆腔内扪及不规则结节状物	分段诊刮、B 超
绝经过渡期阴道流血	经量增多、经期延长及不规则阴道流血	无异常发现	应做分段诊刮检查
萎缩性阴道炎	血性白带,治疗后好转	阴道黏膜变薄、充血或有出血点、分泌物增多	做诊断性刮宫可排除子宫内膜癌
子宫黏膜下肌瘤或内膜息肉	月经过多或经期延长	未见异常发现	B 超、宫腔镜及分段诊刮
宫颈管癌	阴道排液增多或不规则流血	癌灶位于宫颈长管内时,宫颈管变粗、变硬或呈桶状	分段诊刮、B 超
子宫肌瘤	阴道排液增多或不规则流血	子宫明显增大、质软	分段诊刮、B 超
输卵管癌	阴道排液增多或不规则流血	间歇性阴道排液、阴道流血、下腹隐痛,可有附件包块	

六、处理

(一)治疗

主要治疗方法为手术、放疗及药物(化学药物及激素)治疗。应根据患者全身情况、癌变累及范围及组织学类型,决定治疗方案。早期患者以手术为主,按手术—病理分期的结果及存在的复发高危因素选择辅助治疗;晚期采用手术、放疗、药物等综合治疗。

1.手术治疗

目的一是进行手术—病理分期;二是切除癌变的子宫及其他可能的转移病灶,是内膜癌的主要治疗方法。Ⅰ期患者行筋膜外全子宫及双侧附件切除术;Ⅱ期患者行根治性子宫及双附件切除术加盆腔及腹主动脉旁淋巴结切除术;Ⅲ期、Ⅳ期的患者手术范围与卵巢癌相同,进行肿瘤细胞减灭术。

2.放疗

放疗是治疗子宫内膜癌有效方法之一，分腔内放疗和体外照射。单纯放疗仅用于有手术禁忌证或无法手术的晚期患者。对有深肌层浸润、淋巴结转移、盆腔及阴道残留病灶的应术后放疗，是内膜癌最主要的术后辅助治疗，可以降低局部复发，提高生存率。

3.化疗

化疗为晚期或复发子宫内膜癌综合治疗措施之一。用于术后有复发高危因素的治疗，以减少盆腔外的远处转移。

4.孕激素治疗

孕激素治疗可用于晚期或复发癌的治疗，也可用于治疗子宫内膜不典型增生和极早期要求保留生育功能的患者。以高效、大剂量、长期应用为宜，至少应用 12 周才可评定疗效。口服醋酸甲羟孕酮每日 200～400mg，己酸孕酮 500mg，肌内注射，每周 2 次。

(二)预后

Ⅰ期 5 年生存率 80%。75%～95%复发在术后 2～3 年。影响预后的因素：肿瘤的恶性程度及病变范围.包括病理类型、组织学分级、肌层浸润深度、淋巴转移及子宫外病灶等。

(三)预防

普及防癌知识，定期体检；重视绝经后妇女阴道不规则流血和绝经过渡期妇女月经紊乱的诊治；正确掌握雌激素应用指征及方法；对有高危因素的人群，密切随访。

第五节　原发性输卵管癌

原发性输卵管癌其发病率仅占妇科恶性肿瘤的 0.5%，但由于部位隐匿，恶性度高，预后较差。平均发病年龄为 55 岁，多发生于绝经后。

一、病因

病因不明，可能与慢性输卵管炎有关。70%的输卵管癌患者有慢性输卵管炎，50%有不孕史。

二、病理

单侧居多，好发于壶腹部，病灶起自输卵管黏膜。输卵管肿大增粗形如腊肠，类似输卵管积水或积脓，肿瘤大小多数直径为 5～10cm。晚期癌瘤可穿出浆膜层，并可侵犯整个输卵管，与周围组织粘连。切面见输卵管管腔扩大，腔内充满灰白色乳头状或颗粒状癌组织。伞端有时封闭，内有血性液体。镜下为腺癌，根据癌细胞分化程度及组织结构分 3 级。多数输卵管癌为中分化或低分化癌。组织结构多类似于卵巢的乳头状浆液性腺癌，可找到砂粒体。此外，肿瘤有多种变型，如子宫内膜样癌、腺棘癌、腺鳞癌、鳞癌、透明细胞癌、移行细胞癌及黏液性乳头状癌等。

三、转移途径及分期

癌细胞可经开放的伞端种植于腹膜，造成腹腔内广泛种植转移，也可经髂部、腰部及主动脉旁淋巴结转移,癌细胞还可经血液循环转移至阴道及肺等全身器官。现一般采用 FIGO 2000 年制订的分期方法。

四、临床表现

患者的发病年龄为 40～60 岁,平均 55 岁。不育史常见。输卵管癌早期无症状,体征常不典型,易被忽视或延误诊断。临床上常表现为阴道排液、腹痛、盆腔肿块,称输卵管癌"三联征"。

(一)阴道排液

排液是输卵管癌患者最常见也是最具特征性的症状,为浆液性黄水,量多少不一,呈间歇性,有时为血水样稀液。一般无气味,但个别有恶臭。液体可能是输卵管上皮在癌组织的刺激下产生的渗液,由于输卵管伞端常常闭锁或被癌瘤阻塞而通过管腔自阴道流出。

(二)腹痛

大约半数患者有下腹部疼痛,多发生于患侧,为钝痛,一般不重,以后逐渐加剧呈痉挛性绞痛。当阴道排出水样或血性液体后,疼痛常随之缓解。钝痛可能与肿瘤发展,分泌物积聚,使输卵管壁承受压力有关,绞痛可能是由于输卵管企图排出其内容而增加输卵管蠕动所致。如出现剧烈腹痛,则多系并发症引起。

(三)下腹或盆腔包块

部分患者自己能在下腹扪及肿块。妇科检查可触及实性、囊性或囊实性肿物,大小不一,位于子宫一侧或后方,有的深陷于直肠子宫陷凹内,活动受限或固定不动。

(四)阴道出血

阴道不规则出血亦是常见症状之一,出血为肿瘤坏死侵破血管,血液流入子宫经阴道排出。

(五)腹水较少见

腹水呈淡黄色,有时呈血性。

(六)其他

晚期肿块压迫附近器官或广泛转移,可出现排尿不畅、部分肠梗阻的症状,以致恶病质。

五、诊断

本病因少见,易被忽视,术前诊断率极低。如注意患者的临床症状,提高警惕,结合盆腔检查及各种辅助检查,术前诊断率将会提高。常用的辅助检查方法有以下几个方面。

(一)阴道细胞学检查

由于输卵管与宫腔相通,涂片中找到癌细胞的机会也较卵巢癌高。阴道涂片阳性,特别是涂片中见不典型腺上皮纤毛细胞,而宫颈和子宫内膜检查又排除癌症存在者,应考虑为输卵管癌的诊断。

(二)分段诊断性刮宫

对绝经后阴道出血或不规则阴道出血,阴道排液者,经分段诊刮,除外宫颈及子宫内膜病变,有助于输卵管癌的诊断。

(三)腹腔镜检查

输卵管增粗,外观如输卵管积水,有时可见到赘生物。但晚期病变播散到盆腹腔器官及卵巢,并有粘连,腹腔镜检查不易与卵巢癌相鉴别。

(四)B超、CT及MRI检查

B超、CT及MRI检查可确定肿块部位、大小、性质及有无腹水等,有助于明确诊断和术前估计分期。

(五)血清CA125测定

血清CA125测定有助于诊断,但无特异性。

六、鉴别诊断

输卵管癌与卵巢肿瘤、输卵管卵巢囊肿不易鉴别。若不能排除输卵管癌,宜及早剖腹探查确诊。

(一)附件炎性肿物

原发性输卵管癌与输卵管积水或输卵管卵巢囊肿均可表现为活动受限的附件囊肿,盆腔检查时很难区别,且两者均可有长期不育的病史。但是如果患者有阴道排液,则应多考虑为输卵管癌。有时两者在手术中仍难鉴别,应在切下肿物后立即剖开,如输卵管腔内有乳头状组织应送冰冻检查,以利于诊断。

(二)卵巢肿瘤

早期时根据其临床表现鉴别一般不困难,当晚期伴有广泛的盆腹腔种植转移时,术前很难鉴别。

(三)子宫内膜癌

症状易混淆。一般内膜癌没有子宫外的肿块,通过刮宫病理即可确诊。但晚期输卵管癌侵及宫腔并扩散至附件时很难鉴别。

七、治疗

治疗原则同卵巢上皮性癌。

八、预后

输卵管癌的5年存活率为20%～30%。预后与临床分期密切相关,Ⅰ期高达77%,Ⅱ期约40%,Ⅲ期仅20%。

第六节　卵巢肿瘤

一、概述

卵巢肿瘤是常见女性生殖道肿瘤,其中卵巢恶性肿瘤的发病率在女性生殖道癌瘤中占第二位,仅次于子宫颈癌,但死亡率居首位。由于卵巢位于盆腔深部,不易扪及,待患者有自觉症状就诊时,70%以上的患者已属晚期,这些患者的5年生存率仅为30%左右。

卵巢肿瘤组织类型复杂。卵巢肿瘤在各种年龄均可发病,发生最多的为上皮性肿瘤,以50～55岁居多;其次为生殖细胞肿瘤,以年轻者为多。上皮性肿瘤又分为良性、交界性及恶性三种。另外卵巢肿瘤需与卵巢瘤样病变鉴别,在临床上诊断有一定困难。

(一)卵巢肿瘤发病的高危因素

卵巢肿瘤病因尚不明确。目前认为有以下因素与卵巢肿瘤发生有关。

(1)流行病学特点表明种族间存在差异。

(2)环境因素:如工业污染、饮食中高胆固醇均可导致癌的发生。

(3)遗传因素:20%～25%卵巢恶性肿瘤患者有家族史。

(4)内分泌因素:两种学说认为与发生机制有关,即持续排卵学说及高促性腺激素学说。妊娠期停止排卵,卵巢上皮减少损伤;而卵巢癌患者平均妊娠次数低,反映持续排卵与卵巢肿瘤发生有一定关系。乳腺癌、子宫内膜癌合并卵巢癌较一般妇女高2～3倍。

(5)卵巢肿瘤的发生可能与某些癌基因的激活,或抑癌基因的失活有关,已成为目前研究卵巢癌发病机制的重点。

(二)卵巢肿瘤的组织学分类

卵巢肿瘤组织学类型非常复杂,已几易其分类。1973年世界卫生组织(World Health Organization.WHO)提出分类后已被国际广泛采用。经过多年补充和修正 Scully 于 1992 提出的分类,被病理学界认为是当前最全面和最有权威性的方案。

二、卵巢上皮性肿瘤

卵巢上皮性肿瘤是卵巢肿瘤中最常见的一种,约占所有原发卵巢肿瘤的 2/3.发病年龄在 30～60 岁。由于卵巢表面上皮与腹腔间皮均来自原始体腔上皮,因此具有向各种苗勒管上皮分化的潜能,导致了卵巢上皮性肿瘤的多样性。常见的几种卵巢上皮性肿瘤的细胞特征,分别与苗勒管上皮所分化的组织上皮相符合。当向输卵管上皮分化,成为浆液性肿瘤;向宫颈黏膜分化,成为黏液性肿瘤;向子宫内膜分化,成为子宫内膜样肿瘤;向中肾管上皮分化,成为透明细胞肿瘤。上皮性肿瘤又分为良性、交界性及恶性三种,交界性界于良、恶性之间,预后较恶性好,但又较良性差。

(一)卵巢良性上皮性肿瘤

1.病理特点

(1)浆液性囊腺瘤:占卵巢良性肿瘤的 25%,常见于 30～40 岁的患者。肿瘤大小不一,表面光滑,多为单侧,也可有双侧性,囊内充满淡黄色液体。单纯型者多为单房,囊壁光滑;乳头型者常为多房;囊壁内可见乳头,偶也可见向囊外生长,此种情况必须详查有无恶性存在;前者恶变率为 35%,后者则可达 50%。镜下囊壁为单层立方或柱状上皮,间质内可见砂粒体,是浆液性囊腺瘤的特点。

(2)黏液性囊腺瘤:占卵巢良性肿瘤的 20%,多发生于生育年龄,少数儿童也可发生。囊壁厚,多为单侧,可生长较大,以至引起压迫症状。肿瘤剖面可见大小数目不等的多房。内容物呈胶冻样,为黏蛋白或糖蛋白。镜下见囊壁为单层高柱状上皮细胞,分泌黏液,胞核位于底部,富有胞浆。高柱状上皮之间有杯状细胞,与宫颈内膜及肠的黏液细胞相似,特殊染色可见嗜银细胞。此瘤恶变率为 5%～10%。

(3)卵巢勃勒纳瘤:占所有卵巢肿瘤中的 0.5%～1.7%,绝大多数为良性。多位于皮质或皮质、髓质交界处,极少位于卵巢门。单侧多,实性为主,质地坚硬,表面灰白色,大小不一。无包膜,但周围受挤压的卵巢组织形成分界清楚的肿瘤境界。镜检以上皮细胞为主,圆形或多边形,胞浆丰富,核较小,常见明显核纵沟,呈咖啡豆样外观。

2.临床表现

(1)症状:肿瘤较小时多无症状,生长至一定大小方出现。①腹胀:下腹不适、下坠感。②盆腹腔肿块:下腹部自行发现肿物,或自觉腹部增大、腰围变粗。③内分泌紊乱:可影响内分泌功能,出现月经紊乱,阴道不规则出血等。④压迫症状:有腹水或肿瘤大可引起排尿困难、排便困难等。⑤合并腹水或肿瘤过大时可引起呼吸困难、心悸、下肢水肿。

(2)体征:①腹部隆起,并可触及肿瘤。②合并腹水时,腹部叩诊有移动性浊音。③妇科检查,子宫旁一侧或双侧可触及肿块,多为囊性,边界清楚,表面光滑,蒂长时有活动度。

(3)并发症的临床表现:①蒂扭转:为常见并发症,10%卵巢肿瘤可出现蒂扭转。蒂部由卵巢固有韧带、骨盆漏斗韧带、部分阔韧带及输卵管构成。蒂扭转时,肿物缺血坏死,可引起继发感染或破裂。患者突然一侧下腹剧痛,常伴有恶心呕吐,呈阵发性或持续性疼痛等。检查腹部压痛,可有轻度肌紧张及反跳痛。妇科检查,于患侧可及张力大肿块,肿块表面尤以蒂部压痛明显。②破裂:3%卵巢肿瘤可发生。自发性破裂常因肿瘤增长过快引起;外伤性破裂可因腹部外伤或挤压、分娩、性生活、过于用力的妇科检查或腹部穿刺引起。腹痛因破口大小、流入腹腔内囊液性质及多少而出现程度不等。当破口小,流入腹腔内囊液少,患者仅感轻度腹痛。大的卵巢肿瘤破裂后,患者出现下腹剧痛,伴有恶心呕吐,甚至休克,有时出现内出血、继发腹膜炎。检查腹部压痛,肌紧张及反跳痛。妇科检查,原有卵巢肿瘤消失,或可扪及缩小、张力不大的肿块。③感染:多发生于肿瘤扭转或破裂后,或阑尾脓肿扩散引起。临床可见发热、腹痛、腹肌紧张。腹部肿物有压痛、反跳痛。白细胞升高。④梅格斯综合征:卵巢良性肿瘤合并胸腹水者在肿瘤切除后胸腹水即消失。1%～5%纤维瘤及少数黏液性囊腺瘤、勃勒纳瘤均可出现。

3.诊断

(1)妇科检查:在子宫一侧或双侧触及肿物,肿物多为囊性,少数也可为囊实性,甚或实性。界限清楚,与子宫能分开。蒂长的肿瘤活动度大。肿物较大时,多可向上进入腹腔,只能在盆腔检查时触及肿物下端,但应注意辨别肿物位于子宫的侧、前或后方。应做妇科三合诊检查。

(2)辅助检查:①B型超声波检查,尤其经阴道B超,或彩色多普勒超声观察肿瘤血流情况更有助于诊断。②有腹水时可行腹穿,并查腹水常规及细胞学检查,查找有无癌细胞。③必要时可行消化道影像学检查(X线、CT、MRI)或内镜检查(胃镜、纤维结肠镜)除外消化道肿瘤。④肿瘤标记物检查(CA125,CA19-9,CEA,AFP,HCG,SA 等)除外恶性肿瘤。⑤必要时行腹腔镜检查。

4.鉴别诊断

(1)非卵巢肿瘤的鉴别:①滤泡囊肿:常见多囊卵巢及黄素囊肿,滤泡囊肿单侧为多,壁薄,直径很少大于5cm。黄素囊肿有时也可较大,多并发于滋养细胞疾病,血 HCG 阳性。多囊卵巢直径不大,常为双侧卵巢增大,多伴有闭经。②盆腔炎性肿物:多有盆腔炎病史,或经过急性或亚急性盆腔炎后,形成炎性肿物甚至脓肿,包括卵巢肿瘤合并感染,输卵管积水,卵巢、输卵管脓肿。结核性腹膜炎多有肺结核史,消瘦、盗汗、乏力、午后低热,B超检查可协助鉴别,必要时行腹腔镜或剖腹探查确诊。③子宫内膜异位症:卵巢子宫内膜异位囊肿,可于子宫直肠凹陷处触及不规则肿物和结节,血清 CA125 也可轻度升高,与卵巢恶性肿瘤不易鉴别。患者多有痛经史,B超检查可协助鉴别,必要时行腹腔镜检查。

(2)子宫肌瘤:有蒂的浆膜下子宫肌瘤,子宫肌瘤囊性变或红色变性时,不易与卵巢肿瘤鉴别。此时子宫多增大,常有月经增多症状,肿瘤与子宫关系密切,B超可协助诊断。

(3)妊娠子宫:妊娠早、中期子宫增大变软,易误诊为卵巢肿瘤。早期妊娠子宫有停经史及早妊反应,妊娠反应阳性,B超检查可见胎囊或胎心搏动。中期妊娠时子宫大小与停经月份相符,于腹部可闻及胎心,B超可见胎儿及胎心搏动。

(4)充盈膀胱:妇科检查前未排空膀胱,或其他原因引起慢性尿潴留,而患者又自述能排尿,会造成误诊。故任何妇科检查一定注意先排空尿,必要时可导尿后再检查。

(5)卵巢良、恶性肿瘤的鉴别:良、恶性肿瘤临床特点不同。良性约5%为双侧,病程较长,逐渐长大;妇科检查表面光滑,多为囊性,活动度好。恶性约70%为双侧性,病程较短,增长较快;表面不光滑或呈结节状,活动度较差或固定,常于子宫直肠凹陷处触及结节状物或乳头状物,晚期出现腹水及全身恶液病。

(6)腹水的鉴别诊断:①巨大卵巢囊肿:平卧时腹部表现为中央隆起,妇科检查尤其是三合诊时能触及肿物。腹水则形如蛙腹。腹部叩诊有移动性浊音,盆腔检查未触及肿物。②内科疾病所致腹水:如肝病、心脏病或胃肠道病史等,通过辅助检查如B超、X线胃肠造影、胃肠内镜检查等有助于诊断。

5.手术治疗

(1)指征:卵巢肿瘤一经确诊,即有手术指征。当发现卵巢实性肿瘤或超过5cm囊肿时,应考虑手术治疗。生育年龄妇女不除外卵巢瘤样病变时应定期检查,在月经前后对比观察,或行腹腔镜检查确诊。绝经期前后应特别警惕有无卵巢恶性肿瘤的可能。有扭转、破裂等并发症时应急诊手术。

(2)范围:根据年龄、生育要求及对侧卵巢情况决定手术范围。

年轻患者,为单侧卵巢肿瘤,对侧卵巢正常,可行肿瘤剥除术;当肿瘤较大时,可做患侧附件切除;对侧有明显病变时,患侧行肿瘤剥除,对侧应剖视检查;双侧卵巢均有肿瘤时,视情况行肿瘤剥除术,或一侧附件切除,一侧肿瘤剥除,以保留部分正常卵巢组织。绝经前后患者,多行全子宫及双附件切除或一侧附件切除。

巨大卵巢肿瘤应尽量完整切除,尤其是黏液性囊腺瘤。切口宜大,必要时术中可先穿刺放液,待体积缩小后再取出,穿刺时应用纱垫防护穿刺部位周围的组织.避免囊液外溢。放液速度不能过快,以免腹压骤降引起休克。

(3)手术前后注意事项:任何良性卵巢肿瘤在未经病理检查之前,均不能绝对肯定无恶变的可能。当术前可疑为恶性时应向患者及家属详细交代病情,并做好扩大手术的准备,术前应常规消毒阴道以备切除子宫之需要。

手术时腹部切口宜大,使肿瘤可完整取出;如可疑恶性,开腹后留腹腔冲洗液;术中应仔细探查子宫与双附件;切下肿物后,应立即切开肉眼检查,对可疑处送冰冻切片病理组织学检查。

6.预后

卵巢良性肿瘤预后均较好,但确诊后需及时治疗,并注意有无恶性的可能。

(二)卵巢上皮性癌

卵巢恶性肿瘤占全部卵巢肿瘤的 2%～3%,妇科恶性肿瘤的 27%.而死亡率却极高。可发生于任何年龄,上皮性卵巢癌以 50 岁以后居多,生殖细胞肿瘤多发生于 20 岁以后。来自卵巢表面上皮及间质的恶性肿瘤占原发卵巢恶性肿瘤的 75%～90%。

1.病理特点

(1)浆液性囊腺癌:占卵巢恶性肿瘤的 40%～60%,大部分呈囊实性,少数为囊性、实性。乳头位于瘤内壁,或呈菜花状向外生长伴坏死及出血,囊液为浆液血性。镜下见瘤细胞异形性明显,有间质浸润,间质内可见砂粒体。细胞分化程度差者,腺样结构少。

(2)黏液性囊腺癌:占卵巢恶性肿瘤的 10%～20%。良性、交界性及恶性常同时存在。可为囊性或实性,囊腔中有浑浊的黏性或血性液体。囊腔多数境界不清,内有出血或坏死。上皮细胞异行性明显,腺体密集,间质有明显浸润。根据细胞分化及腺样结构多少决定分化程度。

(3)内膜样癌:占卵巢恶性肿瘤的 10%～20%。组织型态与子宫内膜腺癌相似。包膜光滑或有外生乳头,瘤内可有内生乳头,液体清亮。癌细胞为立方形或柱状,基底膜清楚。

(4)透明细胞癌:在原发卵巢恶性肿瘤中低于 6%,囊实性或实性。其特点为可见透明细胞或鞋钉样细胞。较易伴发子宫内膜异位症。

2.卵巢癌的手术-病理分期和组织学分级

(1)卵巢癌的分期:强调必须经规范的手术,并经组织病理学检查才能确定,称为手术-病理分期。现多采用 FIGO 制定的统一标准(表 3-4)。

表 3-4　卵巢恶性肿瘤分期(FIGO,1985)

Ⅰ期	肿瘤局限于卵巢
Ⅰa	肿瘤局限于一侧卵巢,表面无肿瘤,包膜完整,无腹水
Ⅰb	肿瘤局限于双侧卵巢,表面无肿瘤,包膜完整,无腹水
Ⅰc*	Ⅰa 或Ⅰb 期肿瘤已穿出卵巢表面;或包膜破裂;或腹水或腹腔冲洗液中找到恶性细胞
Ⅱ期	肿瘤累及一侧或双侧卵巢,伴盆腔转移
Ⅱa	肿瘤扩展或转移至子宫或输卵管
Ⅱb	肿瘤扩展至其他盆腔组织
Ⅱa	Ⅱa 或Ⅱb 期病变,肿瘤已穿出卵巢表面;或包膜破裂;在腹水或腹腔冲洗液中找到恶性细胞
Ⅲ期	肿瘤累及一侧或双侧卵巢,伴盆腔以外种植或腹膜后淋巴或腹股沟淋巴结转移,肝浅表转移属于Ⅲ期
Ⅲa	肿瘤局限在盆腔,淋巴结阴性,腹腔腹膜面有镜下种植
Ⅲb	腹腔腹膜种植小于 2cm,淋巴结阴性
Ⅲc	腹腔腹膜种植大于 2cm;或伴有腹膜后或腹股沟淋巴结转移
Ⅳ期	肿瘤侵及一侧或双侧卵巢并有远处转移,出现胸腔积液细胞学检查阳性,肝转移需累及肝实质

* Ⅰc 及Ⅱc 细胞学阳性,应注明是腹水或腹腔冲洗液,如包膜破裂,应注明是自然破裂或手术操作时破裂。

（2）组织学分级：采用的是 WHO 分级标准，根据组织结构和细胞分化程度分为 1、2、3 级（grade1、2、3，或缩写为 G_1、G_2、G_3），分别代表高、中、低分化。级别越高，预后越差。

3.转移途径

（1）直接蔓延和种植：卵巢癌的转移途径主要是直接蔓延和腹腔种植。肿瘤穿破包膜，直接种植在邻近器官，并广泛种植在腹膜及大网膜，甚至横膈，引起全腹腔转移。

（2）淋巴转移：可由卵巢淋巴管向上至腹主动脉旁淋巴结，向外至髂内、外及髂总淋巴结；也可经圆韧带至腹股沟淋巴结。横膈是淋巴转移的好发部位，特别是右隔下因淋巴丛密集，更易发生肿瘤种植和转移。

（3）血行转移：发生较少，晚期癌可经血行转移到肺、肝、骨骼、脑等。

4.临床表现

（1）症状：①年龄：卵巢上皮性癌多发生在 40 岁以上。②腹胀和腹部不适：可有消化不良，腹部发胀，腰围增粗，进食后肠胃胀气伴腹痛，此时常已有腹部包块，或合并腹水。如出现破裂、出血等，常为急腹痛。③月经不调及内分泌功能障碍：部分肿瘤可出现月经量增多，月经紊乱，闭经或量少。绝经的患者也可出现绝经后阴道流血。④消瘦：晚期患者出现较多，严重时可表现为恶病质。

（2）体征：①妇科检查（双合诊及三合诊）：于子宫旁触及肿物，可为单侧或双侧，实性或囊实性，不规则，活动度较差，直径大于 5cm。三合诊于后穹隆处可触及结节。对绝经 3 年后仍可触及卵巢者应注意鉴别有无恶性。②全身检查：腹部常有包块，伴有腹水时可有移动性浊音；晚期全身淋巴结增大、肝脾因有转移可增大。

5.诊断

（1）根据病史及临床表现、妇科检查及全身检查的特点进行诊断。盆腔包块与卵巢癌三联征（年龄大于 40 岁，有胃肠道症状及卵巢功能碍障）同时存在时，应高度怀疑卵巢癌的可能。同时应进行必要的辅助检查。

（2）超声检查：应注意有无腹水，肿物囊实性，边界是否完整，单房或多房，腔内有无乳头状突起，或回声不均。最好行经阴道彩色多普勒超声检查，测定肿物的血流情况有助于诊断。通常卵巢癌的血流丰富，且为低阻血流（RI<0.45）。

（3）肿瘤标记物：有助于恶性肿瘤的诊断，也是恶性患者治疗中及治疗后随访观察的指标。多项肿瘤标记物联合应用多更为有效。

CA125：对浆液性乳头状癌更具有特异性，临床符合率达 80%～90%。而黏液性癌阳性率较低。

AFP：对卵巢内胚窦瘤有特异性，对未成熟畸胎、无性细胞瘤有参考意义。

p-HCG：对卵巢原发绒癌有意义，对胚胎癌有参考意义。

性激素：颗粒细胞瘤，泡膜细胞瘤均可产生较高水平的雌激素；黄素化时，亦可有睾丸素分泌。浆液性、黏液性或纤维上皮瘤，也可分泌一定的雌激素。

（4）CT 及 MRI：能发现一些小的肿瘤或淋巴结有无转移。

（5）PET：对卵巢癌及其转移的诊断，特别是复发性卵巢癌的诊断具有较高的价值。

（6）细胞学检查：取腹水经后穹隆穿刺或经皮局部细针穿刺，细胞学检查找癌细胞，均有助于诊断。

(7)腹腔镜检查:可直视下观察肿块情况,对有粘连或有手术史者,肿瘤广泛转移者慎用。

6.鉴别诊断

(1)与卵巢良性肿瘤鉴别。

(2)子宫内膜异位症盆腔或后穹隆也可触及结节,但多有痛经史而无恶液病,伴低热、消瘦等。卵巢内膜异位囊肿,血 CA125 也可阳性。B 超可协助诊断,必要时可做腹腔镜检查。

(3)生殖器结核常有低热、消瘦、食欲不振等,CA125 可为阳性,但多有不孕或其他部位结核病史,月经过少或闭经。盆腔检查也可触及包块或后穹隆结节,有时需短时间抗结核治疗观察疗效,必要时开腹探查,根据病理检查确定。B 超、CT 或 MRI 等有助予诊断。

(4)非肿瘤性腹水应先做三合诊,非肿瘤性腹水于盆腔或后穹隆处不应触及肿块。

(5)非卵巢的生殖器恶性肿瘤有时需与子宫内膜癌、妊娠性绒癌、输卵管癌、原发腹膜癌等鉴别。根据临床表现、肿瘤部位、肿瘤标记物等鉴别,确诊常需组织病理学诊断。

7.治疗

治疗原则:早期应首选手术,有高危因素时辅以化疗;晚期则以手术为主,加用化疗、放疗、生物治疗等综合治疗。

(1)手术是治疗卵巢恶性肿瘤的主要方法,根据临床分期及组织学类型等决定是否辅以其他治疗。有以下几种手术。①分期手术:通常在早期卵巢癌采用此种手术,通过手术明确分期,包括以下内容:行腹部纵切口(从耻骨联合至脐上 4 横指),留腹水或腹腔冲洗液检查癌细胞;经仔细探查并行横隔、肝表面、可疑腹膜等部位细胞学刮片后,进行全子宫切除术、双侧附件切除术、大网膜大部切除术、腹主动脉旁和盆腔淋巴结切除术、阑尾切除术。对可疑病灶及易转移部位也可多处取材送病理检查,以明确分期。②肿瘤细胞减灭术:对Ⅱ期以上的晚期患者,手术应尽可能切除原发及转移病灶,使残留病灶直径不超过 2cm(满意的肿瘤细胞减灭术)。手术范围应视能否满意切除肿瘤而定。如肿瘤切除满意,手术范围参见分期手术,必要时还可行肠切除+吻合术、膀胱部分切除术+成形术,及必要的造瘘术。如肿瘤残余较大,可不必进行盆、腹腔淋巴结切除术。③保守性手术:保留生育功能的手术,手术除保留子宫及健侧附件外,其他同分期手术。须严格掌握手术指征。在上皮性癌患者中符合以下条件者,可考虑保留一侧卵巢:年轻渴望生育、ⅠaG$_1$ 期、对侧卵巢外观正常或活检阴性、腹腔冲洗液细胞学检查阴性、术中探查阴性、有随诊条件者。但完成生育后应再行手术切除子宫及对侧附件。

(2)化疗:为重要的辅助治疗,因卵巢恶性肿瘤对化疗属中度敏感,除ⅠaG$_1$ 外,几乎其他所有患者均需化疗,特别是晚期癌患者。对切除病灶满意者可巩固疗效,预防复发;对未切净者可经化疗消灭残留病灶;对晚期无法手术者,可使肿瘤缩小,为手术创造条件。早期癌患者有以下情况均应化疗:无精确分期、组织类型为透明细胞癌、肿瘤分化 G$_2$ 或 G$_3$、卵巢表面有肿瘤生长、肿瘤破裂或包膜不完整、肿瘤与盆腔粘连、腹水或腹腔冲洗液细胞学检查阳性。化疗途径有静脉全身给药、超选择动脉介入插管化疗、腹腔化疗等途径。用药应根据个体化的原则。常用化疗方案如下。①TC 方案:为目前国际公认的首选方案。紫杉醇 135～175mg/m^2、卡铂 AUC4-6 联合应用。每 21d 重复。②PC 方案:顺铂(DDP)70mg/m^2、环磷酰胺(CTX)500mg/m^2 联合给药。每 21d 重复。该方案目前在国内还较常用。

(3)放射治疗:放疗多不甚敏感,仅用于局部复发的姑息治疗。

8.预后与监测

(1)预后相关因素:预后与年龄、手术病理分期、组织类型及分化程度、治疗方法、全身情况等有关。

(2)随访:卵巢癌治疗后易复发,高峰期在2~3年。患者初次治疗结束后,应终生定期随访。每次复查均应了解有无临床症状,常规行全身和妇科三合诊检查、肿瘤标记物的动态检测;并定期进行腹部及盆腔的影像学检查。

(三)卵巢交界性肿瘤

卵巢交界性肿瘤占全部卵巢肿瘤的10%~20%,在组织学上位于良性及恶性之间,又称为低度潜在恶性。诊断主要依据病理,以浆液性、黏液性交界性瘤常见,其他组织类型的交界性肿瘤均极少见。发病可能同卵巢恶性肿瘤有关因素。

1.病理特点

(1)浆液性交界瘤:占所有卵巢浆液性肿瘤的15%。双侧发生情况较良性多,与浆液性囊腺瘤相似。根据形态特征,可分为典型型和微乳头型两种类型。90%浆液性交界性肿瘤为典型性,其特点:有典型的分支乳头结构,乳头被覆上皮复层化达2~3层,伴乳头或上皮簇形成;上皮有轻度或中度非典型性;核分裂象少见;一般无间质浸润,少数可以出现间质微浸润灶。囊液及间质中常可见到砂粒体。

卵巢浆液性交界性肿瘤经常伴有较高频率的卵巢外病变。有20%~46%的浆液性交界性肿瘤出现盆腹腔浆膜及网膜表面的种植。腹膜种植分为浸润性种植和非浸润性种植。前者容易复发,预后差,通常需按癌处理。淋巴结出现类似卵巢交界性的上皮增生,称为淋巴结受累。一般不影响预后。

(2)黏液性交界性瘤:占所有黏液性卵巢肿瘤6%~13%,外观与良性黏液性囊腺瘤无明显区别。有肠型和宫颈内膜型之分。二者共同的特点为:上皮复层化不超过3层,伴有乳头和上皮簇形成;细胞轻至中度不典型性,伴黏液分泌异常,可见杯状细胞;核分裂象少;无间质浸润,或不超过微浸润的界限;可有腹膜表面种植但无深部浸润。卵巢黏液性囊腺瘤合并腹膜假黏液瘤时,多预后不好。

2.分期

同卵巢恶性肿瘤相同。

3.临床表现

与卵巢浸润性癌相似,但发病高峰较卵巢恶性肿瘤患者年轻。一般早期症状很难发现,有时可有腹部增大、包块、腹痛、不规则出血等。由于生长不快,转移率低,以局部扩展和盆腔腹膜种植为主,远处转移症状少见。

4.诊断及鉴别诊断

(1)诊断:同卵巢上皮性恶性肿瘤,主要依靠病史、临床表现和辅助检查。其中阴式彩色超声多可做出初步判断。浆液性交界性肿瘤CA125约50%升高。

(2)鉴别诊断:主要与浸润癌鉴别,需依据病理(表3-5)。

表 3-5　交界性和浸润性卵巢癌鉴别诊断

	交界性	浸润性
腹膜种植	很少见	较常见
双侧性	少见	常见
发病年龄	45	65
乳头生长	多在囊内壁	腔内外均可见
坏死出血	罕见	常见
棱异型性	轻至中度	重度
核分裂象	<4/10 高倍镜	多见，>1/高倍镜
细胞复层	<3 层	>3 层
间质浸润	无或仅为散浸润	有

5.治疗

卵巢交界性肿瘤的治疗主要为手术治疗,除特殊病例外,现多不主张加用辅助治疗。

(1)手术治疗:手术范围应视患者年龄、生育状况、临床分期及病理类型等决定。有生育要求的 I 期卵巢交界性肿瘤可行患侧附件切除术;囊肿剥除术仅限于双侧交界性卵巢肿瘤或已有一侧卵巢切除的患者;术后要求密切随访。术后病理检查如为癌,可根据情况进行卵巢癌再分期手术和(或)加用化疗。对有生育要求的晚期卵巢交界性肿瘤行保留生育功能的手术应慎重。原则是应尽可能切除所有肉眼可见病灶,其余范围同早期卵巢癌的保留生育功能手术。

已完成生育的 I 期交界性肿瘤,标准术式应与早期卵巢癌的分期手术基本相同。Ⅱ、Ⅲ、Ⅳ 期者可行肿瘤细胞减灭术。

(2)辅助治疗:卵巢交界性肿瘤一般不需要辅助治疗。化疗仅用于手术后有残留病灶和存在腹膜浸润性种植的患者。但应明确不能期待利用化疗改善预后,因交界性肿瘤对化疗不敏感;化疗应有别于卵巢上皮癌,宜选用较温和的方案,疗程不宜过多和过于集中。

6.预后与随访

(1)影响预后的因素:组织类型,临床分期,初次手术后残存肿瘤大小,DNA 为非整倍体、细胞异型性及有丝分裂指数。对黏液性囊腺瘤有无腹膜种植尤其重要。合并腹膜假黏液性瘤的交界性卵巢瘤,平均生存期为 2 年,而大多数患者在 6 年内死亡,无并发症者,20 年生存率可达 85%。

(2)预后:较恶性肿瘤预后好.5 年生存率可达 95%,I 期可达 100%,Ⅲ 期为 56%~73%,与以上各因素均有关。

(3)随访:虽然交界性肿瘤预后较恶性好,但对保守治疗的患者,定期随访尤其重要。随访原则与卵巢恶性肿瘤相同。

三、卵巢生殖细胞肿瘤

卵巢生殖细胞肿瘤来源于原始生殖细胞,发生率高,仅次于上皮性肿瘤。患者以青少年者为多,占 60%~90%.绝经后仅占 49%。

(一)病理特点

1.良性肿瘤

(1)畸胎瘤:由多胚层构成,偶见单胚层成分,多数为囊性,少数为实性。成熟性畸胎瘤为良性肿瘤,未成熟畸胎瘤为恶性肿瘤。

成熟畸胎瘤占所有卵巢肿瘤的10%～30%,占生殖细胞肿瘤的85%～97%,是卵巢良性肿瘤中最常见者。其包括实性成熟畸胎瘤,囊性成熟畸胎瘤,又称皮样囊肿。畸胎瘤可发生于任何年龄,5%～24%为双侧。9%～17%可发生扭转,出现急腹痛。肿瘤中等大小,外观圆形或椭圆形,包膜薄,光滑,呈白、灰、棕黄等色。囊内可见来自外、中、内三层胚叶的分化成熟的各种组织,如鳞状上皮、毛发、牙齿以及皮脂样物。囊壁内常有一处较突起,即所谓"头节",各种胚叶组织最易于此处找到,"头节"上皮易恶变,是病理检查切片时需注意之处。此瘤恶变率为2%～3%,多发生在老年患者。

(2)卵巢甲状腺肿:很少见,占卵巢畸胎瘤2%～2.7%,为单胚层肿瘤,具有高度特异性。诊断标准是甲状腺组织占卵巢肿瘤成分的50%以上;或虽少于50%,但临床有甲状腺功能亢进症状,并证明不是由于颈部甲状腺肿引起。有10%～30%的卵巢甲状腺肿合并甲亢,患者年龄多在30～50岁。肿瘤多单侧,外观呈多房、囊性,表面光滑或结节状。剖面呈红木色,含有胶质,镜下可找到成熟的甲状腺组织,恶变率1%～5%。

2.恶性肿瘤

恶性生殖细胞肿瘤好发于青少年,15岁以前幼女发现的肿瘤80%为恶性。

(1)无性细胞瘤:来源于尚未分化的原始生殖细胞,为中等恶性肿瘤,占卵巢恶性肿瘤的2%～5%,占原始生殖细胞恶性肿瘤50%,好发于青春期和生育期。肿瘤中等大小,质硬,多实性,包膜多完整,可有出血、坏死或囊性变,剖面色灰黄或黄色。镜下细胞圆形或多边形,胞浆丰富。对放疗敏感,预后较好。

(2)内胚窦瘤:也称卵黄囊瘤,占卵巢恶性肿瘤的1%,占原始卵巢生殖细胞肿瘤的20%,儿童和年青者多,生长迅速,易发生早期转移,恶性度高,预后差。一般圆形或椭圆形,体积较大,白色或灰白色,质硬而脆,如豆腐脑样或胶冻样,有出血坏死及囊性变。细胞扁平,立方或砥柱状,核膜清晰。囊内乳头中间含血管,形成Schiller-Duva小体。瘤细胞产生甲胎蛋白,故血中AFP阳性,为诊断及检测该肿瘤的重要标志。

(3)恶性畸胎瘤:①未成熟畸胎瘤:占所有畸胎瘤中不到1%,占原始生殖细胞肿瘤的20%。瘤体大,呈分叶状,包膜不坚实,常自行破裂。瘤内三种胚层组织均可找到,并可见未成熟的幼稚成分,其中以外胚层的幼稚神经组织最多见。根据未成熟组织所占比例、分化程度、幼稚神经成分所占比例多少决定肿瘤恶性程度,易复发和转移,但存在恶性逆转,再次手术时可见到肿瘤未成熟组织向成熟组织转化。②成熟型畸胎瘤恶变:发生率为1%～3%,瘤中任何一种成分均可发生恶变,恶变多在实性部分,易发生在乳头或头节附近。最常见为鳞癌,约占80%,其次为腺癌等。恶变者易直接扩散、直接浸润和腹膜种植,并常转移至淋巴结,预后差,5年存活率仅15%～30%。肉瘤变者主要为血行转移。

（二）临床表现

1.年龄

本病可发生于任何年龄，但好发于儿童及年轻妇女。

2.临床症状

（1）下腹部肿块：多为单侧。除成熟畸胎瘤为囊性或囊实性外，多为实性肿物。

（2）腹胀、腹痛、腹水：恶性时由于肿瘤增长迅速，易发生破裂、转移，出现腹水。

（3）内分泌紊乱：大多数胚胎癌具有内分泌紊乱表现。儿童半数以上性早熟，青春期后有闭经、阴道不规则出血，少数有男性化，如多毛。

（4）贫血、发热：内胚窦瘤时，由于肿瘤坏死出血，患者可出现贫血、发热。

3.体征

（1）下腹部实性肿块：妇科检查于宫旁一侧或双侧扪及边界清楚，表面光滑的实性肿物。

（2）合并胸腔积液、腹水：恶性肿瘤增长迅速时，可有腹水，甚至胸腔积液产生。

4.辅助检查

除影像学检查外，内胚窦瘤测定 AFP，胚胎癌测定 AFP、HCG，绒毛膜癌测定 HCG，均有诊断价值并可作为预后的观察指标。

（三）诊断与鉴别诊断

1.诊断

根据年龄、病史、体征诊断。

2.鉴别诊断

主要为恶性肿瘤与其他类型的卵巢恶性肿瘤鉴别。上皮性癌多为囊实性肿物伴腹水；转移性癌多为双侧、肾形、活动度大的实性肿物，有消化道癌病史或有消化道症状。

3.恶性生殖细胞肿瘤的临床分期

同卵巢恶性肿瘤分期。

4.转移途径

同卵巢上皮癌。转移特点主要在盆腹腔腹膜及脏器表面种植。

（四）治疗

根据年龄、临床分期、肿瘤包膜是否完整及分化程度具体制定治疗方案。治疗以手术为主，恶性需术后辅以化疗。

1.手术

（1）良性肿瘤：对年轻患者，如为单侧卵巢肿瘤，对侧卵巢正常，可行肿瘤剥除术；当肿瘤较大时，可做患侧附件切除；对侧有明显病变时，患侧行肿瘤剥除，对侧应剖视检查；双侧卵巢均有肿瘤时，视情况行肿瘤剥除术，或一侧附件切除，另一侧肿瘤剥除，以保留部分正常卵巢组织，保存其功能。

（2）恶性肿瘤：因恶性生殖细胞肿瘤大多为单侧，患者年轻，术中对侧卵巢正常时，可行患侧附件切除，保留对侧卵巢和子宫，保留生育功能。术后应化疗和密切随访。40 岁以上或不需保留生育功能的患者，手术原则可与卵巢上皮癌相同。

2.辅助治疗

化疗多采用 PEB 方案、PVB 方案。由于对放疗不敏感,一般不采用放疗。

(五)预后

内胚窦瘤、胚胎癌、原发性绒癌是恶性度极高的肿瘤,预后差。

四、卵巢性索间质肿瘤

(一)卵巢性索间质肿瘤

卵巢性索间质肿瘤来源于原始性腺的性索及间质组织,性索衍化为颗粒细胞或支持细胞,间质衍化为卵泡膜或睾丸型间质细胞,发生肿瘤后各保持原分化特性并具有其相应的内分泌特性。该类肿瘤分为三类:颗粒细胞-间质细胞瘤为来源于性索的颗粒细胞及来源于间质的成纤维细胞和泡膜细胞,其中颗粒细胞瘤为恶性,纤维瘤和泡膜细胞瘤为良性;支持细胞-间质细胞肿瘤(睾丸母细胞瘤);两性母细胞瘤,这后两类均多为恶性肿瘤。

(二)泡膜细胞瘤

泡膜细胞瘤占全部卵巢肿瘤的 0.5%～1%,肿瘤可分泌雌激素,是卵巢具有内分泌功能肿瘤中最常见者。多发现于绝经期前后,可有绝经后出血、月经过多,常合并子宫内膜增生,甚至腺癌,可与颗粒细胞瘤同时存在。

(三)纤维瘤

纤维瘤较常见,占所有卵巢肿瘤的 2%～45%。多发生于中老年妇女。单侧居多,仅约 10%为双侧。实性,大小不等,由于质地硬,肿瘤中等大小时易扭转。内分泌功能症状较泡膜细胞瘤低。有时患者可合并胸腔积液、腹水,称梅格斯综合征,手术切除后,胸腹水自行消失。

(四)颗粒细胞瘤

颗粒细胞瘤为低度恶性肿瘤,占卵巢肿瘤 3%～6%,占性索间质肿瘤 80%。肿瘤可分泌雌激素,青春期患者出现假性早熟,生育期可有月经紊乱,绝经后有阴道不规则出血伴内膜增生甚至腺癌。颗粒细胞瘤分为两种类型:幼年型颗粒细胞瘤约占 5%.大多发生在 30 岁以前,10 岁以下占 45%。单侧多,平均直经 12cm,体积较大,成囊实性或实性。瘤细胞胞浆丰富,黄素化明显。细胞核圆深染,多在 2 年内复发;成人型颗粒细胞瘤占所有卵巢肿瘤的 1.5%～2%,占卵巢恶性肿瘤的 10%。1/3 发生在生殖年龄,其余在绝经后。单侧多,大小不一,囊性或囊实性,表面光滑。细胞呈小多边形,极少成圆形或卵圆形,细胞核具典型的核沟,像咖啡豆样,可见颗粒细胞环绕成小囊腔,菊花样排列,称为 Call Exner 小体。多在 10 年左右复发,主要在腹腔内扩散。

(五)支持细胞-间质细胞瘤

又称睾丸母细胞瘤。占所有卵巢肿瘤的 0.2%,是卵巢肿瘤中最常见男性化瘤,但只有 3/4 表现男性化。75%发生在 30 岁以下。多单侧,平均直径 10cm,表面光滑,实性。支持细胞块状或小柱状,间质细胞可成簇或成片,有时可找到 Reinke 结晶或有异源性成分。中分化及低分化预后不好,属恶性肿瘤,易有远处转移。

(六)两性母细胞瘤

两性母细胞瘤占性索间质肿瘤的 10%,恶性程度不高,各年龄均可发生。肿瘤实性为主,部分有囊性变。可同时找到有 Call Exner 小体的颗粒细胞及有 Reink 结晶的 Leydig 细胞。

由于细胞成分比例不同,雌或雄激素分泌的比例也不同,因而出现不同的男、女性化症状。

卵巢性索间质肿瘤的诊断主要根据年龄、病史和体征等。女性激素水平检测可能有助于诊断。恶性性索间质肿瘤需与其他类型的卵巢恶性肿瘤,特别是与也同样以实性为主的转移性癌鉴别。卵巢恶性性索间质肿瘤的临床分期与卵巢上皮性癌相同。

治疗原则:以手术为主,原则分别与卵巢上皮性良、恶性肿瘤相同;恶性肿瘤需术后辅以化、放疗。根据年龄、临床分期、肿瘤包膜是否完整及分化程度具体制定治疗方案。卵巢恶性性索间质肿瘤术后多采用 PEB 方案或 PVB 方案化疗。

卵巢恶性性索间质肿瘤多属低度恶性肿瘤,预后较好。但可晚期复发,故需终身定期随访。

五、继发性(转移性)肿瘤

任何部位的恶性肿瘤均可转移到卵巢成为转移性肿瘤,占卵巢肿瘤的 5%～10%。来自胃肠道肿瘤主要为转移性型腺癌,即库肯勃瘤,多为双侧实性,呈肾形或卵圆形,表面光滑,包膜较薄,灰黄或淡棕色。镜下见细胞核常被挤至细胞边沿呈星月形,形成典型的印戒细胞,间质少,细胞多为梭形。来自乳腺的转移癌多保留原乳腺癌的肿瘤形态。来自生殖道转移癌中 5%～13%来自子宫,1%来自宫颈,来自输卵管、外阴、阴道的很少。来自泌尿道中以膀胱移行细胞癌较多,但应与原发卵巢移行细胞癌鉴别。

六、卵巢肿瘤合并妊娠

卵巢肿瘤合并妊娠比较常见,较非妊娠期危害大。良性 90%以上为成熟性囊性畸胎瘤及浆液性或黏液性囊腺瘤。恶性肿瘤合并妊娠较少见,占妊娠合并卵巢肿瘤的 5%,但危害更严重,年轻孕妇常为无性细胞瘤,其次为胚胎癌、未成熟畸胎瘤及内胚窦瘤。40 岁左右孕妇以上皮性卵巢癌较多见。由于妊娠盆腔充血肿瘤增长迅速,恶性则易扩散。早期妊娠可因肿瘤嵌入盆腔引起流产;中期妊娠时随子宫增大,肿瘤易发生蒂扭转,成为急腹症;妊娠晚期可导致胎位异常,分娩时可引起肿瘤破裂或出现梗阻性难产。其临床症状不明显,常在早孕三合诊或出现并发症时发现,需根据病史、临床表现、B 型超声检查诊断。根据妊娠时间,肿瘤大小、性质决定治疗。

一般情况下,如卵巢肿瘤高度怀疑为恶性,为保全孕妇性命,均应尽早手术治疗,而不以妊娠作为主要考虑。当考虑良性肿瘤时,可参考下列情况进行处理。

(1)早期妊娠:如卵巢肿瘤小于 5cm,不能完全排除妊娠期黄体囊肿,因此时期手术易诱发流产,可密切观察其消长情况。

(2)中期妊娠:妊娠 14～16 周期间,最宜施行手术,可根据情况行单侧附件切除或肿瘤剔除术,术后应注意保胎防止流产。

(3)妊娠 28 周以后:手术较难进行,且易引起流产,最好能等待至产后进行。

(4)妊娠晚期:如肿瘤已被推至盆腔外,无阻塞产道可能,可在产后手术。如肿瘤阻塞产道,可根据情况行剖腹产同时切除肿瘤。

妊娠期发生卵巢肿瘤并发症:如卵巢肿瘤扭转,破裂或可疑恶性,均应立即手术。

第四章 正常妊娠及产前保健

第一节 妊娠生理

一、受精及着床、胚胎及胎儿发育

(一)受精及着床

精子在阴道内自精液中游离后,经宫颈管进入宫腔及输卵管腔,并在此精子获能。卵子从卵巢排出,经输卵管伞部进入输卵管,在输卵管壶腹部与峡部连接处等待受精。精子和卵子的结合过程,称为受精。已获能的精子穿过次级卵母细胞透明带为受精过程的开始,穿过透明带的精子外膜与卵子胞膜接触并融合,精子进入卵子内,随后卵子迅即完成第 2 次减数分裂形成卵原核,卵原核与精原核融合,核膜消失,染色体相互混合,形成二倍体的受精卵,完成了受精过程。受精常发生在排卵后 12h 内,整个受精过程约需 24h。受精卵形成标志新生命的诞生。

受精后 30h,受精卵开始有丝分裂,形成多个子细胞,但受精卵体积并不增大。受精后 72h 分裂为 16 个细胞的实心细胞团,称为桑葚胚,随后早期胚泡形成。受精卵在有丝分裂的同时借助输卵管蠕动和输卵管上皮纤毛摆动向宫腔方向移动。受精后第 4 天早期胚泡进入宫腔。受精后第 5~6 天早期胚泡的透明带消失,总体积迅速增大,继续分裂发育,晚期胚泡形成。

受精后第 6~7 天晚期胚泡透明带消失后逐渐埋入并被子宫内膜覆盖的过程,称为受精卵着床,也称为受精卵植入。受精卵着床必须具备的条件有:①透明带消失;②胚泡细胞滋养细胞分化出合体滋养细胞;③胚泡和子宫内膜同步发育且功能协调;④孕妇体内有足够数量的黄体酮,子宫有一个极短的敏感期允许受精卵着床。受精卵着床需经过定位、黏附和穿透 3 个过程。定位是指着床前透明带消失,晚期胚泡以其内细胞团端接触子宫内膜,多着床在子宫后壁上部;黏附是指晚期胚泡黏附在子宫内膜后,滋养细胞开始分化为两层,外层为合体滋养细胞层(是执行功能的细胞),内层为细胞滋养细胞层(是分裂生长的细胞);穿透是指合体滋养细胞分泌蛋白溶解酶,溶解子宫内膜,完全埋入子宫内膜中且被内膜覆盖。

受精卵着床后,子宫内膜迅速发生蜕膜变。按蜕膜与胚泡的部位关系,将蜕膜分为 3 部分。①底蜕膜:是指与胚泡及滋养层接触的子宫肌层的蜕膜,以后发育成为胎盘的母体部分;②包蜕膜:是指覆盖在胚泡表面的蜕膜,随胚泡发育逐渐突向宫腔并退化,因羊膜腔明显增大,使包蜕膜与真蜕膜相互融合无法分开;③真蜕膜:是指底蜕膜及包蜕膜以外覆盖子宫腔其他部分的蜕膜(图 4-1)。

(二)胚胎及胎儿发育

受精后 8 周的人胚称为胚胎,是其主要器官结构完成分化的时期。受精后 9 周起称为胎儿,是其各器官进一步发育渐趋成熟时期。临床上妊娠时间通常以孕妇末次月经第 1 天计算,以 4 周为 1 个妊娠月,共 10 个妊娠月,全程共计 280d。按妊娠每 4 周为单位,将对胚胎及胎儿发育的特征描述如下。

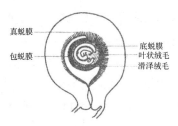

图 4-1 早期妊娠子宫蜕膜与绒毛的关系

4 周末:可辨认胚盘与体蒂。

8 周末:胚胎初具人形,能分辨出眼、耳、口、鼻、四肢。各器官正在分化发育,心脏已形成。B 型超声显像可见心脏搏动。

12 周末:胎儿身长约 9cm,顶臀长 6.1cm,体重约 14g。外生殖器已发育,胎儿四肢可活动,肠管已有蠕动。

16 周末:胎儿身长约 16cm,顶臀长 12cm,体重约 110g。从外生殖器可判断胎儿性别。头皮已长出毛发,胎儿开始出现呼吸运动。部分经产妇自觉有胎动。

20 周末:胎儿身长约 25cm,顶臀长 16cm,体重约 320g。全身覆有胎脂及毳毛,见少许头发。开始出现吞咽、排尿功能。用听诊器经孕妇腹壁可听到胎心音。

24 周末:胎儿身长约 30cm,顶臀长 21cm,体重约 630g。各脏器已发育,皮下脂肪开始沉积,但皮肤仍皱缩。出现眉毛。

28 周末:胎儿身长约 35cm,顶臀长 25cm,体重约 1000g。皮下脂肪少,皮肤粉红色。有呼吸运动,但因肺泡Ⅱ型细胞产生的表面活性物质含量较少,出生后易患特发性呼吸窘迫综合征。

32 周末:胎儿身长约 40cm,顶臀长 28cm,体重约 1700g。皮肤深红,面部毳毛已脱落。睾丸开始下降。出生后存活率不高。

36 周末:胎儿身长约 45cm,顶臀长 32cm,体重约 2500g。皮下脂肪较多,面部皱纹消失,全身毳毛明显减少。指(趾)甲已达指(趾)端。出生后能啼哭及吸吮,生活力良好。出生后基本可存活。

40 周末:胎儿身长约 50cm,顶臀长 36cm,体重约 3400g。胎头双顶径大于 9.0cm。皮下脂肪多,全身皮肤粉红色,外观体型丰满,足底皮肤有纹理。女性大小阴唇发育良好,男性睾丸已下降至阴囊内。出生后哭声响亮,吸吮能力强,能很好存活。

二、胎儿附属物的形成及功能

胎儿附属物是指胎儿以外的组织,包括胎盘、胎膜、脐带和羊水。

(一)胎盘

胎盘是母体与胎儿间进行物质交换的器官,是胚胎与母体组织的结合体,由羊膜、叶状绒毛膜和底蜕膜构成。

1.胎盘的构成

(1)羊膜:为半透明膜,表面光滑,无血管、神经及淋巴,具韧性,位于胎盘的胎儿面,胎盘的最内层。

(2)叶状绒毛膜:是胎盘的主要部分。晚期囊胚着床后,滋养层迅速分裂增生。随胚胎发育,绒毛也迅速发育,约受精后第三周末,绒毛内血管形成,胎盘循环建立,胎儿—胎盘循环在胚胎血管与绒毛血管连接之后完成。与底蜕膜相接触的绒毛因营养丰富发育良好,称叶状绒毛膜。每个绒毛干中均有脐动脉和脐静脉,大部分的叶状绒毛逐渐分支,形成初级绒毛干、二级绒毛干、三级绒毛干,向绒毛间隙伸展,形成绒毛终末网。每个绒毛间隙中均有来自子宫的螺旋状小动脉开口,将新鲜的含氧高的母血注入其中,与该处的绒毛中的小血管内的胎儿血进行交换,再经相应的小静脉回流母体血液循环。母儿血液并非直接相通,而是隔着毛细血管壁、绒毛间质、绒毛上皮与母血进行物质交换。靠的是渗透、扩散和细胞的选择力,再经脐静脉返回胎儿体内。

(3)底蜕膜:构成胎盘的母体部分,占足月妊娠胎盘很小部分。由固定绒毛的滋养层细胞与底蜕膜,共同形成的底层蜕膜板。从此板向绒毛方向伸出一些蜕膜间隔,将胎盘母体面分成肉眼可见的20个左右胎盘小叶。分娩时胎盘由此处剥离。

2.足月妊娠时胎盘的结构

胎盘约在妊娠12~16周完全形成。妊娠足月时胎盘呈椭圆形或圆形,重450~650g,直径16~20cm,厚1~3cm,中间厚,边缘薄。分胎儿面与母体面。胎儿面覆盖羊膜呈灰色,光滑半透明,脐带附着中央或附近,血管从附着点向四周呈放射状分布,分支伸入胎盘各小叶直达边缘。母体面与宫壁的底蜕膜紧贴,呈暗红色,表面粗糙不平,由蜕膜间隔形成的浅沟将胎盘分为15~20个胎盘小叶,有的表面可见散在的钙化斑点。

3.胎盘的功能

胎盘的功能较复杂,主要是通过简单扩散、易化扩散、主动运转、膜融合4种方式完成物质交换和转运。

(1)气体交换:O_2是维持胎儿生命最重要的物质。主要是利用胎血和母血中O_2与CO_2分压的差异,在胎盘中通过简单扩散作用进行气体交换。胎儿血红蛋白对O_2的亲和力强,能从母血中获得充分的O_2,而CO_2通过绒毛间隙直接向母体迅速扩散。

(2)供应营养:胎儿生长发育所需要的葡萄糖、氨基酸、脂肪酸、维生素、电解质和水溶性维生素等经胎盘输送给胎儿,同时胎盘产生各种酶,如氧化酶、还原酶、水解酶等,将物质分解成为单质(如脂肪酸、氨基酸,或合成加工成糖原、蛋白质、脂肪等),通过易化扩散和主动运输的方式供给胎儿。可替代胎儿消化系统的功能。

(3)排出废物:胎儿的代谢产物如尿素、尿酸、肌酐、肌酸等,经胎盘渗入母血,由母体排出体外。可替代胎儿泌尿系统的功能。

(4)防御功能:胎盘可防止一般细菌及其他病原体直接通过,但屏障作用极有限,某些病原体(如细菌、弓形虫、衣原体、支原体、螺旋体等)可在胎盘形成病灶,破坏绒毛结构进入胎儿体内。各种体积微小病毒(如肝炎病毒、风疹病毒、巨细胞病毒)及分子量微小的有害药物均可通过胎盘影响胎儿。母血中免疫抗体如IgG能通过胎盘进入胎体,使胎儿出生后短时间内获得被动免疫力。

(5)合成功能:主要合成激素和酶。如绒毛膜促性腺激素(HCG)、胎盘生乳素(HPL)、雌激素、孕激素、妊娠特异性 β_1 糖蛋白（$Ps\beta_1G$）、缩宫素酶、耐热性碱性磷酸酶等。

（二）胎膜

由平滑绒毛膜和羊膜组成。平滑绒毛膜为胎膜的外层，妊娠晚期与羊膜紧贴。内层为羊膜，与覆盖胎盘、脐带的羊膜层相连接。完整的胎膜可防止细菌入侵宫腔，也可能与甾体激素代谢有关，对分娩发动有一定作用。

（三）脐带

脐带是连接胎儿与胎盘的纽带。一端连于胎儿腹壁的脐轮，另一端附着于胎盘胎儿面中央，孕足月时长 30～70cm，平均约 50cm，直径 1.0～2.5cm，外层为羊膜，内有两条脐动脉和一条脐静脉，血管周围由胶样结缔组织（华通胶）填充，主要保护脐带内血管。由于脐血管较长，常呈螺旋状迂曲。脐带是母儿进行物质交换重要通道，一旦受压可引起血运障碍，致胎儿窘迫，甚至危及胎儿生命。

（四）羊水

充满羊膜腔内的液体称羊水。

1.羊水的形成

孕早期，主要是母体血清经过胎膜进入羊膜腔的透析液。孕中期后，胎儿尿液是羊水的重要来源。羊水不断产生又不断被羊膜吸收及胎儿原因，使羊水保持动态平衡。

2.羊水的成分、性状与量

（1）羊水的成分、性状：足月妊娠时羊水呈弱碱性，pH 值约为 7.20，比重为 1.007～1.025。孕早期为透明液，孕晚期羊水内含有胎儿脱落的毳毛、毛发、脂肪、无机盐和上皮细胞等，略混浊。

（2）羊水的量：孕 8 同时 5～10mL.后随孕周而增多，孕 38 周可达 1000mL，此后逐渐减少，足月时约 800mL。过期妊娠量明显减少，可减少至 300mL 以下。

3.羊水的功能

（1）保护胎儿：羊水在宫内是胎儿的外围保护层，可防止胎体与羊膜粘连；起缓冲作用，避免直接受到外伤；保持有一定的活动度；保持胎儿的体液平衡；维持宫腔内的恒温，利于胎儿生长发育；临产宫缩时，使压力均匀分布，避免胎儿局部受压及脐带受压。

（2）保护母体：减少胎动时对母体的不适感；临产后帮助宫颈口及阴道的扩张；破膜后，羊水可冲洗和润滑产道，减少感染机会。

三、妊娠期母体的变化

（一）生殖系统变化

1.子宫

（1）宫体：宫体逐渐增大变软。子宫由非孕时(7～8)cm×(4～5)cm×(2～3)cm 增大至妊娠足月时 35cm×25cm×22cm。宫腔容量非孕时约 10mL 或更少，至妊娠足月子宫内容物约 5000mL 或更多，增加约数百倍。子宫重量由非孕时的 50g 增加至足月时的 1000g 左右，约为非孕时的 20 倍。主要是子宫平滑肌细胞肥大以及少量肌细胞、结缔组织增生以及血管增多、增粗等。肌细胞可由非孕时长 $20\mu m$、宽 $2\mu m$，至足月长 $500\mu m$、宽 $10\mu m$，胞浆内充满有收缩性能的肌动蛋白和肌浆球蛋白，为临产后子宫阵缩提供物质基础。子宫肌壁厚度非孕时约

1cm.至妊娠中期逐渐增厚达 2.0～2.5cm,至妊娠末期又逐渐变薄,妊娠足月厚度为1.0～1.5cm 或更薄。

妊娠早期子宫形状如倒梨形,且不对称,至孕 12 周后增大子宫逐渐均匀对称呈球形,至妊娠晚期呈长椭圆形至足月。妊娠 12 周前子宫位于盆腔内,随着妊娠进展子宫长大,从盆腔上升入腹腔并轻度向右旋转,子宫发生右旋多认为与盆腔左侧有乙状结肠及直肠占据有关。

子宫各部增长速度不同,宫底于妊娠后期增长最快,宫体含肌纤维最多,子宫下段次之,宫颈最少,以适应临产后子宫阵缩由宫底向下递减,促使胎儿娩出。自妊娠 12～14 周子宫出现不规律无痛性收缩,可由腹部检查触知,孕妇有时能感觉到。特点为稀发、不规律和不对称,尽管其幅度及频率随妊娠进展而逐渐增加,直至妊娠晚期,但宫缩时宫腔内压力通常在 0.7～3.3kPa,持续时间约为 30s,这种无痛性宫缩称为 Braxton Hicks 收缩,宫缩有促进子宫血窦和绒毛间隙中血液循环的作用。在妊娠足月时子宫血流量为 450～650mL/min.比非孕期增加 4～6 倍,其中 5％供肌层,10％～15％供子宫蜕膜层.80％～85％供胎盘。宫缩时子宫血流量明显减少。

(2)子宫峡部:位于宫体与宫颈之间最狭窄部位,是子宫的解剖内口与组织内口间的一狭窄地带,长 0.8～1cm,随着妊娠进展,峡部逐渐伸展、拉长并变薄,形成子宫下段.分娩时可进一步伸展至 7～10cm 长,在有梗阻性分娩发生时,易在该处发生破裂。

(3)宫颈:妊娠早期宫颈黏膜充血及组织水肿,使其肥大、呈紫蓝色并变软。宫颈由于腺体肥大,增生并向外、向深部伸展,使鳞-柱状上皮的交界向宫颈表面推移,外观色红如糜烂状。宫颈腔内腺体分泌,黏液增多,形成黏稠黏液栓,有保护宫腔免受细菌侵袭的作用。接近临产时,宫颈管变短并出现轻度扩张。

2.卵巢

妊娠后期略增大,排卵和新卵泡均停止。受孕后卵巢黄体因受绒毛膜促性腺激素刺激继续生长成为妊娠黄体。妊娠黄体较大,可形成体腔,内含黄色液体,是产生雌、孕激素的主要器官,对维持早期妊娠有重要作用。妊娠黄体的功能在妊娠头 6～8 周最大,约于妊娠 10 周完全由胎盘取代,黄体开始萎缩。

3.输卵管

妊娠期输卵管伸长,但肌层并不增厚,黏膜层上皮细胞略变扁平,在基质中可出现蜕膜细胞,有时黏膜呈蜕膜样改变。

4.阴道

妊娠期间阴道肌层肥厚,其周围结缔组织变软,血管增多,黏膜增厚,充血呈紫蓝色(Chadwick 征).黏膜皱襞增多,伸展性增加。阴道上皮细胞含糖原增加,经乳酸杆菌作用乳酸增多,使阴道 pH 降低,对控制阴道内致病菌有一定作用。

5.外阴

妊娠期外阴及大小阴唇的肌肉与血管均增加,同时结缔组织变软,大、小阴唇色素沉着,小阴唇及皮脂腺分泌增多。

(二)乳房变化

孕期乳房有显著的改变,孕早期的数周内孕妇常感乳房触痛和刺痛。由于乳腺管和腺泡的增多致使乳房增大。乳头变大并有色素沉着而易于勃起,乳晕亦着色,因有较多散在的皮脂腺肥大而形成结节状突起称为蒙氏结节。

已知乳腺细胞膜有垂体催乳激素受体,细胞质内有雌激素和孕激素受体,妊娠期间胎盘分泌大量雌激素刺激乳腺腺管发育,分泌大量孕激素刺激乳腺腺泡发育。此外,乳腺发育完善还需垂体催乳素、人胎盘生乳素以及胰岛素、皮质醇、甲状腺激素等参与。妊娠期间虽有大量的多种激素参与乳腺发育,但妊娠期间并无乳汁分泌,可能与大量雌、孕激素抑制乳汁生成有关,于妊娠后期,尤其在接近分娩期挤压乳房时,可有数滴淡黄稀薄液体溢出,但真正泌乳则在分娩后新生儿吸吮乳头时。

(三)循环系统变化

1.心脏

妊娠后期因膈肌升高,心脏向左上方移位,更贴近胸壁,心尖冲动左移 1~2cm,心浊音界稍扩大。心脏移位使大血管轻度扭曲,加之血流增加及血流速度加快,在多数孕妇的心尖区可听及Ⅰ~Ⅱ级柔和的吹风样收缩期杂音,有的出现第三心音。产后逐渐消失。心脏容量至妊娠末期约增加 10%,心率于妊娠晚期休息时每分钟增加 10~15 次。心电图因心脏位置改变而轻度电轴左偏。

2.心排出量

心排出量增加是妊娠期循环的重要改变,对维持胎儿生长极为重要。心排出量自妊娠 10 周逐渐增加,至妊娠 32 周达高峰。左侧卧位心排出量较未孕时增加约 30%。孕妇体位对心排出量有影响,孕妇从仰卧位改至侧卧位时,心排出量约增加 22%。每次心排出量平均约 80mL,持续此水平直至分娩。临产时,心排出量增加,第二产程用力屏气逼出胎儿时较第一产程心排出量增加更多。胎儿娩出后,子宫血流迅速减少,同时子宫对下腔静脉的压迫解除,致使回心血量剧增,产后 1h 内心排出量可增加 20%~30%,尤以在产褥期第 3~4 日内最为严重,此时应注意心功能监测。

3.血压

在妊娠早期及妊娠中期血压变化不大或偏低,在妊娠晚期血压轻度升高。一般收缩压无变化,舒张压因外周血管扩张、血液稀释及胎盘形成动静脉短路而轻度降低,使脉压稍增大。

4.静脉压

妊娠对上肢静脉压无影响。腹静脉压自妊娠 20 周在仰卧位、坐位或站立时均升高,系因妊娠后盆腔血液回流至下腔静脉血量增加,增大子宫压迫下腔静脉使回心血流受阻。侧卧位可解除子宫压迫,改善静脉回流。由于下肢、外阴及直肠静脉压增高,加之妊娠期静脉壁扩张,孕妇易发生下肢、外阴静脉曲张和痔疮。孕妇长时间处于仰卧位姿势,能引起回心血量减少,心排出量随之减少,使血压下降,即发生仰卧位低血压综合征。

(四)血液的改变

1.血容量

孕妇血容量于 6~8 周开始逐渐增加,妊娠中期增长迅速,至 32~34 周达峰值,增加 40%~45%,约 1450mL,此后直至分娩呈平坡状态。血浆增加多于红细胞增加,血浆平均增加 1000mL,红细胞平均增加 450mL,约占血容量增加总量的 1/3,出现血液稀释。

2.血液成分

(1)红细胞:妊娠期骨髓不断产生红细胞,网织红细胞轻度增多,红细胞到足月妊娠时增加33%。由于血液稀释,红细胞计数约为 $3.6×10^{12}$/L(非孕妇女约为 $4.2×10^{12}$/L),血红蛋白值约为 110g/L(非孕妇女约为 130g/L),血细胞比容从未孕时 0.38~0.47 降至 0.31~0.34。孕妇储备铁约 0.5g,为适应红细胞增加和胎儿生长及孕妇各器官生理变化的需要,孕妇容易缺铁,应在妊娠中、晚期开始补充铁剂,以防血红蛋白值过分降低。

(2)白细胞:从妊娠 7~8 周开始轻度增加,至妊娠 30 周达高峰,为 $(5~12)×10^9$/L,有时可达 $15×10^9$/L[非孕妇女为 $(5~8)×10^9$/L],主要为中性粒细胞增多,而单核细胞和嗜酸粒细胞几乎无改变。近期研究表明,中性粒细胞趋化性受损是细胞缺陷的表现,孕晚期孕妇中性粒细胞黏附减少,这可解释为什么孕妇感染率高。

(3)凝血因子:妊娠期血液处于高凝状态。因子Ⅱ、因子Ⅴ、因子Ⅶ、因子Ⅷ、因子Ⅸ、因子Ⅹ增加,仅因子Ⅺ、因子Ⅻ降低。血小板数无明显改变。妊娠晚期凝血酶原时间及活化部分凝血活酶时间轻度缩短,凝血时间无明显改变。血浆纤维蛋白原含量比非孕妇女约增加 50%,于妊娠末期平均达 4.5g/L(非孕妇女平均为 3g/L)。改变红细胞表面负电荷,出现红细胞线串样反应.故红细胞沉降率加快,可达 100mm/h。妊娠期纤溶酶原显著增加,优球蛋白溶解时间明显延长,表明妊娠期间纤溶活性降低,是正常妊娠的特点,胎盘可能与此有关。

(4)血浆蛋白:由于血液稀释,妊娠早期开始降低,至妊娠中期血浆蛋白为 60~65g/L,主要是白蛋白减少,约为 35g/L,以后持续此水平直至分娩。

(五)泌尿系统变化

由于孕妇及胎儿代谢产物增多,肾脏负担加重。妊娠期肾脏略增大,肾血浆流量及肾小球滤过率于妊娠早期均增加,整个妊娠期间维持高水平,肾血浆流量比非孕时约增加 35%,肾小球滤过率约增加 50%。孕妇体位对肾脏血流动力学的改变及肾小球滤过率有较大的影响,孕妇仰卧位的尿量以及钠的排泄与侧卧位相比减少一半,夜尿量多于日尿量。代谢产物尿素、肌酐等排泄增多,其血中浓度则低于非孕妇女。由于肾小球滤过率增加,肾小管对葡萄糖重吸收能力不能相应增加,约 15%孕妇饭后出现糖尿。

受孕激素影响,泌尿系统平滑肌张力降低。自妊娠中期肾盂及输尿管轻度扩张,输尿管增粗及蠕动减弱,尿流缓慢;且右侧输尿管常受右旋妊娠子宫压迫,右侧较左侧输尿管更延长、扩张、迂曲,可致肾盂积水,孕妇易患急性肾盂肾炎,以右侧多见。孕早期膀胱受增大子宫的压迫其容量减少,排尿次数可增多。孕中期、孕晚期,盆腔内肌肉和结缔组织增生充血,膀胱向前上方移位,膀胱底部扩大加宽。受激素影响膀胱表面血管增粗、黏膜充血、水肿,在分娩过程中易出现损伤和感染,约有 3%的孕妇在排尿时因膀胱收缩、内压增高,部分尿液逆流入输尿管中,易引起上行性泌尿系感染。妊娠期由于膀胱松弛,常出现张力性尿失禁,同时膀胱张力降低,容量逐渐增加,可达 1500mL,但排尿后可无残留尿。

(六)呼吸系统变化

妊娠期随子宫增大,横膈上升 4cm,使胸廓上移并增宽,主要表现为肋膈角增宽、肋骨向外扩展,胸廓横径及前后径加宽使周径加大 5~10cm。孕妇耗氧量于妊娠中期增加 10%~20%,而肺通气量约增加 40%,有过度通气现象,使动脉血氧分压增高达 12.2kPa,二氧化碳分压降至 4.3kPa,有利于供给孕妇及胎儿所需的氧,经胎盘排出胎儿血中的二氧化碳。妊娠晚期子宫增大,膈肌升高且膈肌活动幅度减少,胸廓活动加大,以胸式呼吸为主,气体交换保持不减。妊娠期呼吸次数变化不大,每分钟不超过 20 次,但呼吸较深。

归纳妊娠期肺功能的变化有:①肺活量无明显改变;②通气量每分钟约增加 40%,潮气量约增加 39%;③残气量约减少 20%;④肺泡换气量约增加 65%;⑤上呼吸道(鼻、咽、气管)黏膜增厚,轻度充血、水肿,易发生上呼吸道感染。

(七)消化系统变化

妊娠期齿龈受大量雌激素影响而肥厚,齿龈容易充血、水肿,易致齿龈出血、牙齿松动及龋齿。妊娠期胃肠平滑肌张力降低,贲门括约肌松弛,胃内酸性内容物逆流至食管下部产生胃烧灼感。胃液中游离盐酸及胃蛋白酶分泌减少。胃排空时间延长,易出现上腹部饱满感,孕妇应防止饱餐。肠蠕动减弱,粪便在大肠停留时间延长出现便秘,常引起痔疮或使原有痔疮加重。

肝脏无明显增大,肝功能无明显改变。孕期血容量及心排出量均增加,但肝脏的血流量在孕期无明显改变,故心排出量分配到肝脏的血液比例减少,肝脏解毒排毒功能有所下降。妊娠期间血清胆固醇增加 25%~50%,甘油三酯增加 150%,分娩后迅速下降,产褥期后逐渐恢复正常。血清蛋白量下降,球蛋白量轻度增加,因而清蛋白与球蛋白比例下降。由于妊娠期间,胆囊扩张、排空时间延长,胆管平滑肌松弛,胆汁中的胆固醇水平增高、胆汁黏稠淤积,妊娠期间容易诱发胆石症。妊娠晚期血清胆红素水平升高及尿胆红素排泄增多,而胆红素耐量降低。

妊娠期间由于雌、孕激素以及胎盘生乳素等的作用,胰岛的 β 细胞增生、肥大以及过度分泌,胰岛素分泌增加,致使孕妇空腹血糖稍低于非孕妇女,进行糖耐量试验时有发现孕妇有高血糖及高胰岛素血症时期延长,同时还有胰高血糖素受阻抑现象,这些改变导致肝细胞糖原的合成及储备减少。

(八)皮肤变化

孕妇腺垂体分泌促黑素细胞激素增加,增多的雌、孕激素有黑色素细胞刺激效应,使黑色素增加,导致孕妇乳头、乳晕、腹白线、外阴等处出现色素沉着。颧颊部并累及眶周、前额、上唇和鼻部,边缘较明显,呈蝶状褐色斑,习称妊娠黄褐斑,于产后自行消退,随妊娠子宫的逐渐增大和肾上腺皮质于妊娠期间分泌糖皮质激素增多,该激素分解弹力纤维蛋白,使弹力纤维变性,加之孕妇腹壁皮肤张力加大,使皮肤的弹力纤维断裂,呈紫色或淡红色不规律平行略凹陷的条纹,称为妊娠纹,见于初产妇。旧妊娠纹呈银色光亮,见于经产妇。

(九)内分泌系统变化

孕期母体内分泌功能有显著改变:一是母体原有内分泌腺功能活动增强;二是胎儿与胎盘在发育期间逐渐发展自身的内分泌系统(胎儿-胎盘单位)与功能。胎儿-胎盘单位的功能又影响母体内分泌系统的结构与功能,两者共同担负着维持整个妊娠过程的激素调控任务。

孕妇脑垂体、甲状腺、甲状旁腺、肾上腺均有不同程度增大,所分泌的催乳素、甲状腺素 T4、甲状旁腺素、肾上腺皮质激素、醛固酮均增加。

1.垂体

妊娠期垂体稍增大,尤其在妊娠末期,腺垂体增生肥大明显。嗜酸细胞肥大增多,形成"妊娠细胞"。

(1)促性腺激素:在妊娠早期,妊娠黄体及胎盘分泌大量雌、孕激素,对下丘脑及腺垂体形成负反馈作用,使尿促卵泡素及黄体生产素分泌减少,故妊娠期间卵巢内的卵泡不再发育成熟,也无排卵。

(2)催乳激素:从妊娠7周开始增多,随妊娠进展逐渐增量,妊娠足月分娩前达高峰约150μg/L,为非孕妇女15μg/L的10倍。催乳激素有促进乳腺发育的作用,为产后泌乳做准备。分娩后不哺乳于产后3周内降至非孕时水平,哺乳者多在产后80~100日或更长时间才降至非孕时水平。

2.肾上腺皮质

(1)皮质醇:为理糖激素,因妊娠期雌激素大量增加,使中层束状带分泌皮质醇增多3倍,进入血液循环约75%与肝脏产生的皮质甾类结合球蛋白结合,15%与白蛋白结合。血中皮质醇虽大量增加,起活性作用的游离皮质醇仅为10%,故孕妇无肾上腺皮质功能亢进表现。

(2)醛固酮:为理盐激素。外层球状带分泌醛固酮,于妊娠期增多4倍,起活性作用的游离醛固酮仅为30%~40%,不致引起水钠潴留。

(3)睾酮:使内层网状带分泌睾酮增加,孕妇阴毛、腋毛增多增粗。

3.甲状腺

妊娠期由于腺组织增生和血管增多,甲状腺呈中等度增大.约比非孕时增大65%。大量雌激素使肝脏产生甲状腺素结合球蛋白(TBG)增加2~3倍。血中甲状腺激素虽增多,但游离甲状腺激素并未增多,孕妇无甲状腺功能亢进表现。孕妇与胎儿体内促甲状腺激素均不能通过胎盘,各自负责自身甲状腺功能的调节。

4.甲状旁腺

妊娠早期孕妇血浆甲状旁腺素水平降低,随妊娠进展,血容量和肾小球滤过率的增加以及钙的胎儿运输,导致孕妇钙浓度的缓慢降低,造成甲状旁腺素在妊娠中、晚期逐渐升高,出现生理性甲状旁腺功能亢进的表现。

(十)新陈代谢的变化

1.基础代谢率(BMR)

BMR于妊娠早期稍下降,于妊娠中期渐增高,至妊娠晚期可增高15%~20%。

2.体重

妊娠12周前体重无明显变化。妊娠13周起体重平均每周增加350g.直至妊娠足月时体重平均增加12.5kg,包括胎儿(3400g)、胎盘(650g)、羊水(800g)、子宫(970g)、乳房(405g)、血液(1450g)、组织间液(1480g)及脂肪沉积(3345g)等。

3.碳水化合物代谢

妊娠期胰岛功能旺盛,分泌胰岛素增多,使血中胰岛素增加,故孕妇空腹血糖值稍低于非孕妇女,糖耐量试验血糖增高幅度大且恢复延迟。可能由于胎盘分泌的激素有阻抑胰岛素的作用,依此有利于维持餐后葡萄糖对胎儿的供应。

4.脂肪代谢

妊娠期肠道吸收脂肪能力增强,血脂增高,脂肪能较多积存。妊娠期能量消耗多,糖原储备减少。遇能量消耗过多时或过度饥饿时,体内动用大量脂肪使血中酮体增加发生酮血症。

孕妇尿中出现酮体多见于妊娠剧吐时,或产妇因产程过长、能量过度消耗使糖原储备量相对减少时。

5.蛋白质代谢

孕妇对蛋白质的需要量增加,呈正氮平衡状态。孕妇体内储备的氮(1g 氮等于 6.25g 蛋白质),除供给胎儿、胎盘生长及子宫、乳房增大的需要外,还为分娩期消耗做准备。故孕期应增加蛋白质的补充。

6.水代谢

孕期水潴留增加,妊娠期机体水分平均增加 6.5L,其中胎儿、胎盘、羊水约 3.5L,其余则为子宫、乳房组织增大、血容量的扩充以及组织间液的增加。妊娠期间水潴留主要发生在组织间液,至妊娠末期组织间液可增加 1~2L。促使组织间液增多之原因有以下几方面:孕期雌激素增加,雌激素可使组织间隙基质所含的黏多糖产生去聚合作用,而发生水、电解质在组织间隙的潴留;孕期血浆白蛋白下降,血浆胶体渗透压亦下降,而致组织间隙体液增加;孕期由于子宫增大可阻碍下腔静脉血液回流,使下肢血液淤滞,由于静脉压力超过血浆渗透压,致使体液透过管壁在组织间隙潴留,若孕妇改变体位为侧卧位,则部分积聚的液体可随尿液排出。

7.矿物质代谢

胎儿生长发育需要大量钙、磷、铁。胎儿骨骼及胎盘的形成,需要较多的钙,妊娠末期的胎儿体内含钙 25g,磷 14g,绝大部分是妊娠最后 2 个月内积累,至少应于妊娠最后 3 个月补充维生素 D 及钙,以提高血钙值。胎儿造血及酶合成需要较多的铁,孕妇储存铁量不足,需补充铁剂,整个孕期孕妇大概需要增加约 1000mg 铁,否则会因血清铁值下降发生缺铁性贫血。

(十一)骨骼、关节及韧带变化

骨质在妊娠期间通常无改变,仅在妊娠次数过多、过密又不注意补充维生素 D 及钙时,能引起骨质疏松症。妊娠晚期孕妇重心向前移,为保持身体平衡,孕妇头部与肩部应向后仰,腰部向前挺,形成典型孕妇姿势。部分孕妇自觉腰骶部及肢体疼痛不适,还可能与松弛素使骨盆韧带及椎骨间的关节、韧带松弛有关。

第二节　正常妊娠

一、早期妊娠诊断

(一)早期妊娠的病史与症状

1.停经

停经是妊娠最早的症状,凡月经周期正常的健康已婚或有性生活史的妇女,月经过期 10d 以上应考虑妊娠的可能。停经已超过 8 周者,妊娠可能性更大。但以下情况值得注意。

(1)妊娠并非都有停经史:哺乳期及人工流产后月经尚未恢复而妊娠者或由于某种原因有意将停经史隐瞒,因此可无明确的停经史。少数妊娠在相当于月经期时有少量阴道出血,也会被误认为月经。

(2)有停经史并非都是妊娠:多种原因可造成停经。个别惧怕妊娠或急盼妊娠者不仅可以停经,而且还会出现一系列类似妊娠反应的表现,造成假孕。

2.早孕反应

停经 6 周左右,孕妇常出现恶心、呕吐、头晕、乏力、食欲不振、偏食、厌油腻等症状,常在晨起时明显,统称为早孕反应。早孕反应一般不重,妊娠 12 周左右自然消失。

3.尿频

妊娠早期出现尿频,这是由于增大的子宫,在盆腔内压迫膀胱所致,当增大的子宫进入腹腔,症状可消失。

4.其他症状

孕妇感觉乳房轻度胀痛和乳头疼痛,这是由于乳腺细胞和乳腺小叶增生所致。部分孕妇可感觉下腹隐痛或腰骶部酸痛。

(二)体征

1.皮肤色素沉着

皮肤色素沉着主要表现在面峡部及额部出现褐色斑点,典型者呈蝴蝶状,但并非妊娠所特有。

2.乳房

检查时可见乳头及乳晕着色加深,乳晕周围出现蒙氏结节哺乳期妊娠者,常出现乳汁分泌突然减少。

3.生殖器官的变化

妊娠 6～8 周时可见阴道黏膜和宫颈充血呈紫蓝色,子宫增大变软星球形,子宫峡部变宽而柔软,检查时感觉子宫颈与子宫体似不相连,称为黑格征(Hega's sign)。妊娠 8 周时,子宫体约为非孕时的 2 倍.12 周时约为非孕时的 3 倍,此时在耻骨联合上多可触及。

4.脉象变化

妊娠脉象滑而略数。

(三)辅助检查

1.妊娠试验

测定血或尿中人绒毛膜促性腺激素(HCG)是目前诊断早孕最常用的方法,具体方法详见相关章节。

2.超声波检查

(1)B 型超声显像法:是诊断早期妊娠快速准确的方法,同时还可用于胎龄估计。①妊娠显像:妊娠囊是子宫内出现的最早的影像,在妊娠第 4～5 周时可以出现,妊娠第 6 周可以100%地被检出。若妊娠囊内出现胎芽、胎心搏动和胎动,这是妊娠确诊的依据。②胎龄估计对于月经不准,没有明确停经史者,可以应用超声波检查估计妊娠的时限胚囊的大小以及胚芽的发育状态可作为妊娠发育和预后的重要指标,在估计胎龄时,妊娠 10 周以前测量胚囊直径较好,而 10 周以后头臀长的准确率较高。

(2)超声多普勒法:在增大的子宫区内,最早在妊娠 7 周时,用超声多普勒仅能听到有节律、单一高调的胎心音,胎心率多在 150～160 次/min,可确诊为早期妊娠且为活胎。

3.基础体温测定

对于月经周期正常的妇女,基础体温高温相持续达18d以上,妊娠可能性大。尽管患者自己也能作出早期妊娠的诊断,但仍需根据病史、体征和辅助检查综合判断,对临床表现不典型者,应注意与卵巢囊肿、囊性变的子宫肌瘤以及膀胱尿潴留相鉴别。

二、中晚期妊娠的诊断

妊娠中晚期以后,子宫明显增大,可以触及胎体,听到胎心,确诊并不困难,此时不仅需确诊是否妊娠,而且还应对胎儿的发育、胎位是否正常做出判断。

(一)临床表现

1.子宫

子宫随妊娠进展逐渐增大,腹部检查时,根据手测宫底高度及尺测耻骨联合上子宫底长度,可以判断妊娠周数(表4-1,图4-2)。

妊娠中期以后可出现不规律的子宫收缩,这是一种生理现象,有促进子宫胎盘血液循环的作用,对胎儿的生长发育有利,妊娠28周以后收缩明显增多。

2.胎体

20周后,经腹壁可以触及胎体24周后基本可以分辨头、体、臀和肢体等,胎头圆如球状,胎背宽而平坦,胎臀宽而软,形状不规则,肢体小并可感到小规则的活动,28周后可经四步触诊法,检查胎儿的胎产式和胎方位。

表 4-1　不同妊娠周数的宫底高度及子宫长度

妊娠周效	手测宫底高度	尺测耻上子宫长度(cm)
12 周末	耻骨联合上 2～3 横指	
16 周末	脐耻之间	
20 周末	脐下一横指	18(15.3～21.4)
24 周末	脐上一横指	24(22.0～25.1)
28 周末	脐上 3 横指	26(22.4～29.0)
32 周末	脐与剑突之同	29(25.3～32.0)
36 周末	剑突下 2 横指	32(29.8～34.5)
40 周末	脐与剑突之间或略高	33(30.0～35.3)

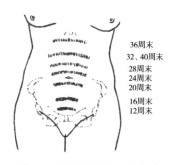

图 4-2　妊娠周数与宫底高度

3.胎心

用 Dopider 胎心听诊器,于孕 12 周可听到胎心音,用普通听诊器,于孕 18～20 周可听到正常胎心音呈双音如钟表的滴答声,每分钟 120～160 次,孕 24 周以前可在脐耻之间沿中线听取,随胎儿长大,听胎心音的位置上移,24 周以后,胎儿心音多在胎背处听得最清楚,听到胎心音即可确诊妊娠且为活胎。

胎心音应与子宫杂音、腹主动脉音、胎动音、脐带杂音等区别,子宫杂音是一种柔软的吹风样杂音,子宫下段最清楚;腹主动脉音为单调的"咚、咚"响的强音,这两种杂音均与孕妇的脉搏一致;脐带杂音为粗糙的杂音,与胎心率一致,它可能是一过性的,改变体位后消失;胎动音为强弱不一致的无节律音响。

4.胎动

正常妊娠 16～20 周孕妇可感到胎动,并随妊娠进展逐渐加强,初次胎动的早晚个体差异很大,不能依此作妊娠期限的根据。

5.其他

随妊娠进展,乳房增大,乳晕着色更加明显,晚期妊娠时还可以有少量乳汁分泌,但是这不是妊娠特有的症状。妊娠中期以后腹中线、会阴部等处可有明显的色素沉着,下腹部以及大腿上 1/3 外侧均可出现紫红色或粉红色的斑纹,称"妊娠纹"。初产妇为粉红色或紫红色,产后形成斑痕,妊娠纹成银白色。

(二)辅助检查

1.超声检查

妊娠中期以后,超声检查的目的除确定妊娠外,还可以检测胎儿数目、先露部位、胎儿性别、有无畸形,羊水量的多少,测量胎儿的各种径线以了解胎儿的生长发育情况以及胎盘种植的位置和胎盘成熟度等。近年来通过测量子宫胎盘和胎儿血流,进行胎儿生物物理评分,已成为胎儿宫内监测的手段。

2.胎儿心电图

用单极或双极导联,经孕妇腹壁做胎儿心电图,妊娠 12 周以后,即能显示较规律的图形,20 周后成功率更高,对诊断胎心异常有一定价值。

(三)胎位的诊断

1.胎产式

胎体纵轴与母体纵轴的关系称胎产式。两纵轴平行者称纵产式,两纵轴垂直者称横产式,两纵轴交叉呈角度者称斜产式,属暂时的,在分娩过程中多数转为纵产式,偶尔转为横产式。

2.胎先露

最先进入骨盆入口的胎儿部分称胎先露。纵产式有头先露及臀先露,横产式为肩先露(图4-3)。头先露因胎头屈伸程度不同又分为枕先露、前囟先露、额先露及面先露(图 4-4)。臀先露因入盆的先露部分不同,又分为混合臀先露、单臀先露、单足先露和双足先露(图 4-5)。偶见头先露或臀先露与胎手或胎足同时入盆,称复合先露。

3.胎方位

胎儿先露部的指示点与母体骨盆的关系称胎方位,简称胎位。枕先露以枕骨、面先露以颏骨、臀先露以骶骨、肩先露以肩胛骨为指示点。

通过腹部视诊、腹部触诊和必要时的肛门指诊、阴道检查及 B 型超声检查,确定胎产式、胎先露及胎方位。

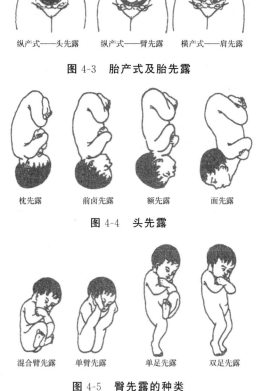

纵产式——头先露　　纵产式——臀先露　　横产式——肩先露

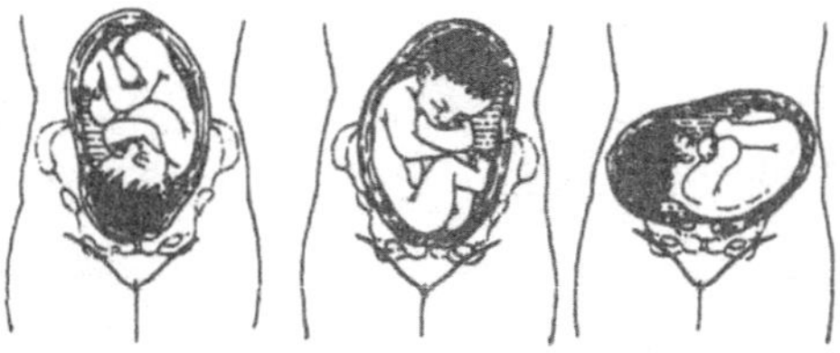

图 4-3　胎产式及胎先露

枕先露　　前囟先露　　额先露　　面先露

图 4-4　头先露

混合臀先露　　单臀先露　　单足先露　　双足先露

图 4-5　臀先露的种类

三、胎产式、胎先露及胎方位

妊娠 28 周以前,羊水量较多、胎体较小,胎儿在子宫内的活动范围大,胎儿位置常不固定。妊娠 32 周后,胎儿生长快、羊水量相对减少,胎儿与子宫壁贴近,胎儿位置相对恒定。

(一)胎姿势

胎儿在子宫内的姿势称为胎姿势。正常胎姿势为胎头俯屈,颏部贴近胸壁,脊柱略前弯,四肢屈曲交叉于胸腹前,胎儿体积及体表面积明显缩小,呈头端小、臀端大的椭圆形,以适应宫腔形状。

(二)胎产式

胎体纵轴与母体纵轴的关系称为胎产式。两纵轴平行者称纵产式,占妊娠足月分娩总数的 99.75%;两纵轴垂直者称为横产式,仅占妊娠足月分娩总数的 0.25%。两纵轴交叉呈角度者称为斜产式,多在分娩过程中转为纵产式,偶尔转成横产式。

(三)胎先露

最先进入骨盆入口的胎儿部分称胎先露。纵产式有头先露及臀先露,头先露根据胎头屈伸程度不同分为枕先露、前囟先露、额先露及面先露；臀先露根据先露部分不同分为混合臀先露、单臀先露、单足先露和双足先露。头先露或臀先露与胎手或胎足同时入盆，称复合先露。横产式为肩先露。

(四)胎方位

胎儿先露部的指示点与母体骨盆的关系称胎方位。枕先露、面先露、臀先露、肩先露的指示点分别为枕骨、颏骨、骶骨、肩胛骨。因每个指示点与母体骨盆左、右、前、后、横的关系而有不同的胎位。如枕先露时，胎头枕骨位于母体骨盆的左前方，即为枕左前位，余类推。

第三节　产前检查

分娩前准备，是指所有孕妇在妊娠期要安排好住院分娩的场所，当出现临产症状时，应送到预定医院住院，医务人员需仔细耐心的做好分娩前的诊察。产科诊察、体检，包括妊娠期、分娩期以母子两者为重点与其他学科有所不同的检查方法。此时稍有不慎，将失掉治疗机会，给母婴带来损害和后遗症。

孕妇在分娩前身体会发生急骤变化.一般症状轻微，容易被产妇所忽略。医务人员对临产前住院孕产妇应进行以下的检查。

一、分娩前体检

对分娩前住院的产妇检查与孕期检查一样，包括问诊、一般全身检查、腹部外诊、肛查或阴道检查、骨盆测量和化验等。有时产妇临产后，分娩进展急速，很难详细问诊、仔细检查，尤其当产妇临产破水、产程进展快时，容易发生异常和误诊。

(一)体检

首先询问产前检查结果和过去分娩史，核实预产期，了解本次妊娠期间的情况，有无头痛、头昏眼花、浮肿、恶心、呕吐等症或其他不适，然后了解临产后的情况，并做全面查体，包括以下几方面。

(1)是否已经开始临产及进入产程阶段。

(2)如已临产，是不是正常产程进展，已进入产程何阶段。

(3)母儿有无高危因素。

(4)胎位、胎势是否正常(根据胎体顺骨盆轴均匀下降进入盆腔、产道检查、产力观察、胎儿大小等做出诊断)，如发现异常应做进一步检查和处理。

(5)临产后有无并发症发生，对其预后做出初步估测。

(二)问诊

1.对有临产前检查的产妇详问如下情况

(1)阵痛开始时间，自然临产抑或诱发临产。

(2)破水者的破水时间、羊水量、混浊程度、活动时羊水流出情况。

(3)有无出血，出血时间和出血量。

(4)有无阵痛的、规律的子宫收缩，开始于何时，强弱，发作时间和持续时间，有无剧烈疼痛等。

（5）有无阵痛外的疼痛，是上腹痛或下腹痛，有无尿痛、尿急、尿频或排尿困难等异常现象，有无体温增高等。

2.对未做过产前临床检查或外院临时转来已临产者

除详问临产后的情况外尚需详细询问以下情况。

（1）病史和产史。

（2）家族史。

（3）妊娠、临产经过情况，在他院检查情况和处理情况，亟待解决什么问题等。

（三）全身一般检查

为了了解母儿情况和临产后产程进展情况，必须做如下的检查。

测量血压、体重、体温、脉搏、呼吸，检查有无浮肿、贫血以及膀胱、直肠有无胀满情况等。

体温、脉搏、呼吸的测试对产妇有无心、肺功能异常和感染有启示作用。测量血压可发现有无慢性高血压合并妊娠或合并妊高征等。体重超量增加提示有隐性水肿，对明显的浮肿、贫血应及时做有效的处理。最后对乳房的发育、乳头是否正常都应注意检查，并及时进行母乳喂养的宣传教育和指导。

（四）腹部诊查

（1）望诊：产妇平卧在产床上，医师站在孕妇右侧。检查腹部皮肤瘢痕、妊娠纹、色素沉着、腹部形态等。

（2）触诊：注意胎儿大小，胎位，胎先露与骨盆入口的关系，胎头是否衔接，宫高是否与孕周相符以及腹部的一般情况。

1）子宫底高度：有无压痛，羊水多少，胎位、胎势有无异常。

2）胎头是否衔接：如果胎头浮动于盆口上应考虑胎头浮动的原因。一般孕 38～40 周胎头基本进入盆口或衔接，如果孕足月或临产时胎头浮动未入盆者，应考虑有：①盆头不称；②骨盆狭窄；③胎儿过大；④儿头屈曲不良；⑤儿头偏于髂窝；⑥枕后位；⑦枕横位；⑧儿头仰伸；⑨宫颈不成熟或错算预产期等。可做骑跨试验，如胎头高于耻骨联合上为阳性，如压胎头进入盆口为阴性。阳性者有难产可能，必要时做 X 线检查，照骨盆正侧位像以资诊断。

3）子宫收缩：当阵痛发作时可触摸腹部子宫记录子宫收缩的间隔时间和收缩持续时间，阵痛过强、过弱，都需注意及时给予处理。

4）宫口开全或发生梗阻可在腹部摸到子宫生理收缩环的高低，发现有无异常等。

（3）听诊：随着分娩的进展胎心音逐渐向下移，可在下腹用 DeLee 氏听诊器清楚地听到胎心音，必要时可用胎心率监护仪监护胎心率。以后每听一次胎心与子宫收缩的阵痛曲线同时划在产程图上。连续动态观察母子情况。如果胎心音＜100bpm～＞160bpm 者，表示胎儿宫内窒息，需积极找出原因给予处理。

（五）肛查或阴道检查

了解胎先露下降情况外诊是粗略的估计，阴道检查可以确诊。

一般正常情况下，为避免感染，对临产产妇应做肛查。医师带指套涂油直接插入肛门直肠内触诊。如肛查不够满意，可借阴道检查证实。但需消毒外阴，戴消毒手套。应避免不必要的阴道检查为好。阴道检查包括如下各项。

(1)软产道、会阴伸展情况,耻骨弓高低、形态,有无瘢痕、畸形,有无病变,阴道有无狭窄、静脉曲张,软硬度,宫颈管消失程度,软硬、开大情况,位置等,并给予宫颈评分,可按 Bishop 评分法进行。

(2)有无胎胞凸出,其紧张程度,有无羊水流出。

(3)宫口与胎头间有无胎盘组织、血块等异常情况。

(4)先露部为头则硬,用手指触摸胎头矢状缝位置,有无产瘤、颅骨重叠等现象。注意产瘤大小、位置。前囟门为四角形(菱形)软凹陷,后囟门为三角形软凹陷。

(5)胎先露下降的程度,儿头旋转和倾势情况等。如儿头浮于盆口之上,手指进入阴道检查,触及耻骨联合后面的上方为头,如先露部在坐棘上 2cm 可为-2,如为棘平为=0,如在棘下 2cm 可为+2。儿头已衔接者,此时触不到坐棘,也不需触及、儿头达盆底时骨盆前、后壁全不能触及。也不需要触及。

(6)有无胎儿四肢或脐带脱出宫口外。

(7)重点测量骨盆骶耻内径及骨盆中段大小,骨盆侧壁形状,盆腔有无狭窄,骶尾关节活动否,坐骨棘间径及后矢状径的大小,骶骨弧度、前翘、稍弯、平直、外展、钩状等以及耻骨联合内面有无不平等。但如胎头已达盆底则不需勉强检查。

(8)如已破水,对羊水性质、羊水混浊、羊水胎便样,分泌物有无臭味等均应做出判断。

(9)羊膜未破者,可借羊膜镜观察羊水混浊程度、羊水量的多少。

(六)产程进展图

产程进展图即产妇临产即开始记录,包括有关分娩的问诊,诊察所见,产程动态观察结果,如宫口开大度、胎头下降度、胎心率、子宫阵痛的间隔时间和持续时间及随着时间变化有无改变。上述各项均一一记录在产程图纸上。最后将所记录的产程经过描绘成曲线,可以一目了然地观察到产程的全貌。产程图应详细记录。

1.临产开始的判断

(1)问诊时注意阵痛:由不规则的子宫收缩逐渐进入规律性阵痛,时间由 10~6min 逐渐缩短到 6~2min,鉴别是临产前阵痛还是假阵痛或与阵痛无关的疼痛,主要看阵痛是否由弱变强。以手触摸子宫的硬度,观察其间歇时间,持续时间、强弱,记录在产程图的子宫收缩曲线上。鉴别假阵痛与分娩初期的不规则子宫收缩可给镇静剂或注射哌替啶,如为假临产宫缩,则子宫收缩停止,否则即是临产开始的轻微的子宫收缩,有周期性乃为分娩的开始。

(2)血性分泌物:为产兆开始的征象之一,经问诊或阴道检查测知,破水的有无以羊水流出的量和有无混浊来判断。

(3)阴道检查:仔细辨认临产后宫口开大度,胎胞凸,子宫收缩时宫口开大进展程度,胎头下降程度,估算出分娩开始,进入产程的时间。

(4)当阵痛发作时,胎胞紧张膨隆,间歇时弛缓。破水后胎头不固定者,羊水流出,尤以阵痛发作时流出较多。是否胎头衔接不良,应加以判断。破水后阴道检查或肛门检查均能明显辨认胎儿先露部硬而圆的实体为头。手指长、足趾短,皆很清楚。如为面先露,于其前方可触及鼻、眼,中下方为口、唇等。如为臀先露,则触之软而大,臀沟和坐骨结节皆可触知,并触知一端为肛门,一端为生殖器。阵缩时可有胎便排出。

(5)胎膜破裂的判断:根据羊水结晶及 pH 检验及漏出液中的毳毛胎脂来证实。

(6)判断是否临产:以子宫收缩间隔时间和持续时间的关系和收缩的强弱、宫颈松软、退缩程度和宫口开大以及胎儿先露部的下降位置和下降状态可以判断分娩时间和产程进展情况。

(7)生理收缩环的观察:子宫收缩发作时在耻骨联合上方的腹壁上触摸子宫下截部有一横沟(腹壁太厚、膀胱胀满时摸不清)。此横沟随着宫口的开大和胎头的下降而上升。所以可以在腹壁的耻骨联合上相当于子宫下截部位触摸生理缩复环的位置粗略的估计出子宫口开大的程度,如正常分娩者,缩复环的高度为 1cm,宫口开大为 2cm。高度 2cm 者宫口开大 3cm,高度 4cm 者宫口开大 5cm。高度 5cm 者宫口开大 7cm。高度 6cm 者宫口开全。如高度 6cm 则为异常现象。如达 10cm 以上为子宫破裂先兆,要及时检查给予处理。

2.宫颈成熟分娩

宫颈成熟分娩的首要条件为宫颈成熟。可根据前述 Bishop 评分法进行评分。胎头先露部与薄的子宫外口边缘间的膜样组织包围的圆形为宫口,从宫外口一侧边缘向正中触摸,再由正中向对侧的宫口边缘触摸,初步可估算出宫口开大的程度(cm)。

3.胎儿先露部位置的判断

经外诊可估算胎先露的位置,也可经内诊确诊。胎先露位于骨盆哪个平面上或以 De-Lee 氏方法检查胎先露居坐棘水平上或下,多少厘米。如在棘上 2cm 可记-2cm,棘下 2cm 可记+2cm,棘平者为 0cm。如已破水检查更清楚。可根据胎头的圆形实体、囟门、矢状缝、头发的触摸,胎先露的头颅骨居左、右何方、囟门和缝合的位置以确诊胎位和胎势有无异常。如枕后位以三角形的小囟门为先进部,并能触及矢状缝。枕前位时则以大囟门为先进部和矢状缝或可触及前额缝。臀位、横位可摸到臀部、下肢、肩胛、上肢等为先进部,为异常的特征。

4.囟门缝合的判断

矢状缝为左右头顶骨间的间隙,儿头骨适应变形机制、能使骨缝间重叠、形成产瘤。检查大、小囟门比较困难,如果产瘤增大、颅骨重叠,说明胎头下降受阻严重,可出现胎儿宫内窒息,应及时确诊给予处理。

5.胎位、胎势的判断

根据大、小囟门、囟缝合的位置,经过阴道检查来判断胎位、胎势,胎头下降旋转有无异常,即胎头的先露部,大、小囟门位置、高低、偏向何处,是否顺骨盆轴的方向均匀下降和旋转,以及儿头屈曲程度,矢状缝或前额缝的方向,向骨盆平面的径线是否相一致,而测知儿头的旋转程度,儿头有无产瘤和颅骨重叠来估计胎头变形机能的限度,如产瘤大、颅骨重叠重,囟门和囟缝检查不清,经确诊判断胎头下降受阻在骨盆那个平面而给予处理。

单从胎头下降程度的检查、应检查胎头下降到坐棘水平之上或之下而定其高低,也可判断其分娩进展程度。但不意味胎头下的胎方位和胎姿势。

6.儿头浮动的检查

已临产产妇儿头浮在骨盆入口平面之上、左右移动、如果胎头部分入盆口,即胎头浅入,此时胎头稍能移动,如果胎头的最大周径已进入骨盆入口,移动不可能时为胎头入盆固定。这样可根据儿头在盆口上移动情况判断胎头下降情况与胎头与骨盆的关系及是否头盆相称。

7.儿头下降部位的判断

腹部外诊触摸儿头大部分时,说明儿头在骨盆入口之上,外诊可触摸儿头一部分,大部分进入骨盆入口或外诊触摸到儿头的颈部时,儿头的最大周径通过骨盆入口达衔接。外诊有儿头的两侧隆起,有移动,防止儿头过度屈曲或屈曲不良。

一般正常分娩的经过是从儿头的矢状缝与骨盆横径相一致时儿头达骨盆入口,如与斜径相一致时儿头达骨盆中段,与前、后径一致时儿头已达骨盆出口。在外诊和阴道检查儿头下降的异常经过可以确诊儿头下降旋转异常。

8.有无产道异常和产力异常的判断

通过骨盆外测量值的异常可估计骨盆异常。如骶耻外径<17cm,可疑有骨盆狭窄,临产前一周可做骨盆内测量或做X线的骨盆正、侧位像和耻骨弓像,以资诊断。

二、骨盆测量

骨盆测量在妊娠期和产前是每个孕妇必经的产前检查步骤,是产前检查不可缺少的项目。一般临产前或预产期前入院时,需再测量一次,以资核实有无异常。

骨盆测量,包括一般检查,骨盆外测量和骨盆内测量。根据1992年中国女性骨盆的研究资料中测量方法和数值,叙述如下。

从产科观点、分娩的三大因素为骨盆,胎儿及产力,其中骨盆是固定性结构因素,最为重要。产科工作者必须全面地掌握有关骨盆及其相关知识。

人类学家及产科学者对女性骨盆做过广泛而深入的研究,指出女性骨盆的形态及径线尺度有着广泛的差异性,各国、各民族、各地区都具有一定的特殊性。骨盆发育受人种、自然地理、营养、劳动、体质发育、生活差异等诸多因素的影响。我国地域辽阔,人口众多,为此成立全国协作组进行中国女性骨盆的研究。

(一)全身一般检查

我国20个民族的统计分析表明,中国生育年龄妇女平均身高为157.4±5.4cm。骨盆发育与营养状态有关。身材高大,营养良好的妇女骨盆形态呈女型且宽大,身材高大者骨盆发育良好、难产及剖腹产率均低。妇女身材高者骨盆尺度大,其入口平面指数也随之增加。身高在150～164cm(平均15.4±5.4cm)者,其Mergert入口平面指数平均为151.2cm^2,故可以用身高来估算骨盆入口大小。同样,身高与骨盆中段平面也成比例增减。

全身检查除身高外,视诊两肩必须平行对称,脊柱居中,米氏凹呈菱形,两臀对称,臀裂居中,臀沟在同一水平,四肢发育正常,行走正常。

(二)骨盆临床测量与X线测量

1.临床测量

骨盆测量分为骨盆外测量及骨盆内测量。

(1)骨盆外测量取直立位,按下列顺序测量:①米氏菱形区:此区上方为腰骶部,左右据点为髂后上棘,在体表呈两个凹陷点,左右两据点之间距为横径,平均为(9.4±0.9)cm。第5腰椎棘突直下的为上据点,下据点为两侧髂后上棘在臀肌边缘向下斜行线互相接触处,上下两据点的间距为其竖径,平均为(11.5±1.3)cm。②骶耻外径:将骨盆测量尺的一端置于第5腰椎棘突直下的一点,为其后据点,测量尺的另一端置于耻骨联合上缘下约1cm处为其前据点测量其间径,我国育龄妇女平均为(19.7±1.1)cm。然后产妇取仰卧位测量髂棘间径。以两侧髂前上棘外侧缘为左右据点,其间距平均为(25.1±1.5)cm。髂嵴间径:以测量尺的两端沿两侧髂嵴外边缘循行三次,其中两次相同的最大距离数值即为其间径,平均为(27.5±1.5)cm。③骨盆前部高度:上据点为耻骨横径上缘,下据点为同侧的坐骨结节正中区的垂直距离,平均为(10.0±0.9)cm。④耻骨联合高度:耻骨联合上缘与下缘的间距,平均为(5.6±0.7)cm。⑤耻骨弓形态:用两手拇指触诊,由耻骨弓顶端开始,沿两耻骨坐骨支下行至坐骨结节的前据点,粗略估算其形态和骨质厚度、软硬。⑥耻骨弓角度:将耻骨弓角度测量尺的顶端置于耻骨联合下缘,测量尺的一枝的外侧缘置于右侧耻骨支的内缘,另一枝的内侧缘置于左侧耻骨支的内缘,测量尺上显示的角度,平均为(86.9±6.7)cm。⑦可利用出口前后径:采用柯氏骨盆出口测量器、为半圆板顶端至骶尾关节体表之间的间距,平均为(10.6±1.2)cm。⑧耻骨弓废区:将柯氏骨盆出口测量器置于耻骨弓区,测量半圆板的顶端至耻骨联合下缘的间距,无废区者为29.38%.有废区者74.62%,平均(1.2±0.7)em。⑨坐骨结节间径:两侧坐骨结节解剖学的前方据点内侧缘的间径,平均(8.9±0.8cm)。⑩出口前后径:前方据点为耻骨联合下缘,后方据点为骶尾关节体表间的间距,平均为(11.3±1.0)cm。⑪出口后矢状径:采用 Thorns 测量器,将其横枝置于两坐骨结节解剖学的前方据点之间,将横枝中央部附带的弯曲尺的末端置于骶尾关节体表面测量横枝中央至骶尾关节体表面的间距,平均为(8.6±1.2)cm。

(2)骨盆内测量取膀胱截石位进行测量:①骶耻内径:将中、食两指伸入阴道内触及骶岬上缘,测量耻骨联合下缘至骶岬上缘中点之间的距离。一般正常时手指不能触及,平均 12cm。②坐棘间径:用改良的 DeLee 氏测量尺,置入阴道内测量两坐骨棘尖端的间距,平均为(9.6±0.8)cm。③骨盆中段前后径:置内诊手指于阴道内触及第 4、5 骶椎的关节处,测量耻骨联合下缘至关节处的间距,平均为 11.3±0.8cm。④坐骨切痕底部:用手指触诊左右坐骨切迹宽度,以手指的指宽作为估计的数值。一般≤2 指为 13.95%,>2 指为 86.05%。

以上为临床骨盆内外测量统计数值,供临床产科医师参考。

2.X 线测量包括骨盆正、侧面像和耻骨弓像

骨盆正侧面像可测量骨盆入口、中段、出口三个平面的横径和前后径,以及判断耻骨弓形态和角度.供产科医师估计盆头关系与骨盆各平面的大小。

三、实验室检查

产妇入院后,常规化验血和尿常规,血型,肝、肾功能和血糖,尿糖,尿比重等。必要时做凝血机制方面的化验。拍胸大片,做心电图,以资临床医师做参考。

第四节　孕期卫生

一、休息

睡眠应充足,保证晚上 8h 睡眠,白天增加 1h 午睡。

二、活动

正常妊娠可以适当活动,既可促进血液循环和肌肉张力,又可以减少因胃肠蠕动缓慢导致的腹胀、便秘等不适。妊娠 32 周后应当避免过重体力劳动,避免强迫性体位作业,以免诱发早产。

三、个人卫生

孕妇新陈代谢旺盛,汗腺分泌增多,应勤洗澡、换衣,衣着应宽松保暖,不宜束胸或束腹,不宜穿高跟鞋。

四、饮食、营养

妊娠期间随着胎儿生长发育,所需热量比非孕期增加 25% 以上,饮食要多样化,避免偏食,应摄取足够的热量,补充富含蛋白质、各种维生素及微量元素的食物,多食水果和蔬菜预防便秘,避免辛辣刺激,不宜吸烟和饮酒。

五、性生活

孕早期 3 个月及孕末期 3 个月应避免性生活,以防流产、早产、胎膜早破和感染。

六、乳房护理

乳头皮肤应经常擦洗,预防皲裂,做好乳房护理,为产后哺乳做好准备。

七、孕期常见症状及处理

(一)消化道症状

孕早期晨起出现恶心、呕吐者,可给维生素 B_6 10～20mg,每日 3 次,口服,严重者按妊娠剧吐处理;消化不良者,给予维生素 B_1 20mg,每日 3 次,口服,或多酶片 3 片,每日 3 次,口服;便秘者,多食富含纤维素的蔬菜及水果,严重者可用缓泻剂,或开塞露等,禁用腹泻药,以免引起流产及早产。

(二)贫血

妊娠后半期孕妇对铁的需求量增加,应酌情补充铁剂,如硫酸亚铁 0.3g,每日 1 次,口服,预防贫血。若已发生贫血,应按妊娠合并贫血处理。

(三)下肢肌肉痉挛

下肢肌肉痉挛多见于妊娠后期。发生于小腿腓肠肌,是孕妇缺钙的表现,常在夜间发作,伸直下肢或局部按摩,痉挛多能迅速缓解,应及时补充钙剂,如乳酸钙 1g,每日 3 次口服。维生素 AD 丸 1 粒,每日 3 次,口服。

(四)下肢浮肿

一般局限在膝以下,休息后消退,属正常现象。睡眠时采取左侧卧位,适当垫高下肢,可促进下肢血液回流,经休息后浮肿不消退者,应考虑其他病理因素的可能,如妊高征等。

(五)下肢及外阴静脉曲张

随着妊娠进展,下肢及盆腔静脉回流受阻,引起静脉曲张,应避免长时间站立,适当卧床并抬高下肢以利静脉回流,分娩时注意防止曲张的外阴静脉破裂。

(六)痔

由增大的子宫压迫和腹压增加使痔静脉回流受阻,加上孕期常有便秘,可使痔疮进一步加重,因此应多吃蔬菜,少吃辛辣食物,必要时用缓泻剂。分娩后痔可减轻或自行消失。

八、其他

合并有其他系统疾病时,应在医生指导下慎用药物,避免孕期感染,避免接触有害物质,避免在有害物质环境中工作、生活。

第五节　孕期监护

孕期监护的目的是尽早发现高危妊娠,及时治疗妊娠并发症,保障孕产妇、胎儿及新生儿健康。监护内容包括孕妇定期产前检查、胎儿监护、胎儿成熟度及胎盘功能监测等。

一、产前检查

(一)产前检查的时间

产前检查于确诊早孕时开始。早孕检查一次后,未见异常者应于孕 20 周起进行产前系列检查,每 4 周一次,32 孕周后改为每 2 周一次,36 孕周后每周检查一次,高危孕妇应酌情增加检查次数。

(二)产前检查的内容和方法

1.病史

(1)孕妇首次就诊应详细询问年龄、职业、婚龄、孕产次、籍贯、住址等,注意年龄是否过小或超过 35 岁。

(2)既往有无肝炎、结核病史,有无心脏病、高血压、血液病、肾炎等疾病史,以及发病时间、治疗转归等。

(3)家族中有无传染病、高血压、糖尿病、双胎及遗传性疾病史。

(4)配偶有无遗传性疾病及传染性疾病史。

(5)月经史及既往孕产史:询问初潮年龄、月经周期,经产妇应了解有无难产史、死胎、死产史、分娩方式及产后出血史。

(6)本次妊娠经过:早期有无早孕反应及其开始出现时间;有无病毒感染及用药史;有无毒物及放射线接触史;有无胎动及胎动出现的时间;孕期有无阴道流血、头痛、心悸、气短、下肢水肿等症状。

(7)孕周计算:多依据末次月经起始日计算妊娠周数及预产期。推算预产期,取月份减 3 或加 9,日数加 7。若为农历末次月经第一日,应将其换算成公历,再推算预产期。若末次月经不清或哺乳期月经未来潮而受孕者。可根据早孕反应出现时间、胎动开始时间、尺测耻上子宫底高度及 B 型超声测胎头双顶径等来估计。

2.全身检查

观察孕妇发育、营养、精神状态、步态及身高。身高小于 140cm 者常伴有骨盆狭窄注意心、肝、肺、肾有无病变;脊柱及下肢有无畸形;乳房发育情况,乳头有无凹陷;记录血压及体重,正常孕妇血压不应超过 18.7/12.0kPa(140/90mmHg);或与基础血压相比不超过 4.0/2.0kPa(30/15mmHg);正常单胎孕妇整个孕期体重增加 12.5kg 较为合适,孕晚期平均每周增加

0.5kg,若短时间内体重增加过快多有水肿或隐性水肿。

3.产科检查

(1)早孕期检查:早孕期除做一般体格检查外,必须常规做阴道检查。内容包括确定子宫大小与孕周是否相符;发现有无阴道纵隔或横膈、宫颈赘生物、子宫畸形、卵巢肿瘤等;对于阴道分泌物多者应做白带检查或细菌培养,及早发现滴虫、真菌、淋菌、病毒等的感染。

(2)中、晚孕期检查:①宫高、腹围测量目的:在于观察胎儿宫内生长情况,及时发现引起腹围过大、过小,宫底高度大于或小于相应妊娠月份的异常情况,如双胎妊娠、巨大胎儿、羊水过多和胎儿宫内发育迟缓等。测量时孕妇排空膀胱,取仰卧位,用塑料软尺自耻骨联合上缘中点至子宫底测得宫高,软尺经脐绕腹1周测得腹围。后者大约每孕周平均增长0.8cm,16～42孕周平均腹围增加21cm。②腹部检查:视诊:注意腹形大小、腹壁妊娠纹。腹部过大、宫底高度大于停经月份则有双胎、巨大胎儿、羊水过多可能;相反可能为胎儿宫内发育迟缓(intrauterine growthretardation,IUGR)或孕周推算错误;腹部宽,宫底位置较低者,多为横位;若有尖腹或悬垂腹,可能伴有骨盆狭窄。触诊:触诊可明确胎产式、胎方位、估计胎儿大小及头盆关系。一般采用四步触诊法进行检查(图4-6)。

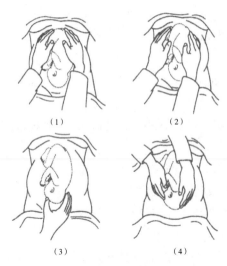

图4-6 胎位检查的四步触诊法

第一步,用双手置于宫底部,估计胎儿大小与妊娠周数是否相符,判断宫底部的胎儿部分,胎头硬而圆且有浮球感,胎臀软而宽且形状略不规则。第二步,双手分别置于腹部左右侧,一手固定另一手轻深按,两手交替进行,以判断胎儿背和肢体的方向,宽平一侧为胎背,另一侧高低不平为肢体,有时还能感到肢体活动。第三步,检查者右手拇指与其余四指分开,于耻骨联合上方握住胎先露部,判定先露是头或臀,左右推动确定是否衔接,若胎先露浮动,表示尚未入盆。若固定则胎先露部已衔接。第四步,检查者面向孕妇足端,两手分别置于胎先露部两侧,沿骨盆入口向下深按,进一步确定胎先露及其入盆程度。

听诊:妊娠18～20周时,在靠近胎背上方的孕妇腹壁上可听到胎心。枕先露时,胎心在脐右(左)下方;臀先露时,胎心在脐(右)左上方;肩先露时,胎心在靠近脐部下方听得最清楚(图4-7)。当确定胎背位置有困难时,可借助胎心及胎先露判定胎位。

（三）骨盆测量

骨盆大小及形状是决定胎儿能否经阴道分娩的重要因素之一。故骨盆测量是产前检查必不可少的项目。分骨盆外测量和骨盆内测量。

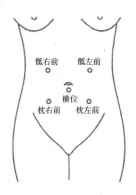

图 4-7　不同胎位的听诊部位

1.骨盆外测量

（1）髂棘间径（interspinal diameter.IS）：测量两髂前上棘外缘的距离，正常值为 23～26cm（图 4-8）。

（2）髂嵴间径（intercristal diameter.IC）：测量两髂嵴外缘的距离，正常值为 25～28cm（图 4-9）。

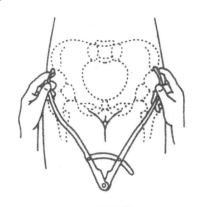

图 4-8　测量髂棘闻径

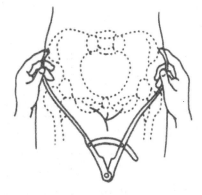

图 4-9　测量髂棘间径

（3）骶耻外径（EC）：孕妇取左侧卧位，左腿屈曲，右腿伸直，测第五腰椎棘突下至耻骨上缘中点的距离，正常值为 18～20cm。此径线可以间接推测骨盆入口前后径（图 4-10）。

（4）坐骨结节间径（出口横径）（TO）：孕妇仰卧位、两腿弯曲，双手抱双膝，测量两坐骨结节内侧缘的距离，正常值为 8.5～9.5cm（图 4-11）。

（5）出口后矢状径：坐骨结节间径＜8cm 者，应测量出口后矢状径，以出口测量器置于两坐骨结节之间，其测量杆一端位于坐骨节结间径的中点，另一端放在骶骨尖，即可测出出口后矢状径的长度，正常值为 8～9cm，出口后矢状径与坐骨结节间径之和＞15cm，表示出口无狭窄（图 4-12）。

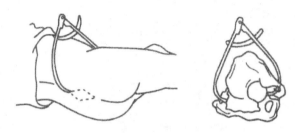

图 4-10　测量骶耻外径

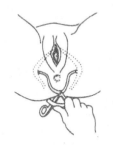

图 4-11　测量坐骨结节间径

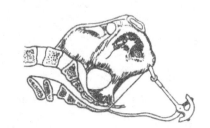

图 4-12　测量出口后矢状径

（6）耻骨弓角度（angle of pubic arch）：检查者左、右手拇指指尖斜着对拢，放置在耻骨联合下缘，左、右两拇指平放在耻骨降支上面，测量两拇指间角度，为耻骨弓角度，正常值为 90°（图 4-13）。小于 80°为不正常。

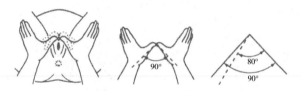

图 4-13　测量耻骨弓角度

2.骨盆内测量

（1）对角径（diagonal conjugate）：指耻骨联合下缘至骶岬前缘中点的距离。正常值为 12.5～13.5cm，此值减去 1.5～2.0cm 为骨盆入口前后径的长度，又称真结合径（conjugatevera）。测量方法为在孕 24～36 周时，检查者将一手的示、中指伸入阴道，用中指尖触到骶岬上缘中点，食指上缘紧贴耻骨联合下缘，另一手食指标记此接触点，抽出阴道内手指，测量中指尖到此接触点距离为对角径（图 4-14）。

（2）坐骨棘间径（interspinous diameter）：测量两坐骨棘间的距离，正常值为 10cm。方法为一手示、中指放入阴道内，触及两侧坐骨棘，估计其间的距离（图 4-15）。

（3）坐骨切迹宽度（ineisura ischiadiea）：其宽度为坐骨棘与骶骨下部的距离，即骶棘韧带宽度。将阴道内的食指置于韧带上移动，若能容纳 3 横指（5.5～6cm）为正常，否则属中骨盆狭窄（图 4-16）。

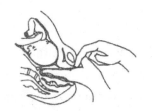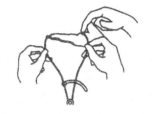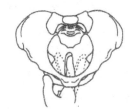

图 4-14　测量对角径　　　　　图 4-15　测量坐骨棘间径

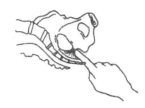

图 4-16　测量坐骨切迹宽度

(四)绘制妊娠图(pregnogram)

将每次检查结果,包括血压、体重、子宫长度、腹围、B 型超声测得胎头双顶径值,尿蛋白、尿雌激素/肌酐(E/C)比值、胎位、胎心率、水肿等项,填于妊娠图中,绘制成曲线,观察其动态变化,可以及早发现孕妇和胎儿的异常情况。

(五)辅助检查

常规检查血、尿常规,血型,肝功能;如有妊娠并发症者应根据具体情况做特殊相关检查;对胎位不清,胎心音听诊困难者,应行 B 型超声检查;对有死胎死产史、胎儿畸形史和遗传性疾病史,应进行孕妇血甲胎蛋白、羊水细胞培养行染色体核型分析等检查。

二、胎儿及其成熟度的监护

(一)胎儿宫内安危的监护

1.胎动计数

胎动计数可以通过自测或 B 型超声下监测。若胎动计数≥10 次/12h 为正常;<10 次/12h,提示胎儿缺氧。

2.胎儿心电图及彩色超声多普勒测定脐血的血流速度

此检查可以了解胎儿心脏及血供情况。

3.羊膜镜检查

正常羊水为淡青色或乳白色,若羊水混有胎粪,呈黄色、黄绿色甚至深绿色,说明胎儿宫内缺氧。

4.胎儿电子监测

胎儿电子监测可以观察并记录胎心率(fetal heart rate,FHR)的动态变化,了解胎动、宫缩时胎心的变化,估计和预测胎儿宫内安危情况。

(1)胎心率的监护:①胎心率基线(FHR-baseline):指无胎动及宫缩情况下记录 10min 的FHR。正常在 120～160bpm,FHR>160bpm 或<120bpm,为心动过速或心动过缓,FHR 变异指 FHR 有小的周期性波动,即基线摆动,包括胎心率的变异振幅及变异频率,变异振幅为

胎心率波动范围,一般 10～25bpm;变异频率为 1min 内胎心率波动的次数,正常≥6 次(图 4-17)。②一过性胎心率变化:指与子宫收缩有关的 FHR 变化。加速(acceleration)是指子宫收缩时胎心率基线暂时增加 15bpm 以上,持续时间>15s,这是胎儿良好的表现,可能与胎儿躯干或脐静脉暂时受压有关。减速(deceleration)是指随宫缩出现的暂短胎心率减慢,分三种。早期减速(early deceleration ED),FHR 减速几乎与宫缩同时开始,FHR 最低点在宫缩的高峰,下降幅度<50bpm,持续时间短,恢复快(图 4-18)。一般认为与宫缩时胎头受压,脑血流量一时性减少有关。变异减速(variable deceleration,VD),FHR 变异形态不规则,减速与宫缩无恒定关系,持续时间长短不一,下降幅度>70bpm,恢复迅速(图 4-19)。一般认为宫缩时脐带受压所致。晚期减速(late deceleration,LD).FHR 减速多在宫缩高峰后开始出现,下降缓慢,幅度<50bpm,持续时间长,恢复亦慢(图 4-20)。一般认为是胎盘功能不足,胎儿缺氧的表现。

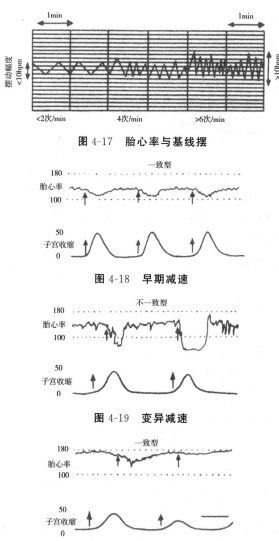

图 4-17　胎心率与基线摆

图 4-18　早期减速

图 4-19　变异减速

图 4-20　晚期减速

(2)预测胎儿宫内储备能力:①无应激试验(NST):通过观察胎动时胎心率的变化情况了解胎儿的储备能力。用胎儿监护仪描记胎心率变化曲线,至少连续记录 20min。若有 3 次或以上的胎动伴胎心率加速>15bpm,持续>15s 为 NST 有反应型;若胎动时无胎心率加速、加速<15bpm,或持续时间<15s 为无反应型,应进一步做缩宫素激惹试验以明确胎儿的安危。②缩宫素激惹试验(OCT):又称宫缩应激试验(CST),用缩宫素诱导出规律宫缩,并用胎儿监护仪记录宫缩时胎心率的变化。若多次宫缩后连续出现晚期减速,胎心率基线变异减少,胎动后胎心率无加速为 OCT 阳性,提示胎盘功能减退;若胎心率基线无晚期减速、胎动后有胎心率加速为 OCT 阴性,提示胎盘功能良好。

(二)胎儿成熟度的监测

(1)正确计算胎龄,可按末次月经、胎动日期及单次性交日期推算妊娠周数。

(2)测宫高、腹围计算胎儿体重。胎儿体重=子宫高度(cm)×腹围(cm)+200。

(3)B 型超声测胎儿双顶径>8.5cm,表示胎儿已成熟。

(4)羊水卵磷脂、鞘磷脂比值(L/S)>2,表示胎儿肺成熟;肌酐浓度≥176.8μmol/L(2mg%),表示胎儿肾成熟;胆红素类物质,若用△OD 450 测该值<0.02,表示胎儿肝成熟;淀粉酶值,若以碘显色法测该值≥450U/L,表示胎儿涎腺成熟;若羊水中脂肪细胞出现率达 20%,表示胎儿皮肤成熟。

三、胎盘功能监测

监测胎盘功能的方法除了胎动计数、胎儿电子监护和 B 型超声对胎儿进行生物物理监测等间接方法外,还可通过测定孕妇血、尿中的一些特殊生化指标直接反映胎盘功能。

(一)测定孕妇尿中雌三醇值

正常值为 15mg/24h,10~15mg/24h 为警戒值,<10mg/24h 为危险值,亦可用孕妇随意尿测定雌激素/肌酐(E/C)比值,E/C 比值>15 为正常值,10~15 为警戒值,<10 为危险值。

(二)测定孕妇血清游离雌三醇值

妊娠足月该值若<40nmol/L,表示胎盘功能低下。

(三)测定孕妇血清胎盘生乳素(HPL)值

该值在妊娠足月若<4mg/L 或突然下降 50%,表示胎盘功能低下。

(四)测定孕妇血清妊娠特异性 β 糖蛋白(Pspi G)

若该值于妊娠足月<170mg/L,提示胎盘功能低下。

第五章　正常分娩

第一节　分娩动因

分娩发动的确切原因至今尚不清楚,分娩是一个复杂的生理活动,单一学说难以完整地阐明,目前公认为多因素综合作用的结果,可能与以下学说有关。

一、机械性理论

子宫在妊娠早、中期处于静息状态,对机械性和化学性刺激不敏感。妊娠末期,宫腔容积增大,子宫壁伸展力及张力增加,宫腔内压力升高,子宫肌壁和蜕膜明显受压,肌壁的机械感受器受到刺激,尤其是胎先露部压迫子宫下段及宫颈发生扩张的机械作用,通过交感神经传至下丘脑,使神经垂体释放缩宫素,引起子宫收缩。过度增大的子宫如双胎妊娠、羊水过多常导致早产支持机械性理论。但发现母血中缩宫素值增高却是在分娩发动之后,故不能认为机械性理论是分娩发动的始发原因。

二、内分泌控制理论(母体的内分泌调节)

(一)前列腺素(prostaglandin,PG)

PG 对分娩发动起重要作用。现已确认 PG 能诱发宫缩并能促进宫颈成熟,但其合成与调节步骤尚不确切了解。妊娠子宫的蜕膜、羊膜、脐带、血管、胎盘及子宫肌肉都能合成和释放PG,胎儿下丘脑、垂体、肾上腺系统也能产生 PG。因 PG 进入血液循环中迅速灭活,能够引起宫缩的 PG 必定产生于子宫本身。在妊娠末期临产前,孕妇血浆中的 PG 前身物质花生四烯酸、磷酸酯酶 A2 均明显增加,在 PG 合成酶的作用下使 PG 逐渐增多,作用于子宫平滑肌细胞内丰富的 PG 受体,使子宫收缩,导致分娩发动。

(二)缩宫素(oxytocin)及缩宫素受体(oxytocin receptor)

缩宫素有调节膜电位,增加肌细胞内钙离子浓度,增强子宫平滑肌收缩的作用;缩宫素作用于蜕膜受体,刺激前列腺素的合成和释放。足月妊娠特别是临产前子宫缩宫素受体显著增多,增强子宫对缩宫素的敏感性。但此时孕妇血液中缩宫素值并未升高,则不能认为缩宫素是分娩发动的始发原因。

(三)雌激素(estrogen)和孕激素(progesterone)

妊娠末期,雌激素能兴奋子宫肌层,使其对缩宫素敏感性增加,产生规律宫缩,但无足够证据证实雌激素能发动分娩,雌激素对分娩发动的影响可能与前列腺素增多有关。孕激素能使妊娠期子宫维持相对静息状态,抑制子宫收缩。既往认为孕酮撤退与分娩发动相关,近年观察分娩时产妇血液中未发现孕酮水平明显降低。

（四）内皮素（endothelin，ET）

ET 是子宫平滑肌的强诱导剂，子宫平滑肌有 ET 受体。通过自分泌和旁分泌形式，直接在产生 ET 的妊娠子宫局部对平滑肌产生明显收缩作用，还能通过刺激妊娠子宫和胎儿胎盘单位，使合成和释放 PG 增多，间接诱发分娩。

（五）胎儿方面

动物实验证实，胎儿下丘脑-垂体-肾上腺轴及胎盘、羊膜和蜕膜的内分泌活动与分娩发动有关。胎儿随妊娠进展需氧和营养物质不断增加，胎盘供应相对不足，胎儿腺垂体分泌促肾上腺皮质素（adrenocorticotropic hormone，ACTH），刺激肾上腺皮质产生大量皮质醇，皮质醇经胎儿胎盘单位合成雌激素，促使蜕膜内 PG 合成增加，从而激发宫缩。但临床试验发现未足月孕妇注射皮质醇并不导致早产。

三、神经递质理论

子宫主要受自主神经支配，交感神经能兴奋子宫肌层的 α 肾上腺素能受体，促使子宫收缩。5-羟色胺、缓激肽、前列腺素衍生物以及细胞内的 Na^+、Ca^{2+} 浓度增加，均能增强子宫收缩。但自主神经在分娩发动中起何作用，至今因分娩前测定上述物质值并无明显改变而无法肯定。

综上所述，妊娠末期的机械性刺激、内分泌变化、神经递质的释放等多种因素使妊娠稳态失衡，促使子宫下段形成和宫颈逐渐软化成熟，子宫下段及成熟宫颈受宫腔内压力而被动扩张，继发前列腺素及缩宫素释放，子宫肌细胞内钙离子浓度增加和子宫肌细胞间的间隙连接的形成，使子宫由妊娠期的稳定状态转变为分娩时的兴奋状态，子宫肌出现规律收缩，形成分娩发动。分娩发动是一个复杂的综合作用的结果，这一综合作用的主要方面就是胎儿成熟。最近研究发现成熟胎儿有通过羊水、羊膜向子宫传递信号的机制。

第二节　决定分娩的因素

决定分娩的因素是产力、产道、胎儿及精神心理因素，若上述各因素均正常并能相互协调，胎儿经阴道顺利自然娩出，称为正常分娩。

一、产力

将胎儿及其附属物由子宫内逼出的力量，称为产力。产力包括子宫收缩力（简称宫缩）、腹肌及膈肌收缩力（统称腹压）和肛提肌收缩力。

（一）子宫收缩力

子宫收缩力是临产后的主要产力，贯穿于分娩的全过程。临产后的正常宫缩能使宫颈管变短直至消失、宫口扩张、胎儿先露部下降、胎儿胎盘娩出。正常宫缩具有以下特点。

1. 节律性

临产的重要标志为出现节律性宫缩。正常宫缩是宫体肌不随意、规律的阵发性收缩，且伴有疼痛的感觉。每次收缩由弱到强（进行期），持续一段时间（极期），然后逐渐减弱（退行期），直至宫缩完全消失进入间歇期，间歇时子宫肌肉松弛。阵缩如此反复直至分娩结束。

临产后随产程的进展,宫缩持续时间逐渐延长,由临产开始时的 30s 延长至宫口开全后的 60s;间歇期逐渐缩短,由临产开始时的 5～6min 缩短至宫口开全后的 1～2min。宫缩强度也随产程进展逐渐加强,宫缩时的宫腔内压力在临产初期为 25～30mmHg,第一产程末增至 40～60mmHg,于第二产程可达 100～150mmHg,而间歇期宫腔压力仅为 6～12mmHg。宫缩时子宫肌壁血管及胎盘受压,子宫血流量及胎盘绒毛间隙的血流量减少;间歇期,子宫肌肉松弛,子宫血流量恢复到原来水平,胎盘绒毛间隙的血流重新充盈,胎儿得到充足的氧气供应,对胎儿有利。

2.对称性和极性

正常宫缩受起搏点控制起自两侧宫角部,左右对称,协调的向宫底中间集中,而后向下扩散,速度为 2cm/s,约在 15s 内均匀协调地扩散至整个子宫,称为宫缩的对称性。宫缩以宫底部最强且持续时间最长,向下则逐渐减弱,称为宫缩的极性。宫底部收缩力的强度约为子宫下段的 2 倍,此为宫缩的极性。

3.缩复作用

宫体平滑肌与身体其他部位的平滑肌和骨骼肌有所不同,即宫缩时,宫体部肌纤维缩短变宽,间歇期宫体部肌纤维虽又重新松弛,但不能完全恢复到原来的长度,随着产程进展,经过反复收缩,宫体部肌纤维越来越短,称为缩复作用。缩复作用使宫腔逐渐缩小,迫使胎先露部逐渐下降及宫颈管逐渐缩短直至消失。

(二)腹肌及膈肌收缩力

腹肌及膈肌收缩力是第二产程娩出胎儿的重要辅助力量。当宫口开全时,胎先露部下降至阴道。每当宫缩时,前羊水囊或胎先露部压迫直肠及盆底组织,引起反射性排便感。产妇表现为主动屏气,向下用力,腹肌及膈肌强力收缩使腹内压增高,配合子宫收缩力,促使胎儿娩出。合理使用腹压的关键时机是在第二产程,特别是在第二产程末期子宫收缩时运用最有效,过早使用腹压则会使产妇疲劳和宫颈水肿,导致产程延长。腹肌及膈肌收缩力在第三产程还可协助已剥离的胎盘娩出。

(三)肛提肌收缩力

肛提肌收缩力可协助胎先露部在骨盆腔进行内旋转的作用。胎头枕部下降至耻骨弓下时,能协助胎头仰伸及娩出;当胎盘降至阴道内时,能协助胎盘娩出。

二、产道

产道是指胎儿娩出的通道,分为骨产道、软产道两部分。

(一)骨产道

骨产道指真骨盆。是产道的重要组成部分,其大小、形状与胎儿能否顺利娩出有着密切的关系。为便于了解分娩时胎先露通过骨产道的过程,将骨盆分为 3 个假想平面,每个平面又有多条径线组成。

1.骨盆入口平面(pelvic inlet plane)

骨盆入口平面为骨盆腔上口,呈横椭圆形。其前方为耻骨联合上缘,两侧为髂耻缘,后方为骶岬上缘。有 4 条径线。

(1)入口前后径:真结合径。耻骨联合上缘中点至骶岬上缘正中间的距离,正常值平均为

11cm,其长短与分娩有着密切的关系。

(2)入口横径:左右两髂耻缘间最宽距离,正常值平均为 13cm。

(3)入口斜径:左右各一。左斜径为左骶髂关节至右髂耻隆突间的距离;右斜径为右骶髂关节至左髂耻隆突间的距离,正常值平均为 12.75cm。

2.中骨盆平面(mid plane of pelvis)

中骨盆平面为骨盆的最小平面,是骨盆腔最狭窄部分,呈前后径长的椭圆形。其前为耻骨联合下缘,两侧为坐骨棘,后为骶骨下端。有 2 条径线。

(1)中骨盆前后径:耻骨联合下缘中点通过两侧坐骨棘连线中点至骶骨下段间的距离,正常值平均为 11.5cm。

(2)中骨盆横径:也称坐骨棘间径。为两坐骨棘间的距离,正常值平均为 10cm,其长短与分娩机制关系密切。

3.骨盆出口平面(pelvic outlet plane)

骨盆出口平面为骨盆腔下口,由两个在不同平面的三角形组成。两个三角形共同的底边为坐骨结节间径。前三角形的顶端为耻骨联合下缘,两侧为左右耻骨降支;后三角形的顶端为骶尾关节,两侧为左右骶结节韧带。有 4 条径线。

(1)出口前后径:耻骨联合下缘至骶尾关节间的距离,正常值平均为 11.5cm。

(2)出口横径:也称坐骨结节间径。两坐骨结节末端内侧缘间的距离,正常值平均为 9cm,其长短与分娩机制关系密切。

(3)出口前矢状径:耻骨联合下缘至坐骨结节间径中点的距离,正常值平均为 6cm。

(4)出口后矢状径:骶尾关节至坐骨结节间径中点间的距离,正常值平均为 8.5cm。若出口横径稍短,而出口后矢状径较长,两径之和>15cm,正常大小的胎头可通过后三角区经阴道娩出。

4.骨盆轴(pelvic axis)

骨盆轴是连接骨盆各平面中点的一条假想曲线。正常的骨盆轴上段向下向后,中段向下,下段向下向前,经阴道分娩时,胎儿沿骨盆轴娩出,助产时也应根据此轴的方向协助胎儿娩出。

5.骨盆倾斜度(inclination of pelvis)

骨盆倾斜度指妇女直立时,骨盆入口平面与地平面所形成的角度,一般为 60°。若倾斜角度过大,将影响胎头衔接。

(二)软产道

软产道是由子宫下段、宫颈、阴道及骨盆底软组织构成的弯曲通道。

1.子宫下段的形成

由非孕时长约 1cm 的子宫峡部随妊娠进展逐渐被拉长,妊娠 12 周后已扩展成宫腔的一部分,至妊娠末期形成子宫下段。临产后子宫收缩使子宫下段进一步拉长达 7～10cm,肌壁变薄成为软产道的一部分。由于子宫肌纤维的缩复作用,子宫体部肌壁越来越厚,子宫下段肌壁被牵拉越来越薄。由于子宫体和子宫下段的肌壁厚薄不同,在两者间的子宫内面有一环状隆起,称为生理缩复环。

2.宫颈的变化

(1)宫颈管消失(effacement of cervix):临产前宫颈管长 2～3cm,临产后由于规律宫缩的牵拉、胎先露部及前羊水囊的直接压迫，宫颈内口向上向外扩张，宫颈管呈漏斗形，随后逐渐变短、消失，成为子宫下段的一部分。初产妇多是宫颈管先消失，而后宫颈外口扩张；经产妇则多是宫颈管消失与宫颈外口扩张同时进行。

（2）宫口扩张（dilatation of cervix）：临产前宫颈外口仅能容1指尖，经产妇可容1指。临产后，在子宫收缩和缩复牵拉、前羊水囊压迫和破膜后胎先露直接压迫下，宫口逐渐扩张，直至宫口开全（宫颈口直径约10cm）。

3.骨盆底、阴道及会阴体的变化

前羊水囊及胎先露部下降使阴道上部扩张，破膜后胎先露部进一步下降直接压迫骨盆底，使软产道下段扩张成为一个向前弯曲的通道，阴道黏膜皱襞展平使腔道加宽。肛提肌肌束分开，向下、向两侧扩展，肌纤维拉长.5cm厚的会阴体变成2～4mm，以利于胎儿通过。临产后，会阴体虽能承受一定压力，若分娩时会阴保护不当，也易造成裂伤。

三、胎儿

在分娩过程中，除产力、产道因素外，胎儿能否顺利通过产道，还取决于胎儿大小、胎位及有无胎儿畸形。

(一)胎儿大小

胎儿大小是决定分娩难易的重要因素之一。胎儿过大致胎头径线过大，或胎儿过熟使胎头不易变形时，即使骨产道正常，也可出现相对性头盆不称，造成难产。胎头主要径线有以下几种。

1.双顶径

双顶径是胎头最大横径，为两顶骨隆突间的距离。妊娠足月时平均值约为9.3cm。临床上常用B型超声检测此值估计胎儿大小。

2.枕额径

枕额径为鼻根上方至枕骨隆突间的距离，胎头以此径衔接，妊娠足月时平均值约为11.3cm。

3.枕下前囟径

又称小斜径，为前囟中央至枕骨隆突下方间的距离，胎头俯屈后以此径通过产道，妊娠足月时平均值9.5cm。

4.枕颏径

又称大斜径，为颏骨下方中央至后囟顶部间的距离，妊娠足月时平均值13.3cm。

(二)胎位

产道为一纵行管道。若为纵产式（头先露或臀先露）时，胎体纵轴与骨盆轴一致，容易通过产道。枕先露是胎头先通过产道，较臀先露易娩出，矢状缝和囟门是确定胎位的重要标志。头先露时.在分娩过程中颅骨重叠，胎头周径变小有利于胎头娩出；臀先露时，较胎头周径小且软的胎臀先娩出，阴道未经充分扩张，胎头娩出时无变形机会，使胎头娩出发生困难；肩先露时，胎体纵轴与骨盆轴垂直，妊娠足月胎儿不能通过产道，对母儿威胁极大。

(三)胎儿畸形

若胎儿畸形造成胎儿某一部分发育异常，如脑积水、连体儿等，由于胎头或胎体过大，常发生难产。

四、精神心理因素

影响分娩的因素除了产力、产道、胎儿之外，还包括产妇的精神心理因素。分娩对产妇是一种持久的、强烈的应激源，可产生生理上及心理上的应激，产妇的精神心理因素可影响机体内部的平衡、适应力和产力。紧张、焦虑、恐惧等不良精神心理状态，可导致呼吸急促，气体交换不足，心率加快，循环功能障碍，神经内分泌发生异常，交感神经兴奋，使子宫收缩乏力，产程延长，造成难产；子宫胎盘血流量减少，胎儿缺血缺氧，出现胎儿窘迫。

在分娩过程中，产科工作者应耐心安慰产妇，鼓励产妇进食，保持体力.讲解分娩是生理过程，教会孕妇掌握必要的呼吸技术和躯体放松技术，尽可能消除产妇的焦虑和恐惧心情。同时，开展家庭式产房，允许丈夫或家人陪伴分娩，以便顺利度过分娩全过程。

第三节 枕先露正常分娩机制

一、定义

胎儿先露部随骨盆各平面的不同形态，被动地进行系列的适应性转动，以其最小径线通过产道的全过程，称为分娩机制。

枕先露分娩占头位分娩总数的95.75%～97.75%，其中以枕左前位最多见。如前所述，骨盆轴方向代表胎儿娩出的路线，是通过骨盆各假想平面中点的连接线，上段向下、向后，中段向下，下段向下、向前。且骨盆入口平面横径大于斜径大于前后径，中骨盆平面和骨盆出口平面均为前后径大于横径。分娩时，胎儿适应骨盆的特点在下降过程中被动地进行衔接、俯屈、内旋转、仰伸、复位、外旋转，以胎头最小径线通过产道，从而完成分娩过程。

二、枕先露正常分娩机制

以枕左前位为例，枕先露正常分娩机制如下。

(一)衔接

胎头双顶径进入骨盆入口平面，胎儿颅骨最低点接近或达到坐骨棘水平，称为衔接。胎头进入骨盆入口时呈半俯屈状态，以枕额径（11.3cm）衔接，由于枕额径大于骨盆入口前后径（11cm），胎头矢状缝坐落在骨盆入口的右斜径（12.75cm）上，胎儿枕骨在骨盆左前方。

部分初产妇可在预产期前1～2周内胎头衔接。若初产妇分娩开始而胎头仍未衔接，应警惕有无头盆不称。经产妇多于临产后胎头衔接。

(二)下降

下降指胎头沿骨盆轴前进的动作。下降呈间歇性，贯穿于整个分娩过程中，与其他动作相伴随。促使胎头下降的动力有以下几方面。

(1)宫缩时通过羊水传导的压力由胎轴传至胎头。

(2)宫缩时子宫底直接压迫胎臀。

(3)腹肌收缩的压力。

（4）胎体由弯曲而伸直、伸长，使胎头下降。

初产妇因为子宫颈扩张缓慢以及盆底软组织大，故胎头下降的速度较经产妇慢。临床上将胎头下降的程度作为判断产程进展的重要标志。伴随着胎头下降过程，胎儿受骨盆底的阻力作用，同时发生俯屈、内旋转、仰伸、复位及外旋转等分娩动作。

（三）俯屈

胎头衔接进入骨盆入口时，呈半俯屈状态。当胎头以枕额径（11.3cm）进入骨盆腔后沿骨盆轴继续下降至骨盆底，处于半俯屈状态的胎头枕部遇肛提肌的阻力，借杠杆作用进一步俯屈，胎儿下颌紧贴于胸部，变胎头衔接时的枕额径为枕下前囟径（9.5cm），以胎头最小径线适应产道的最大径线继续下降。

（四）内旋转

胎头沿骨盆的纵轴旋转，使矢状缝与中骨盆及骨盆出口前后径相一致以适应中骨盆平面及出口平面前后径大于横径的特点，此过程称为内旋转。胎头的内旋转动作一般于第一产程末完成。

枕先露时，胎儿的枕部位置最低，枕左前位时遇到骨盆底肛提肌的阻力，肛提肌收缩将胎儿枕部推向骨盆阻力较小、空间较宽的前方，向前向中线旋转45°，使胎头小囟门转至耻骨弓下方。

（五）仰伸

胎头到达阴道外口后，宫缩、腹肌及膈肌的收缩力迫使胎头继续下降，而骨盆底肛提肌收缩力又将胎头向前推进，上下合力共同作用使胎头沿骨盆轴下段向下向前，再转向上，当胎头的枕骨下部到达耻骨联合下缘时，以耻骨弓为支点，胎头逐渐仰伸，胎头的顶、额、鼻、口、颏相继娩出。当胎头仰伸时，胎儿双肩径处在骨盆入口左斜径上。

（六）复位

胎头娩出时，胎儿双肩径沿骨盆左斜径下降。胎头娩出后，枕部向左旋转45°，使胎头与胎肩保持正常位置，这一过程称为复位。

（七）外旋转

胎头娩出后，胎肩在骨盆腔内继续下降时向中线旋转45°，使双肩径与骨盆出口前后径一致，而胎头为保持其矢状径与胎肩径的垂直关系随即在外继续向左转动45°，称为外旋转。

（八）胎儿娩出

胎头完成外旋转后，前肩（右肩）在耻骨弓下先娩出，随即后肩（左肩）从会阴前缘顺利娩出。胎头是胎体周径最大的部分，亦是分娩最困难的部分，当胎头及胎肩娩出后，胎体及四肢顺势滑出产道。

第四节　分娩的临床经过及处理

一、先兆临产

分娩发动之前，往往出现一些预示孕妇不久将临产的症状，称为先兆临产。

(一)不规则子宫收缩

孕妇临产前1～2周子宫的敏感性增加。常发生不规则收缩,但不逐渐增强,也不使子宫颈扩张和胎先露下降,故又称为假临产。

(二)胎儿下降感

胎儿下降感是指多数初孕妇可在分娩前2～3周有胎儿下降感觉,上腹部较前舒适,进食量增多,呼吸较轻快,此为胎先露下降进入骨盆上口使宫底下降的原因。因为压迫膀胱,常引起尿频的症状。

(三)见红

分娩开始前的24～48h内,由于宫颈内口附近的胎膜与子宫壁分离,毛细血管破裂,引起少量出血,并与宫颈管的黏液相混而排出的血性分泌物称为见红,是分娩即将开始的一个比较可靠的征象。如果出血多应警惕前置胎盘和胎盘早剥等异常情况。

二、临产的诊断

临产开始的主要标志是指有规律的子宫收缩且逐渐增强,持续30s或以上间歇5～6min,宫颈管消失,伴有进行性宫颈扩张和胎先露下降。

三、产程分期

分娩的全过程是指从规律性子宫收缩开始到胎儿及附属物娩出为止,简称总产程。临床一般将其划分为三个产程。

第一产程:又称宫颈扩张期。从规律宫缩开始到子宫颈口开全为止,初产妇约12～16h,经产妇6～8h。

第二产程:又称胎儿娩出期。从子宫颈开全(10cm)到胎儿娩出为止,初产妇1～2h,经产妇数分钟至1h。

第三产程:又称胎盘娩出期。从胎儿娩出到胎盘娩出为止,5～15min,不应超过30分钟。

四、分娩的临床经过

(一)第一产程的临床经过

1.规律宫缩

产程开始时,宫缩持续时间较短(约30s),间歇期较长(5～6min)。随着产程进展,宫缩持续时间逐渐延长(50～60s),间歇时间逐渐缩短(2～3min),到宫颈口近开全时,间歇时间仅1～2min,持续时间可达1min或1min以上。

2.子宫颈口扩张

随着子宫收缩增强,子宫颈口逐渐扩张、胎先露逐渐下降。子宫颈口扩张的规律是先慢后快,可分为两期。

(1)潜伏期:从规律宫缩到宫颈口开大3cm,平均每2～3h开大1cm,约需8h,超过16h为潜伏期延长。

(2)活跃期:从子宫颈口扩张3cm到子宫颈口开全,此期又分为加速阶段、最大倾斜阶段和减速阶段。此期扩张速度明显加快,平均约4h,超过8h为活跃期延长。

若不能如期扩张,多因宫缩乏力、胎位不正、头盆不称等原因。当宫口开全时,宫口边缘消失,子宫下段及阴道形成宽阔管腔。

3.胎先露下降

在观察宫颈扩张的同时,要注意胎先露下降的程度,以坐骨棘平面为标志判断先露高低。

为细致观察产程进展,及时检查记录结果,及早处理异常情况,目前临床上多绘制产程图。产程图是以临产时间(小时)为横坐标,以宫口扩张程度(cm)为纵坐标在左侧,先露下降程度(cm)在右侧,画出的宫口扩张曲线和胎头下降曲线,对产程进展可一目了然。

4.胎膜破裂

简称破膜。随着宫缩逐渐增强,当羊膜腔压力增加到一定程度时自然破膜。破膜多发生在宫口近开全时。

(二)第二产程的临床经过

第二产程子宫收缩频而强,宫口开全,胎膜已破,胎头降至阴道口,会阴逐渐膨隆,变薄,肛门隆起。胎头下降压迫直肠时,产妇有排便感,不由自主地向下屏气,在宫缩时胎头露出于阴道口,间歇时又缩回,称胎头拨露。经过几次拨露以后,胎头双顶径越过骨盆下口(骨盆出口),宫缩间歇时不再回缩,称为胎头着冠。此后,胎头会发生仰伸、复位及外旋转等动作,继之胎肩、胎体娩出,羊水随着涌出,第二产程结束。

(三)第三产程的临床检查

胎儿娩出后,子宫底降至脐平,子宫收缩暂时停止,产妇感到轻松。几分钟后,宫缩重新又开始,促使胎盘剥离娩出。由于子宫腔容积突然缩小,胎盘与子宫壁发生错位而剥离,然后排出。

胎盘剥离的征象有:①子宫底上升,子宫收缩呈球形;②阴道少量流血;③阴道口外露的脐带自行下降延伸;④用手掌尺侧在耻骨联合上方按压子宫下段时,子宫体上升而外露的脐带不再回缩。

胎盘剥离及排出方式有两种。①胎儿面娩出式:特点是胎盘从中央开始剥离,胎盘后血肿逐渐扩大,而后边缘剥离,胎盘的子体面首先露出阴道口,胎盘娩出后,才有少量阴道流血。这种方式多见,出血量较少。②母体面娩出式:特点是胎盘从边缘开始剥离,血液沿剥离面流出,娩出时以胎盘母体面先露出阴道口,先有较多阴道流血,而后胎盘排出。这种方式少见。

五、分娩各产程的处理及护理

(一)第一产程的处理及护理

1.询问病史

对未做产前检查者,应全面询问病史,完整填写产科记录表。包括孕产史、既往病史、遗传病史、本次妊娠及临产后的情况。

2.体查

除重点了解产妇呼吸循环系统的功能状况外,还必须全面进行产科检查。必要时尚需采取辅助诊断,如超声检查和某些化验检查。

3.一般处理

(1)沐浴更衣:产妇入院后,估计距分娩时间还长,可进行沐浴或擦浴,更衣后进入待产室待产。

(2)外阴皮肤准备:剃去阴毛,然后用温肥皂水和清水将外阴部皮肤洗净。

(3)灌肠:初产妇宫颈口开大 3～4cm 经产妇宫颈口开大 2cm 以前,子宫收缩不是很强,可用温肥皂水灌肠,清理直肠内的大便,使先露部易于下降,并避免污染,又可反射性地刺激子宫收缩,加速产程进展。但如患者有阴道流血、胎位异常、剖宫产史、子宫收缩过强、先兆早产、胎儿窘迫、严重心脏病及妊娠高血压综合征等情况,禁忌灌肠。

(4)其他:胎头已入盆而宫缩不强者,可在室内活动,有助于产程进展;鼓励产妇少量多次进食以及时补充分娩时大量消耗的能量和水分。对于食少或呕吐、出汗多、尿少及产程进展缓慢者,应适当给予静脉补充;定时排尿,以免充盈的膀胱影响产程进展;给产妇适当的精神关怀。

4.观察产程

(1)子宫收缩情况:可通过胎儿监护仪或腹部检查观察子宫收缩的持续时间、间歇时间、强度,并加以记录。

(2)胎心:临产后每隔 1～2h 在子宫收缩间歇时听一次胎心音,随着产程进展,应半小时听一次,并记录其速率、强弱、规律性,如果胎心音由强变弱或超过 160 次/min、少于 120 次/min,均提示胎儿宫内窘迫,应给产妇吸氧并寻找原因进行处理。

(3)宫颈扩张及胎先露下降情况:通过肛门检查了解。方法是让产妇两腿屈曲分开,检查者右手示指戴橡皮指套或手套涂少量润滑剂,轻轻插入肛门,了解宫颈软硬、厚薄、宫颈扩张程度、胎膜有无破裂、胎先露及其高低、骨盆情况。此检查次数不宜过多,临产初期每 4h1 次,经产妇或宫缩较紧者,间隔应适当缩短。

胎先露下降的程度以颅骨最低点与坐骨棘水平的关系为标志。胎头颅骨最低点平坐骨棘水平时以"0"表示,记录为 S^0,坐骨棘水平下 1cm 为"+1",记录为 S^{+1};在坐骨棘水平上 1cm 为"-1",记录为 S^1;以此类推。

(4)破膜情况:破膜后立即听胎心并记录破膜时间,注意羊水性质、颜色和量及有无并发脐带脱垂,破膜后胎头尚未入盆或胎位异常者,应绝对卧床休息,抬高床尾,并保持外阴清洁。破膜超过 12h,给予抗生素预防感染。

(5)准备接生:初产妇宫口开全、经产妇宫口开大 3～4cm,应护送至分娩室准备接生。

(二)第二产程的处理及护理

此期的处理及护理对产妇和胎儿的预后极为重要。

1.准备接生

产妇取仰卧位后,两腿屈曲分开,在臀下放一便盆或橡皮垫,先将消毒棉球或纱布球堵于阴道口,以防冲洗液进入阴道,然后用无菌肥皂水棉球擦外阴,再用温开水冲洗干净,冲洗顺序是自上而下,先周围后中间,冲洗后用棉球或纱布擦干,用 0.1% 苯扎溴铵进行消毒,消毒顺序是先中间后周围。消毒完毕,撤去便盆,以无菌巾铺于臀下。接生者按外科手术要求,消毒、穿接生衣、戴无菌手套,站在产妇右侧,先铺大单于产妇臀下,再相继穿腿套,铺消毒巾,并准备好接生用品。

2.指导产妇正确使用腹压

宫口开全后,应指导产妇正确使用腹压,以加速产程进展。此时,可将产妇两腿屈曲,足蹬于床上,两手抓紧床边把手,每等宫缩时让产妇深吸一口气,然后缓慢持久地向下屏气用力,宫缩间歇时全身放松,安静休息,以恢复体力。当胎头将要着冠时,告诉产妇不要用力过猛,以免引起会阴裂伤,可在宫缩间歇时稍向下屏气,使胎头缓慢娩出。

3.密切注意胎心音

此期宫缩频繁而强烈,通常应每5～10min听一次胎心音,必要时用胎儿监护仪观察胎心率及其基线变异。若发现确有异常,应立即做阴道检查,尽快结束分娩。

4.接生及保护会阴

保护会阴的原则是:协助胎头俯屈,让胎头以最小径线(枕下前囟径)在宫缩间歇时缓慢地通过阴道口,以防会阴裂伤。具体方法是:在会阴部盖上一块消毒巾,接生者右肘支在床上,右手拇指与其余四指分开,利用手掌大鱼际肌顶住会阴部,每当宫缩时向上内方托压,同时左手应轻轻下压胎头枕部,协助胎头俯屈和下降,宫缩间歇时,保护会阴的手稍放松,以免压迫过久引起会阴水肿。当胎头着冠,枕骨在耻骨弓下露出时,胎头即将娩出,是发生会阴裂伤的关键时期,右手不可离开会阴,同时嘱产妇在阵缩时不要用力屏气.反要张口哈气,让产妇在宫缩间歇时稍向下屏气,助产者左手帮助胎头仰伸,并稍加控制使胎头缓慢娩出。

胎头娩出后,助产者先用左手从胎儿鼻根部和颈前部向下颏,挤出口鼻腔的黏液和羊水,然后协助胎头复位和外旋转,继而左手轻轻下压胎头,使前肩娩出,再上托胎头,协助后肩娩出。双肩娩出后,才可以松开保护会阴的手,双手扶持胎儿躯干及下肢,使胎儿以侧屈姿势娩出。胎儿娩出后用盆或弯盘放于阴道口下方接流出的血液,以测量出血,记录胎儿娩出时间。

(三)第三产程的处理及护理

1.新生儿处理及护理

(1)清理呼吸道:胎儿娩出后,在距离脐轮约15cm处,分别用两把止血钳夹住脐带,在两钳之间将脐带剪断,再次清除口鼻腔内的黏液及羊水,可用洗耳球或吸痰管吸之。新生儿哭声响亮表示呼吸道通畅,可按Apgar评分法进行评分。此评分是以新生儿出生后的心率、呼吸、肌张力、喉反射及皮肤颜色五项体征为标准(表5-1)。

表 5-1　新生儿 Apgar 评分法

体征	应得分数		
	0 分	1 分	2 分
每分钟心率	0	少于 100 次	100 次及以上
呼吸	0	浅慢且不规则	佳
肌张力	松弛	四肢稍屈	四肢活动
喉反射	无反射	有些动作	咳嗽、恶心
皮肤颜色	苍白	青紫	红润

正常新生儿每项均得2分,共10分;7分以上只需进行一般处理;4～7分缺氧较严重,需清理呼吸道、人工呼吸、吸氧、用药等抢救措施才能恢复,4分以下缺氧严重,需紧急抢救,行气管内插管并给氧等,经处理后5min再次评分,借以估计胎儿情况是否好转。

(2)处理脐带:用75%乙醇溶液消毒脐根部周围,在距脐轮上0.5cm处用脐带线结扎第一道,于第一道结扎线上的 1cm 处再结扎第二道,松紧要适度,以防脐出血或脐带断裂。于第二道结扎线上 0.5cm 处剪断脐带,以 2.5% 碘酊或 75% 乙醇溶液消毒脐带残端,用无菌纱布覆盖,脐绷带包扎。目前还有气门芯、脐带夹、血管钳等方法取代双重结扎脐带法,均获得脐带脱落快和减少脐带感染的良好效果。在处理时,要注意新生儿的保暖。

以上处理完毕,经详细的体格检查后,让产妇看清新生儿性别,擦净新生儿足底胎脂,打新生儿左足印及产妇右手拇指印于新生儿病历上,系以标明新生儿性别、体重、出生时间、母亲姓名和床号的手腕带和包被,由助手送入新生儿室,用 5% 弱蛋白银或 0.25% 氯霉素滴眼,预防眼炎。

(3)注意保暖:擦干新生儿体表的血迹和羊水,注意保暖。

2.协助胎盘娩出

胎盘剥离征象:①宫体变硬,由球形变为狭长形,宫底升高达脐上;②阴道少量出血;③阴道口外群的脐带自行下降延长;④接生者用左手掌尺侧缘轻压产妇耻骨联合上方,将宫体向上推,而外露的脐带不再回缩。确定胎盘已剥离后,让产妇稍加腹压,或接生者轻压宫底,另手轻轻牵拉脐带,使胎盘娩出。等胎盘排到阴道口时,即用双手托住胎盘向一个方向旋转,同时向外牵引,直至胎盘、胎膜全部娩出。

3.检查胎盘胎膜

将胎盘平铺在产床上,先用纱布擦去母体面血块,检查胎盘小叶有无缺损;然后提起胎盘,检查胎膜是否完整,胎儿面边缘有无断裂血管以及时发现副胎盘,如有残留组织,应在无菌操作下伸手入宫腔内取出残留组织,记录胎盘大小、脐带长度和出血量。

4.检查软产道

胎盘娩出后,用无菌纱布拭净外阴血迹,仔细检查会阴、小阴唇内侧、尿道口周围、阴道及宫颈有无裂伤。若有裂伤,应立即缝合。

5.加强产后观察预防产后出血

正常分娩出血量多数不足 300mL。产后在产房继续观察产妇 2h,注意子宫收缩、子宫底高度、阴道流血量、有无血肿、膀胱是否充盈等,测量血压、脉搏。若阴道流血量虽不多,但子宫收缩不良、子宫底上升者,表示宫腔内有积血,应挤压子宫底排出积血,并给予及时处理。产后两小时,将产妇同新生儿送同病室。

第五节　分娩镇痛

子宫本身的收缩并不带来疼痛,产痛主要因宫缩对肌肉的牵拉造成。有效的放松技巧,如深呼吸及转移注意力等,有助于缓解产时不适,统称为非药物镇痛。它具有方便、安全、有效及对母体和胎儿无害等特点,应加以提倡。

一、非药物镇痛

(一)孕期活动锻炼

孕妇尽可能保持正常的日常活动,坚持锻炼可加强盆底肌肉及腹肌的力量,增加弹性,有利于正常分娩。

孕期锻炼需要在专业人员的指导下进行,排除可能导致胎儿及母体危险的可能因素。活动强度由轻至重逐渐增加,以不感到疲劳为宜。如有持续的腹痛或阴道流血等应及时与医生联系。

1.坐位锻炼

坐位锻炼可加强盆底肌肉力量,适于看电视或玩牌时采用。孕妇在坐时两腿不能交叉受压,一腿应放在另一腿前方。两大腿尽可能地平行于地面,以可感觉到会阴部张力为宜。腰部要挺直,头部力量上引有助于伸展背部,防止身体的重量压在腰骶部,导致腰背酸痛。

2.蹲姿锻炼

蹲姿锻炼对加强盆底肌肉有效。蹲时两大腿平行于腹部两侧,防止挤压腹部。注意要穿平底鞋或赤足,双脚平放于地面以加强效果。下蹲时注意盆底肌肉要收缩上提,而不是向下屏气,以达到锻炼效果。

3.盆底肌肉收缩锻炼

做肛门会阴部收缩,如同憋尿的动作,坚持 3s 后放松,重复 10 次;然后尽可能快地收缩与放松 10～25 次,再做盆底肌肉上提动作,每次坚持 3s 后放松。可与坐姿锻炼同时进行。这一动作在产后同样有效,有助于恢复盆底肌肉的张力。

4.背部运动

背部运动可放松腰背部肌肉,防止腰背疼痛。两手、两膝着地,尽可能高地弓起背部,以放松拉伸腰背肌肉,坚持 3s,然后放低。可在每天睡前做 5～10 次。

(二)深呼吸技巧

在第一产程宫口开全以前,应用深呼吸放松技巧,可以减轻宫缩带来的不适,有如下三种类型的呼吸。

1.慢吸慢呼式腹式呼吸

一般于每次宫缩开始时和结束时应用,呼吸要领是腹式呼吸,自宫缩开始时用鼻部缓慢向内吸气,同时腹部肌肉放松向前膨隆,吸气尽可能慢,以放松腹部肌肉,让子宫在收缩时有较大的向前伸张的空间,有助于缓解宫缩带来的不适。然后屏气,尽可能延长,使嘴收缩如壶嘴状,缓慢向外吐气。避免张口呼吸以防止口唇干燥。

2.快吸快呼式胸式呼吸

用于宫缩达高峰时,做快速表浅的胸式呼吸,如同轻微呻吟时的呼吸。

3.喘气和吹气式呼吸

用于第一产程活跃期宫口近开全时,这时产妇常因胎头压迫盆底而不自主地向下屏气,但因宫口尚未开全,此时屏气不但增加产妇体力消耗,还可造成子宫颈水肿反而延迟产程。指导产妇在想用力时张口喘气,做向外吹气的动作,以抑制向下用力。鼓励产妇取自己感觉舒适的体位,跪姿是很多产妇喜欢采用的姿势。卧位时避免长时间的仰卧位。在进行深呼吸时,产妇全身应尽量放松。向产妇解释宫缩的性质,让产妇明确宫缩是有间隔的,并了解正常产程的时限,告知产妇产程进展情况,可增强产妇自然分娩的信心。

(三)注意力转移

保持安静、舒适的环境,听音乐、提供娱乐节目及组织观看健康教育节目等,都是较好的减轻疼痛的方法。

(四)水浴镇痛法

1.镇痛原理

水的浮力可以减轻人体关节所承受的压力;热水不仅使人放松,还可减轻分娩疼痛;热水淋洒在身上可起到按摩的作用,增加机体内源性镇痛物质的产生。

2.水浴时间

如果在家里,在进入活跃期之前都可进行热水浴。但若胎膜已破则不能水浴。如果在医院里,即使进入了活跃期也可行热水浴。

3.注意事项

水温不能太高,比体温稍高一点;产妇不能单独一人进行热水浴,陪伴者应随时和产妇在一起;热水浴期间应多喝水。

(五)音乐镇痛法

音乐镇痛法以柔和舒缓的音乐为主,选择产妇自己喜欢的音乐。

二、药物镇痛

药物镇痛的优点是起效快、苏醒快,须在医师和麻醉师指导下应用。

(一)镇静药物

镇静药物常用哌替啶和吗啡。因其可抑制胎儿呼吸,故应掌握用药时间,在胎儿娩出前至少 2h 应用,并在新生儿出生后用纳洛酮解除药物不良反应。

(二)氧化亚氮吸入

应用专门的氧化亚氮瓶和吸入装置,在麻醉师指导下应用。产妇保持清醒。

(三)硬膜外麻醉

行椎管穿刺注入麻醉药物,如芬太尼,可应用产妇自控持续镇痛装置。产妇保持清醒。有可能造成低血压,要注意监测血压。

第六章　正常产褥

第一节　产褥精期母体的变化

一、生殖系统

生殖系统在产褥期的变化最大。子宫从胎盘娩出后到恢复至未孕状态的过程称为子宫复旧,主要包括子宫体肌纤维的缩复和子宫内膜的再生。在子宫复旧的过程中,其重量减轻,体积减小。子宫肌纤维的缩复是指肌细胞长度和体积缩减,而肌细胞数目并未减少。细胞内多余的胞浆蛋白在胞内溶酶体酶系作用下变性自溶,最终代谢产物通过血液和淋巴循环经肾脏排出体外。分娩后的子宫重约 1000g,17cm×12cm×8cm 大小;产后 1 周的子宫重约 500g,如12 孕周大;产后 10d 子宫降至骨盆腔,腹部触诊不能扪及;产后 2 周子宫重约 300g;6 周约50g,大小亦恢复至未孕时状态。分娩后 2～3d,子宫蜕膜分为浅、深两层。浅层蜕膜发生退行性变,坏死、脱落,成为恶露的一部分,随恶露排出。深部基底层的腺体和间质迅速增殖,形成新的子宫内膜。到产后 3 周,新生的子宫内膜覆盖了胎盘附着部位以外的子宫内壁。胎盘附着部位的子宫内膜至产后 6 周才能完全由新生的子宫内膜覆盖;产后宫颈松弛如袖管,外口呈环状。产后 2d 起,宫颈张力才逐渐恢复,产后 2～3d,宫颈口可容 2 指,宫颈内口 10d 后关闭,宫颈外形约在产后 1 周恢复,宫颈完全恢复至未孕状态约需 4 周。但宫颈由于分娩中 3 点或 9点不可避免的轻度裂伤.外口由未产时的圆形变为经产后的一字形;产后阴道壁松弛,阴道皱襞消失,阴道腔扩大。产褥期阴道壁张力逐渐恢复,产后 3 周阴道皱襞开始重现,阴道腔逐渐缩小,但在产褥期末多不能恢复至原来的弹性及紧张度;会阴由于分娩时胎头压迫,多有轻度水肿,产后 2～3d 自行吸收消失。会阴裂伤或切口在产后 3～5d 多能愈合;处女膜在分娩时撕裂形成处女膜痕,是经产的重要标志,不能恢复;盆底肌肉和筋膜由于胎头的压迫和扩张,过度伸展而致弹性降低,并可有部分肌纤维断裂。若产褥期能坚持正确的盆底肌锻炼,则有可能恢复至正常未孕状态。但盆底组织有严重裂伤未能及时修补、产次多,分娩间隔时间过短的产妇,可造成盆底组织松弛,也是造成子宫脱垂,阴道前后壁膨出的主要原因。

二、循环系统

胎盘娩出后子宫胎盘循环终止,子宫肌的缩复使大量血液进入母血液循环,加之妊娠期水钠潴留也被重吸收进入血液。因此,产后第 2～3 天,母血液循环量可增加 15%～25%。心功能正常的产妇尚可耐受这一变化。若心功能不全可由于前负荷的增加诱发心力衰竭。循环血量经过自身调节在产后 2～6 周可恢复至未孕时水平。

三、血液系统

产褥早期产妇的血液仍呈高凝状态,这对于减少产后出血,促进子宫创面的恢复有利。这种高凝状态在产后 3 周才开始恢复。外周血中白细胞数增加,可达 $(15\sim30)\times10^9/L$,以中性粒细胞升高为主,产后 1~2 周恢复正常。产褥期贫血较常见,经加强营养和药物治疗后可逐渐恢复。血小板数在产后增多。红细胞沉降率加快,产后 3~4 周恢复正常。

四、呼吸系统

产后膈肌下降,腹压减低,产妇的呼吸运动由妊娠晚期的胸式呼吸变为胸腹式呼吸。呼吸的幅度较深,频率较慢,每分钟 14~16 次。

五、消化系统

产妇体内孕酮水平下降,胃动素水平增加,胃肠道的肌张力和蠕动力逐渐恢复,胃酸分泌增加,于产后 1~2 周恢复至正常水平。因此,产褥早期产妇的食欲欠佳,喜进流食,以后逐渐好转。由于产妇多卧床,活动较少,膳食中的纤维成分少,盆底肌和腹肌松弛,胃肠动力较弱,易发生便秘。

六、泌尿系统

产后循环血量增加,组织间液重吸收使血液稀释,在自身调节机制的作用下,肾脏利尿作用增强,尿量增加,尤以产后第 1 周明显。妊娠期肾盂和输尿管轻度生理性扩张,于产后 4~6 周恢复正常。膀胱在分娩过程中受压,组织充血、水肿,处于麻痹状态,对尿液的刺激不敏感,再加上会阴伤口疼痛,产妇不习惯卧床排尿等因素,易发生尿潴留,多发生在产后 12h 内。

七、内分泌系统

胎儿娩出后,胎盘分泌的激素在母体中的含量迅速下降。雌激素 3d、孕激素 1 周降至卵泡期水平。人绒毛膜促性腺激素(HCG)一般在产后 2 周消失。胎盘生乳素(HPL)的半衰期为 30min,其消减较快,产后 1d 已测不出。其他的酶类或蛋白,如耐热性碱性磷酸酶(HSAP)、催产素酶(CAP)、甲胎蛋白(AFP)等,在产后 6 周均可恢复至未孕时水平。妊娠时的高雌、孕激素水平,负反馈抑制了下丘脑促性腺激素释放激素(Gn-RH)的分泌,使垂体产生惰性,产后恢复也较慢,恢复的时间与是否哺乳有关,一般产妇于产后 4~6 周逐渐恢复对 Gn-RH 的反应性。不哺乳的产妇,产后 6~8 周可有月经复潮,平均在产后 10 周恢复排卵。哺乳产妇的月经恢复较迟,有的在整个哺乳期内无月经来潮。但月经复潮晚来潮前有排卵的可能,应注意避孕。

妊娠过程中母体的甲状腺、肾上腺、胰岛、甲状旁腺等内分泌腺体的功能均发生一系列改变,多在产褥期恢复至未孕前状态。

八、免疫系统

妊娠是成功的半同种异体移植,孕期母体的免疫系统处于被抑制状态,以保护胎儿不被排斥,其表现有抑制性 T 淋巴细胞与辅助性 T 淋巴细胞的比值上升等。产后免疫系统的功能向增强母儿的抵抗力转变,母血中的自然杀伤细胞(NK 细胞)、淋巴因子激活的杀伤细胞(LAK 细胞)、大颗粒细胞(LGLs)数目增加,活性增强。但产褥期机体的防御功能仍较脆弱。

九、精神心理

产妇的心理变化对产褥期的恢复有重要影响。产妇的心理状态多不稳定且脆弱。在产后1周,绝大多数产妇都有不同程度的焦虑、烦闷等情绪,严重者可能发生产后忧郁综合征。对产妇进行社会心理护理,特别是产妇丈夫和家庭的支持和关怀,有利于避免产后不良心理反应。

十、泌乳

妊娠期胎盘分泌大量雌激素促进了乳腺腺管发育,大量孕激素促进了乳腺腺泡发育,为产后泌乳准备了条件,但同时也抑制了孕期乳汁的分泌。分娩后,产妇血中雌、孕激素水平迅速下降,解除了对泌乳的抑制,同时母体内催乳激素(prolactin.PRL)水平很高,这是产后泌乳的基础。此后乳汁的分泌在很大程度上依赖于婴儿吸吮.当婴儿吸吮时,感觉冲动从乳头传至大脑,大脑底部的腺垂体反应性地分泌催乳素,催乳素经血液到达乳房,使泌乳细胞分泌乳汁。同时感觉冲动可经乳头传至大脑底部的神经垂体反射性地分泌缩宫素,后者作用于乳腺腺泡周围的肌上皮细胞,使其收缩而促使乳汁排出。乳房的排空也是乳汁再分泌的重要条件之一。此外,乳汁分泌还与产妇的营养、睡眠、精神和健康状态有关。

乳汁是婴儿的最佳食品。它无菌、营养丰富、温度适中,最适合婴儿的消化和吸收。母乳的质和量随着婴儿的需要自然变化,产后最初几日内分泌的乳汁称为初乳,质较黏稠,因其含较多的胡萝卜素,色偏黄,蛋白的含量很高。此后分泌的乳汁称成熟乳,蛋白含量较初乳低,脂肪和乳糖的含量较高。乳汁中除含有丰富的营养物质、多种微量元素、维生素外,还含有免疫物质,对促进婴儿生长、提高婴儿抵抗力有重要作用。

第二节　产褥期临床表现、处理及保健

一、产褥期临床表现

(一)体温

产后体温多数在正常范围内。产程延长或过度疲劳者,体温在产后最初24h内略升高,一般不超过38℃;产后3～4d因乳房充盈乳胀也可发热,体温达38.5℃,多在24h内恢复正常。如果体温超过38℃,应视为病态。

(二)脉搏

略缓慢,每分钟60～70次,与子宫胎盘循环停止及卧床休息等因素有关,约于产后1周恢复正常。

(三)呼吸

产后腹压降低,膈肌下降,由妊娠期的胸式呼吸变为胸腹式呼吸,使呼吸深慢,每分钟14～16次。

(四)血压

产褥期变化不大。妊娠高血压疾病患者产后血压降低明显。产后出血者应定时量血压。

(五)子宫复旧

胎盘娩出后,子宫圆而硬,宫底在脐下一指。产后第 1d 因宫颈外口升至坐骨棘水平,致使宫底稍上升平脐,以后每日下降 1~2cm,至产后 10d 子宫降入骨盆腔内,此时腹部检查于耻骨联合上方扪不到宫底。

(六)恶露

产后随子宫蜕膜(特别是胎盘附着处蜕膜)的脱落,血液、坏死蜕膜等组织经阴道排出,称恶露。

1.血性恶露

血性恶露为产后 7d 的阴道排出物,色鲜红,量较多,有时有小血块、少量胎膜及坏死蜕膜组织。

2.浆液恶露

浆液性恶露为产后 1~2 周的阴道排出物,色淡红,似浆液,含血量少,但有较多的坏死蜕膜组织、宫颈黏液、阴道排液,且有细菌。

3.白色恶露

白色恶露为产后 2~4 周的阴道排出物,量少黏稠,色泽较白,含大量白细胞、坏死蜕膜组织、表皮细胞及细菌等。

正常恶露有血腥味,但无臭味,持续 4~6 周,总量为 250~500mL,个体差异较大。若子宫复旧不全或宫腔内残留胎盘、多量胎膜或合并感染时,恶露量增多,血性恶露持续时间延长并有臭味。

(七)产后宫缩痛

产后宫缩痛多见于经产妇。产褥早期因宫缩引起下腹部阵发性剧烈疼痛称产后宫缩痛。子宫在疼痛时呈强直性收缩,于产后 1~2d 出现,持续 2~3d 自然消失。哺乳时反射性缩宫素分泌增多,可使疼痛加重。

(八)褥汗

产褥早期,皮肤排泄功能旺盛,排出大量汗渍,以夜间睡眠和初醒时更明显,不属病态,于产后 1 周内自行好转。

二、产褥期处理

产褥期母体各系统变化很大,虽属生理范畴,但子宫内有较大创面,乳腺分泌功能旺盛,容易发生感染和其他病理情况,为保证母亲产后顺利恢复,应仔细观察产褥期改变,及时发现异常并进行处理。

(一)一般处理

1.产后 2h 内的处理

产后 2h 内极易发生严重并发症,故应在产房内严密地观察产妇,除协助产妇首次哺乳外,观察阴道流血量,注意子宫收缩、膀胱充盈与否等,并应测量血压、脉搏。若阴道流血量虽不多,宫底上升者,提示宫腔内有积血,应挤压宫底排出积血,并给予子宫收缩药。若产妇自觉肛门坠胀多有阴道后壁血肿,应行肛查确诊后给予及时处理。

2.休养环境

安静清洁,室内空气流通,保持一定的温度和湿度,夏季注意防止产褥期中暑,冬季注意保暖,避免产妇感冒和新生儿硬肿症。

3.活动与休息

产后保证充分休息和睡眠,睡眠时一般应以左、右侧卧位交替,以免子宫后倾。如会阴切开者,应向健侧为宜。产后24h,无特殊情况,可下床活动,早期活动有利于子宫复旧、恶露排出,大小便通畅,并可增强腹壁及盆底肌肉紧张度,减少子宫移位和阴道前后壁膨出,防止盆腔和下肢静脉血栓形成。但不宜过早参加重体力劳动,不宜站立过久,少做蹲位,以防子宫脱垂。

(二)饮食

产后1h可让产妇进流食或清淡半流食,以后可进普通饮食。食物应富有营养、足够热量和水分。若哺乳,应多进蛋白质和汤汁食物,并适当补充维生素和铁剂。

(三)产后尿潴留

产后尿量明显增多,应鼓励产妇尽早自解小便。产后4h即应让产妇排尿。若排尿困难,应解除怕排尿引起疼痛的顾虑,鼓励产妇坐起排尿,用热水熏洗外阴,用温开水冲洗尿道外口周围诱导排尿。下腹部正中放置热水袋,刺激膀胱肌收缩,也可针刺关元、气海、三阴交、阴陵泉等穴位。用强刺激手法,或肌内注射甲硫酸新斯的明1mg或加兰他敏注射液2.5mg,兴奋膀胱逼尿肌促其排尿。若使用上述方法均无效时应予导尿,必要时留置导尿管1~2d,并给予抗生素预防感染。

(四)便秘

产后因卧床休息、食物中缺乏纤维素以及肠蠕动减弱,常发生便秘。应多吃蔬菜及早日下床活动。若发生便秘,应口服缓泻药、开塞露塞肛或肥皂水灌肠。

(五)子宫复旧及恶露

每日应在同一时间手测宫底高度,以了解子宫逐日复旧过程,测量前应嘱产妇排尿。产后宫缩痛,多在产后2~4d消失,无须特殊处理,疼痛严重者,可针刺中极、关元、三阴交、足三里等穴位,用弱刺激手法;也可用山楂100g,水煎加糖服;或服用止痛片或中药生化汤。

每日应观察恶露量、颜色及气味。若子宫复旧不全,恶露增多、色红且持续时间延长时,应及早给予子宫收缩药;若合并感染,恶露有腐臭味且有子宫压痛,应给予抗生素控制感染。

(六)会阴处理

用1:5000碘伏溶液或1:5000高锰酸钾溶液冲、擦洗外阴,每日2~3次,尽量保持会阴部清洁及干燥。会阴部有水肿者,可用50%硫酸镁液湿热敷。产后24h后可用红外线照射外阴。会阴部有缝线者,应每日检查伤口周围有无红肿、硬结及分泌物。于产后3~5d拆线。若伤口感染,应提前拆线引流或行扩创处理,并定时换药,合理应用抗生素。

三、产褥期保健

(一)适当活动及做产后健身操

尽早适当活动及做产后健身操,有助于体力恢复、排尿及排便,避免或减少静脉栓塞的发生率,且能使骨盆底及腹肌张力恢复,避免腹壁皮肤过度松弛。产后健身操应包括能增强腹肌张力的抬腿、仰卧起坐动作和能锻炼骨盆底肌及筋膜的缩肛动作。产后2周时开始加做胸膝卧位,以预防或纠正子宫后倾。上述动作每日做3次,每次15min,运动量应逐渐加大。

(二)计划生育指导

1.产褥期性生活指导

产褥期内应禁止性交,因生殖器尚未完全恢复前过早开始性生活,容易造成损伤和增加产褥期感染概率。

2.产后避孕措施的选择

产后哺乳者最好用工具避孕,不宜用口服避孕药,因其可影响乳汁的分泌。产后不哺乳者,通常于产后4~8周月经复潮,应及时采取避孕措施,工具避孕或口服避孕药均可采用。用延长哺乳期的方法避孕,效果不可靠,且长期哺乳可能造成下丘脑-垂体-卵巢轴的永久性障碍,甚至闭经、子宫萎缩和性功能障碍。

不适合再次妊娠的产妇,如妊娠合并心脏病、慢性肾炎、高血压病、糖尿病、结核等,最好于产后2~3日做绝育术,因此时子宫底较高,手术易进行;不愿绝育者,应做好避孕方法的指导。

(三)产后检查

产后检查包括产后访视和产后健康检查两部分。产后访视至少3次,分别为出院后3日内、产后14日、产后28日。了解产妇及新生儿健康状况和喂养情况,及时给予指导。产妇应于产后6~8周去医院做产后健康检查,有异常者提前检查。内容包括测血压,查血、尿常规,了解哺乳情况,并做妇科检查,观察盆腔内生殖器是否已恢复至非孕状态;最好同时带婴儿来医院做一次全面检查。

第七章　异常分娩

第一节　胎位异常

胎位异常是造成难产的常见因素之一。分娩时枕前位约占 90%，而胎位异常约占 10%。其中胎头位置异常居多。有因胎头在骨盆内旋转受阻的持续性枕横位、持续性枕后位。有因胎头俯屈不良呈不同程度仰伸的面先露、额先露；还有高直位、前不均倾位等。总计占 6%～7%，胎产式异常的臀先露占 3%～4%，肩先露极少见。此外还有复合先露。

一、持续性枕横位

在分娩过程中，胎头以枕后位或枕横位衔接，在下降过程中，强有力的宫缩多能使胎头向前转 135°或 90°，转成枕前位而自然分娩。如胎头持续不能转向前方，直至分娩后期，仍然位于母体骨盆的后方或侧方，致使发生难产者，称为持续性枕后位或持续性枕横位（persistentoccipito transverse position，POTP），持续性枕后位（persistent occipito posterior position，POPP）。

(一)原因

1.骨盆狭窄

男人型骨盆或类人猿型骨盆其特点是入口平面前半部较狭窄，后半部较宽大，胎头较容易以枕后位或枕横位衔接，又常伴中骨盆狭窄，影响胎头在中骨盆平面向前旋转，致使成为持续性枕后位或持续性枕横位。

2.胎头俯屈不良

如胎头以枕后位衔接，胎儿脊柱与母体脊柱接近，不利于胎头俯屈，胎头前囟成为胎头下降的最低部位，而最低点又常转向骨盆前方，当前囟转至前方或侧方时，胎头枕部转至后方或侧方，形成持续性枕后位或持续性枕横位。

(二)诊断

1.临床表现

临产后，胎头衔接较晚或俯屈不良，由于枕后位的胎先露部不易紧贴宫颈和子宫下段，常导致宫缩乏力及宫颈扩张较慢；因枕骨持续位于骨盆后方压迫直肠，产妇自觉肛门坠胀及排便感，致使宫口尚未开全时，过早使用腹压，容易导致宫颈前唇水肿和产妇疲劳，影响产程进展，常导致第二产程延长。

2.腹部检查

头位胎背偏向母体的后方或侧方，母体腹部的 2/3 被胎体占有，而肢体占 1/3 者为枕前位，胎体占 1/3 而肢体占 2/3 为枕后位。

3.阴道(肛门)检查

宫颈部分扩张或开全时,感到盆腔后部空虚,胎头矢状缝位于骨盆斜径上,前囟在骨盆右前方,后囟(枕部)在骨盆左后方为枕左后位,反之为枕右后位;当发现产瘤(胎头水肿)、颅骨重叠,囟门触不清时,需借助胎儿耳郭及耳屏位置及方向判定胎位。如耳郭朝向骨盆后方,则可诊断为枕后位Ⅰ如耳郭朝向骨盆侧方,则为枕横位。

4.B超检查

根据胎头颜面及枕部的位置,可以准确探清胎头位置以明确诊断。

(三)分娩机制

胎头多以枕横位或枕后位衔接。如在分娩过程中,不能转成枕前位时,可有以下两种分娩机制。

1.枕左后(枕右后)

胎头枕部到达中骨盆向后行45°内旋转,使矢状缝与骨盆前后径一致,胎儿枕部朝向骶骨成枕后位。其分娩方式有两种。

(1)胎头俯屈较好:当胎头继续下降至前囟抵达耻骨弓下时,以前囟为支点,胎头俯屈,使顶部和枕部自会阴前缘娩出,继之胎头仰伸,相继由耻骨联合下娩出额、鼻、口、颏。此种分娩方式为枕后位经阴道分娩最常见的方式。

(2)胎头俯屈不良:当鼻根出现在耻骨联合下缘时,以鼻根为支点,胎头先俯屈,从会阴前缘娩出前囟、顶及枕部,然后胎头仰伸,使鼻、口、颏部相继由耻骨联合下娩出。因胎头以较大的枕额周径旋转,胎儿娩出更加困难,多需手术助产。

2.枕横位

部分枕横位于下降过程中无内旋转动作,或枕后位的胎头枕部仅向前旋转45°成为持续性枕横位,多数需徒手将胎头转成枕前位后自然或助产娩出。

(四)对母儿的影响

1.对产妇的影响

常导致继发宫缩乏力,产程延长,常需手术助产;且容易发生软产道损伤,增加产后出血及感染的机会;如胎头长时间压迫软产道,可发生缺血、坏死、脱落,形成生殖道瘘。

2.对胎儿的影响

由于第二产程延长和手术助产机会增多,常引起胎儿窘迫和新生儿窒息,使围生儿发病率和死亡率增高。

(五)治疗

1.第一产程

严密观察产程,让产妇朝向胎背侧方向侧卧,以利胎头枕部转向前方。如宫缩欠佳,可静滴缩宫素。宫口开全之前,嘱产妇不要过早屏气用力,以免引起宫颈水肿而阻碍产程进展。如果产程无明显进展,或出现胎儿窘迫,需行剖宫产术。

2.第二产程

如初产妇已近2h,经产妇已近1h,应行阴道检查,再次判断头盆关系,决定分娩方式。当胎头双顶径已达坐骨棘水平面或更低时,可先行徒手转儿头,待枕后位或枕横位转成枕前位,使矢状缝与骨盆出口前后径一致,可自然分娩,或阴道手术助产(低位产钳或胎头吸引器);如转成枕前位有困难时,也可向后转成正枕后位,再以低产钳助产,但以枕后位娩出时,需行较大侧切,以免造成会阴裂伤。如胎头位置较高,或疑头盆不称,均需行剖宫产术,中位产钳禁止使用。

3.第三产程

因产程延长,易发生宫缩乏力,故胎盘娩出后立即肌注宫缩剂,防止产后出血;有软产道损伤者,应及时修补。新生儿重点监护。手术助产及有软产道裂伤者,产后给予抗生素预防感染。

二、高直位

胎头以不屈不仰姿势衔接于骨盆入口,其矢状缝与骨盆入口前后径一致,称为高直位(sin-cipital presentation)。是一种特殊的胎头位置异常:胎头的枕骨在母体耻骨联合的后方,称高直前位,又称枕耻位(occipito-pubic position);胎头枕骨位于母体骨盆骶岬前,称高直后位,又称枕骶位(occipito-sacral position)。

(一)诊断

1.临床表现

临产后胎头不俯屈,胎头进入骨盆入口的径线增大,胎头迟迟不能衔接,胎头下降缓慢或停滞,宫颈扩张也缓慢,致使产程延长。

2.腹部检查

枕耻位时,胎背靠近腹前壁,不易触及胎儿肢体,胎心位置稍高在腹中部听得较清楚;枕骶位时,胎儿小肢体靠近腹前壁,有时在耻骨联合上方,可清楚地触及胎儿下颏。

3.阴道检查

发现胎头矢状缝与骨盆前后径一致,前囟在耻骨联合后,后囟在骶骨前,为枕骶位,反之为枕耻位。由于胎头紧嵌于骨盆入口处,妨碍胎头与宫颈的血液循环,阴道检查时常可发现产瘤,其范围与宫颈扩张程度相符合。一般直径为3～5cm,产瘤一般在两顶骨之间,因胎头有不同程度的仰伸所致。

(二)分娩机制

1.枕耻位

如胎儿较小,宫缩强,可使胎头俯屈、下降,双顶径达坐骨棘平面以下时,可能经阴道分娩;但胎头俯屈不良而无法入盆时,需行剖宫产。

2.枕骶位

胎背与母体腰骶部贴近,妨碍胎头俯屈及下降,使胎头处于高浮状态,迟迟不能入盆。

(三)治疗

1.枕耻位

可给予试产,加速宫缩,促使胎头俯屈,有望阴道分娩或手术助产,如试产失败,应行剖宫产。

2.枕骶位

一经确诊,应行剖宫产。

三、枕横位中的前不均倾位

头位分娩中,胎头不论采取枕横位、枕后位或枕前位通过产道,均可发生不均倾势(胎头侧屈),枕横位时较多见,枕前位与枕后位时则罕见。而枕横位的胎头(矢状缝与骨盆入口横径一致)如以前顶骨先入盆则称为前不均倾(anterior asynclitism)。

(一)诊断

1.临床表现

因胎头迟迟不能入盆,宫颈扩张缓慢或停滞,使产程延长,前顶骨紧嵌于耻骨联合后方压迫尿道和宫颈前唇,导致尿潴留,宫颈前唇水肿及胎膜早破。胎头受压过久,可出现胎头水肿(caput succedaneum)又称产瘤。左枕横时产瘤于右顶骨上;右枕横时产瘤于左顶骨上。

2.腹部检查

前不均倾时胎头不易入盆。临产早期,于耻骨联合上方可扪到前顶部,随产程进展,胎头继续侧屈使胎头与胎肩折叠于骨盆入口处,因胎头折叠于胎肩之后,使胎肩高于耻骨联合平面,于耻骨联合上方只能触到一侧胎肩而触不到胎头。

3.阴道检查

胎头矢状缝在骨盆入口横径上,向后移靠近骶岬,同时前后囟一起后移,前顶骨紧紧嵌于耻骨联合后方,致使盆腔后半部空虚,而后顶骨大部分嵌在骶岬之上。

(二)分娩机制

以枕横位入盆的胎头侧屈,多数以后顶骨先入盆,滑入骶岬下骶骨凹陷区,前顶骨再滑下去,至耻骨联合成为均倾姿势,少数以前顶骨先入盆,由于耻骨联合后面平直,前顶骨受阻,嵌顿于耻骨联合后面,而后顶骨架在骶岬之上,无法下降入盆。

(三)治疗

一经确诊为前不均倾位,应尽快行剖宫产术。

四、面先露

面先露(face presentation)多于临产后发现。系因胎头极度仰伸,使胎儿枕部与胎背接触。面先露以颏为指示点,有颏左前、颏左横、颏左后、颏右前、颏右横和颏右后六种胎位。以颏左前和颏右后多见,经产妇多于初产妇。

(一)诊断

1.腹部检查

因胎头极度仰伸入盆受阻,胎体伸直,宫底位置较高,颏左前时,在母体腹前壁容易扪及胎儿肢体,胎心由胸部传出,故在胎儿肢体侧的下腹部听得清楚。颏右后时,于耻骨联合上方可触及胎儿枕骨隆突与胎背之间有明显的凹陷,胎心遥远而弱。

2.阴道(肛门)检查

阴道检查可触到高低不平、软硬不均的颜面部,如宫口开大时,可触及胎儿的口、鼻、颧骨及眼眶,并根据颏部所在位置确定其胎位。

(二)分娩机制

1.颏左前

胎头以仰伸姿势入盆、下降,胎儿面部达骨盆底时,胎头极度仰伸,颏部为最低点,故转向前方。胎头继续下降并极度仰伸,当颏部自耻骨弓下娩出后,极度仰伸的胎颈前面处于产道的小弯(耻骨联合),胎头俯屈时,胎头后部能够适应产道的大弯(骶骨凹),使口、鼻、眼、额、前囟及枕部自会阴前缘相继娩出,但产程明显延长。

2.颏右后

胎儿面部达骨盆底后,有可能经内旋转135°以颏左前娩出。如因内旋转受阻,成为持续性颏右后,胎颈极度伸展,不能适应产道的大弯,足月活胎不能经阴道娩出。

(三)对母儿的影响

1.对产妇的影响

颏左前时因胎儿面部不能紧贴子宫下段及宫颈,常引起宫缩乏力,致使产程延长,颜面部骨质不能变形,易发生会阴裂伤。颏右后可发生梗阻性难产,如不及时发现,准确处理,可导致子宫破裂,危及产妇生命。

2.对胎儿和新生儿的影响

胎儿面部受压变形,颜面皮肤青紫、肿胀,尤以口唇为著,影响吸吮,严重时会发生会厌水肿影响呼吸和吞咽。新生儿常于出生后保持仰伸姿势达数日之久。

(四)治疗

1.颏左前

如无头盆不称,产力良好,经产妇有可能自然分娩或行产钳助娩;初产妇有头盆不称或出现胎儿窘迫征象,应行剖宫产。

2.颏右后

应行剖宫产术。如胎儿畸形,无论颏左前或颏右后,均应在宫口开全后,全麻下行穿颅术结束分娩,术后常规检查软产道,如有裂伤,及时缝合。

五、臀先露

臀先露(breech presentation)是最常见的异常胎位,占妊娠足月分娩的3%~4%。因胎头比胎臀大,且分娩时后出胎头无法变形,往往娩出困难;加之脐带脱垂较常见,使围生儿死亡率增高,为枕先露的3~8倍。臀先露以骶骨为指示点,有骶左前、骶左横、骶左后、骶右前、骶右横和骶右后6种胎位。

(一)原因

妊娠30周以前,臀先露较多见,妊娠30周以后,多能自然转成头先露。持续为臀先露原因尚不十分明确,可能的因素有以下几种。

1.胎儿在宫腔内活动范围过大

羊水过多,经产妇腹壁松弛以及早产儿羊水相对偏多,胎儿在宫腔内自由活动形成臀先露。

2.胎儿在宫腔内活动范围受限

子宫畸形(如单角子宫、双角子宫等)、胎儿畸形(如脑积水等)、双胎、羊水过少、脐带缠绕致脐带相对过短等均易发生臀先露。

3.胎头衔接受阻

狭窄骨盆、前置胎盘、肿瘤阻塞盆腔等,也易发生臀先露。

（二）临床分类

根据胎儿两下肢的姿势分为以下几种。

1.单臀先露或腿直臀先露(frank breech presentation)

胎儿双髋关节屈曲,双膝关节直伸。以臀部为先露,最多见。

2.完全臀先露或混合臀先露(complete breech presentation)

胎儿双髋关节及膝关节均屈曲,有如盘膝坐,以臀部和双足为先露.较多见。

3.不完全臀先露(incomplete breech presentation)

胎儿以一足或双足、一膝或双膝或一足一膝为先露,膝先露是暂时的,随产程进展或破水后发展为足先露,较少见。

（三）诊断

1.临床表现

孕妇常感肋下有圆而硬的胎头,由于胎臀不能紧贴子宫下段及宫颈,常导致宫缩乏力,宫颈扩张缓慢,致使产程延长。

2.腹部检查

子宫呈纵椭圆形,胎体纵轴与母体纵轴一致,在宫底部可触到圆而硬、按压有浮球感的胎头;而在耻骨联合上方可触到不规则、软且宽的胎臀,胎心在脐左(或右)上方听得最清楚。

3.阴道(肛门)检查

在肛查不满意时,阴道检查可扪及软而不规则的胎臀或触到胎足、胎膝,同时了解宫颈扩张程度及有无脐带脱垂。如胎膜已破,可直接触到胎臀,外生殖器及肛门,如触到胎足时,应与胎手相鉴别。

4.B型超声检查

B超能准确探清臀先露类型与胎儿大小,胎头姿势等。

（四）分娩机制

在胎体各部中,胎头最大,胎肩小于胎头,胎臀最小。头先露时,胎头一经娩出,身体其他部分随即娩出,而臀先露时则不同,较小而软的胎臀先娩出,最大的胎头则最后娩出。为适合产道的条件,胎臀、胎肩、胎头需按一定机制适应产道条件方能娩出,故需要掌握胎臀、胎肩及胎头三部分的分娩机制,以骶右前为例加以阐述。

1.胎臀娩出

临产后,胎臀以粗隆间径衔接于骨盆入口右斜径上,骶骨位于右前方,胎臀继续下降,前髋下降稍快,故位置较低,抵达骨盆底遭到阻力后,前髋向母体右侧行 45°内旋转,使前髋位于耻骨联合后方,此时粗隆间径与母体骨盆出口前后径一致。胎臀继续下降,胎体侧屈以适应产道弯曲度,后髋先从会阴前缘娩出,随即胎体稍伸直,使前髋从耻骨弓下娩出,继之,双腿双足娩出,当胎臀及两下肢娩出后,胎体行外旋转,使胎背转向前方或右前方。

2.胎肩娩出

当胎体行外旋转的同时,胎儿双肩径衔接于骨盆入口右斜径或横径上,并沿此径线逐渐下降,当双肩达骨盆底时,前肩向右旋转 45°转至耻骨弓下,使双肩径与骨盆中、出口前后径一致。同时胎体侧屈使后肩及后上肢从会阴前缘娩出。继之,前肩及前上肢从耻骨弓下娩出。

3.胎头娩出

当胎肩通过会阴时,胎头矢状缝衔接于骨盆入口左斜径或横径上,并沿此径线逐渐下降,同时胎头俯屈,当枕骨达骨盆底时,胎头向母体左前方旋转45°,使枕骨朝向耻骨联合。胎头继续下降。当枕骨下凹到达耻骨弓下缘时,以此处为支点,胎头继续俯屈.使颏、面及额部相继自会阴前缘娩出,随后枕部自耻骨弓下娩出。

(五)对母儿的影响

1.对产妇的影响

胎臀不规则,不能紧贴子宫下段及宫颈,容易发生胎膜早破或继发性宫缩乏力,增加产褥感染与产后出血的风险,如宫口未开全强行牵拉,容易造成宫颈撕裂,甚至延及子宫下段。

2.对胎儿和新生儿的影响

胎臀高低不平,对前羊膜囊压力不均匀,常致胎膜早破,脐带脱垂,造成胎儿窘迫甚至胎死宫内。由于娩出胎头困难,可发生新生儿窒息、臂丛神经损伤及颅内出血等。

(六)治疗

1.妊娠期

妊娠30周前,臀先露多能自行转成头位,如妊娠30周后仍为臀先露应注意寻找形成臀位原因。

2.分娩期

分娩期应根据产妇年龄、胎次、骨盆大小、胎儿大小、臀先露类型以及有无并发症,于临产初期做出正确判断,决定分娩方式。

(1)择期剖宫产的指征:狭窄骨盆、软产道异常、胎儿体重大于3500g、儿头仰伸、胎儿窘迫、高龄初产、有难产史、不完全臀先露等。

(2)决定阴道分娩的处理:可根据不同的产程分别处理。

第一产程:产妇应侧卧,不宜过多走动,少做肛查,不灌肠,尽量避免胎膜破裂。一旦破裂,立即听胎心。如胎心变慢或变快,立即肛查,必要时阴道检查,了解有无脐带脱垂。如脐带脱垂,胎心好,宫口未开全,为抢救胎儿,需立即行剖宫产术。如无脐带脱垂,可严密观察胎心及产程进展。如出现宫缩乏力,应设法加强宫缩,当宫口开大4～5cm时胎足即可经宫口娩出阴道。为了使宫颈和阴道充分扩张,消毒外阴之后,使用"堵"外阴方法。当宫缩时,用消毒巾以手掌堵住阴道口让胎臀下降,避免胎足先下降。待宫口及阴道充分扩张后才让胎臀娩出。此法有利于后出胎头的顺利娩出。在堵的过程中,应每隔10～15min听胎心1次,并注意宫口是否开全。宫口已开全再堵易引起胎儿窘迫或子宫破裂。宫口近开全时,要做好接生和抢救新生儿窒息的准备。

第二产程:接生前,应导尿,排空膀胱。初产妇应做会阴侧切术。可有三种分娩方式:①自然分娩:胎儿自然娩出,不做任何牵拉,极少见,仅见于经产妇、胎儿小、产力好、产道正常者。②臀助产术:当胎臀自然娩出至脐部后,胎肩及后出胎头由接生者协助娩出。脐部娩出后,胎头娩出最长不能超过8min。③臀牵引术:胎儿全部由接生者牵引娩出。此种手术对胎儿损伤大,不宜采用。

第三产程:产程延长,易并发子宫乏力性出血。胎盘娩出后,应静推或肌注缩宫素防止产后出血。手术助产分娩于产后常规检查软产道,如有损伤,应及时缝合,并给抗生素预防感染。

六、肩先露(shoulder presentation)

胎体纵轴和母体纵轴相垂直为横产式(transverse lie),胎体横卧于骨盆入口之上,先露部为肩,称为肩先露。占妊娠足月分娩总数的0.1%~0.25%,是对母儿最不利的胎位。除死胎和早产儿肢体可折叠娩出外,足月活胎不可能经阴道娩出。如不及时处理,容易造成子宫破裂,威胁母儿生命。根据胎头在母体左(右)侧和胎儿肩胛朝向母体前(后)方,分为肩左前、肩右前、肩左后和肩右后四种胎位。

(一)原因

与臀先露发生原因类似,初产妇肩先露首先必须排除狭窄骨盆和头盆不称。

(二)诊断

1.临床表现

先露部胎肩不能紧贴子宫下段及宫颈,缺乏直接刺激,容易发生宫缩乏力,胎肩对宫颈压力不均匀,容易发生胎膜早破,破膜后羊水迅速外流,胎儿上肢或脐带容易脱出,导致胎儿窘迫,甚至胎死宫内。随着宫缩不断加强,胎肩及胸廓一部分被挤入盆腔内,胎体折叠弯曲,胎颈被拉长,上肢脱出于阴道口外,胎头和胎臀仍被阻于骨盆入口上方,形成嵌顿性或忽略性肩先露。

宫缩继续加强,子宫上段越来越厚,子宫下段被动扩张越来越薄,由于子宫上下段肌壁厚薄相差悬殊,形成环状凹陷,并随宫缩逐渐升高,甚至可达脐上,形成病理缩复环(patho-logic re-traction ring),是子宫破裂的先兆。如不及时处理,将发生子宫破裂。

2.腹部检查

子宫呈横椭圆形,子宫底高度低于妊娠周数,子宫横径宽,宫底部及耻骨联合上方较空虚,在母体腹部一侧可触到胎头,另侧可触到胎臀。肩左前时,胎背朝向母体腹壁,触之宽大平坦。胎心于脐周两侧听得最清楚。根据腹部检查多可确定胎位。

3.阴道(肛门)检查

胎膜未破者,因胎先露部浮动于骨盆入口上方,肛查不易触及胎先露部;如胎膜已破,宫口已扩张者,阴道检查可触到肩胛骨或肩峰、肋骨及腋窝。腋窝尖端示胎儿头端,据此可决定胎头在母体左(右)侧,肩胛骨朝向母体前(后)方,可决定肩前(后)位。例如胎头于母体右侧,肩胛骨朝向后方,则为肩右后位。胎手若已脱出阴道口外,可用握手法鉴别是胎儿左手或右手,因检查者只能与胎儿同侧手相握,例如肩右前位时左手脱出,检查者用左手与胎儿左手相握。余类推。

4.B超检查

B超检查能准确探清肩先露,并能确定具体胎位。

(三)治疗

1.妊娠期

妊娠后期发现肩先露应及时矫正。可采用胸膝卧位或试行外倒转术转成纵产式(头先露或臀先露)并包扎腹部以固定产式。如矫正失败,应提前入院决定分娩方式。

2.分娩期

根据胎产式、胎儿大小、胎儿是否存活、宫颈扩张程度、胎膜是否破裂、有无并发症等决定分娩方式。

(1)足月,活胎,未临产,择期剖宫产术。

(2)足月,活胎,已临产,无论破膜与否,均应行剖宫产术。

(3)已出现先兆子宫破裂或子宫破裂征象,无论胎儿存活,均应立即剖宫产,术中如发现宫腔感染严重,应将子宫一并切除(子宫次全切除术或子宫全切术)。

(4)胎儿已死,无先兆子宫破裂征象,如宫口已开全,可在全麻下行断头术或毁胎术。术后应常规检查子宫下段、宫颈及阴道有无裂伤。如有裂伤应及时缝合。注意预防产后出血,并需应用抗生素预防感染。

七、复合先露(compound presentation)

胎先露部(胎头或胎臀)伴有肢体(上肢或下肢)同时进入骨盆入口,称为复合先露。临床以头与手的复合先露最常见,多发生于早产者,发生率为 1.43‰～1.60‰。

(一)诊断

当产程进展缓慢时,做阴道检查发现胎先露旁有肢体而明确诊断。常见胎头与胎手同时入盆。应注意与臀先露和肩先露相鉴别。

(二)治疗

(1)无头盆不称,让产妇向脱出的肢体对侧侧卧.肢体常可自然缩回。脱出的肢体与胎头已入盆,待宫口开全后于全麻下上推肢体,将其回纳,然后经腹压胎头下降,以低位产钳助娩,或行内倒转术助胎儿娩出。

(2)头盆不称或伴有胎儿窘迫征象,应行剖宫产术。

第二节　产道异常

产道包括骨产道(骨盆腔)与软产道(子宫下段、宫颈、阴道、外阴).是胎儿经阴道娩出的通道。产道异常可使胎儿娩出受阻,临床上以骨产道异常多见。

一、骨产道异常

骨盆径线过短或形态异常,致使骨盆腔小于胎先露部可通过的限度,阻碍胎先露部下降,称骨盆狭窄。狭窄骨盆可以为一个径线过短或多个径线同时过短,也可为一个平面狭窄或多个平面同时狭窄。当一个径线狭窄时要观察同一个平面其他径线的大小,再结合整个骨盆腔大小与形态进行综合分析,做出正确判断。

(一)分类

1.骨盆入口平面狭窄

骨盆入口平面狭窄以扁平骨盆为代表,主要为入口平面前后径过短。狭窄分 3 级:Ⅰ级(临界性),绝大多数可以自然分娩,骶耻外径 18cm,真结合径 10cm;Ⅱ级(相对性),经试产来决定可否经阴道分娩,骶耻外径 16.5～17.5cm,真结合径 8.5～9.5cm;Ⅲ级(绝对性),骶耻外径≤16.0cm,真结合径≤8.0cm.足月胎儿不能经过产道,必须行剖宫产终止妊娠。在临床中常遇到的是前两种,我国妇女常见以下两种类型。

(1)单纯扁平骨盆:骨盆入口前后径缩短而横径正常。骨盆入口呈横扁圆形,骶岬向前下突。

(2)佝偻病性扁平骨盆:骨盆入口呈肾形,前后径明显缩短,骨盆出口横径变宽,骶岬前突,骶骨下段变直向后翘,尾骨呈钩状突向骨盆出口平面。髂骨外展,髂棘间径≥髂嵴间径,耻骨弓角度增大。

2.中骨盆及骨盆出口平面狭窄

狭窄分3级:Ⅰ级(临界性),坐骨棘间径10cm,坐骨结节间径7.5cm;Ⅱ级(相对性),坐骨棘间径8.5～9.5cm,坐骨结节间径6.0～7.0cm;Ⅲ级(绝对性),坐骨棘间径≤8.0cm,坐骨结节间径≤5.5cm。我国妇女常常以下两种类型。

(1)漏斗骨盆:骨盆入口各径线值均正常,两侧骨盆壁向内倾斜似漏斗得名。其特点是中骨盆及骨盆出口平面均明显狭窄,使坐骨棘间径、坐骨结节间径均缩短,耻骨弓角度<90°。坐骨结节间径与出口后矢状径之和<15cm。

(2)横径狭窄骨盆:骨盆各横径径线均缩短,各平面前后径稍长,坐骨切迹宽,测量骶耻外径值正常,但髂棘间径及髂嵴间径均缩短。中骨盆及骨盆出口平面狭窄,产程早期无头盆不称征象,当胎头下降至中骨盆或骨盆出口时,常不能顺利地转成枕前位,形成持续性枕横位或枕后位造成难产。

3.均小骨盆

骨盆外形属女型骨盆,但骨盆各平面均狭窄,每个平面径线较正常值小2cm或更多,称均小骨盆。多见于身材矮小、体形匀称的妇女。

4.畸形骨盆

骨盆失去正常形态称畸形骨盆。

(1)骨软化症骨盆:现已罕见。系因缺钙、磷、维生素D以及紫外线照射不足使成人期骨质矿化障碍,被类骨质组织所代替,骨质脱钙、疏松、软化。由于受躯干重力及两股骨向内上方挤压,使骶岬向前,耻骨联合前突,坐骨结节间径明显缩短,骨盆入口平面呈凹三角形。严重者阴道不能容两指,一般不能经阴道分娩。

(2)偏斜型骨盆:系骨盆一侧斜径缩短,一侧髂骨翼与髋骨发育不良所致骶髂关节固定,以及下肢及髋关节疾病。

(二)临床表现

1.骨盆入口平面狭窄的临床表现

(1)胎头衔接受阻:一般情况下初产妇在妊娠末期,即预产期前1～2周或临产前胎头已衔接,即胎头双顶径进入骨盆入口平面,颅骨最低点达坐骨棘水平。若入口狭窄,即使已经临产胎头仍未入盆,经检查胎头跨耻征阳性。胎位异常如臀先露、面先露或肩先露的发生率是正常骨盆的3倍。

(2)若已临产,根据骨盆狭窄程度、产力强弱、胎儿大小及胎位情况不同,临床表现也不一样。①骨盆临界性狭窄:若胎位、胎儿大小及产力正常,胎头常以矢状缝在骨盆入口横径衔接,多取后不均倾势,即后顶骨先入盆,后顶骨逐渐进入骶凹处,再使前顶骨入盆,则于骨盆入口横径上成头盆均倾势。临床表现为潜伏期活跃早期延长,活跃后期产程进展顺利。若胎头迟迟不入盆,此时常出现胎膜早破,其发生率为正常骨盆的4~6倍。由于胎膜早破母儿可发生感染。胎头不能紧贴宫颈内口诱发宫缩,常出现继发性宫缩乏力。②骨盆绝对性狭窄:若产力、胎儿大小及胎位均正常,但胎头仍不能入盆,常发生梗阻性难产.这种情况可出现病理性缩复环,甚至子宫破裂。如胎先露部嵌入骨盆入口时间长,血液循环障碍,组织坏死,可形成泌尿生殖道瘘。在强大的宫缩压力下,胎头颅骨重叠,可出现颅骨骨折及颅内出血。

2.中骨盆平面狭窄的临床表现

(1)胎头能正常衔接:潜伏期及活跃早期进展顺利,当胎头下降达中骨盆时,由于内旋转受阻,胎头双顶径被阻于中骨盆狭窄部位之上,常出现持续性枕横位或枕后位,同时出现继发性宫缩乏力,活跃后期及第二产程延长甚至第二产程停滞。

(2)胎头受阻于中骨盆:有一定可塑性的胎头开始变形,颅骨重叠,胎头受压,异常分娩使软组织水肿,产瘤较大,严重时可发生脑组织损伤、颅内出血、胎儿窘迫。若中骨盆狭窄程度严重,宫缩又较强,可发生先兆子宫破裂及子宫破裂。强行阴道助产可导致严重软产道裂伤及新生儿产伤。

(3)骨盆出口平面狭窄的临床表现:骨盆出口平面狭窄与中骨盆平面狭窄常同时存在。若单纯骨盆出口平面狭窄者,第一产程进展顺利,胎头达盆底受阻,第二产程停滞,继发性宫缩乏力,胎头双顶径不能通过出口横径,强行阴道助产可导致软产道、骨盆底肌肉及会阴严重损伤,胎儿严重产伤,对母儿危害极大。

(三)诊断

在分娩过程中,骨盆是个不变因素,也是估计分娩难易的一个重要因素。狭窄骨盆影响胎位和胎先露部的下降及内旋转,也影响宫缩。在估计分娩难易时,骨盆是首先考虑的一个重要因素。应根据胎儿的大小及骨盆情况尽早做出有无头盆不称的诊断,以决定适当的分娩方式。

1.病史

询问有无佝偻病、脊髓灰质炎、脊柱和髋关节结核以及骨盆外伤等病史。对经产妇应详细询问既往分娩史如有无难产史或新生儿产伤史等。

2.一般检查

测量身高,孕妇身高<145cm时应警惕均小骨盆。观察孕妇体型、步态,有无下肢残疾,有无脊柱及髋关节畸形,米氏菱形窝是否对称。

3.腹部检查

观察腹型,检查有无尖腹及悬垂腹,有无胎位异常等。骨盆入口异常因头盆不称、胎头不易入盆常导致胎位异常,如臀先露、肩先露。中骨盆狭窄则影响胎先露内旋转而导致持续性枕横位、枕后位等。部分初产妇在预产期前2周左右,经产妇于临产后胎头均应入盆。若已临产胎头仍未入盆,应警惕是否存在头盆不称。检查头盆是否相称具体方法:孕妇排空膀胱后,取仰卧,两腿伸直。检查者用手放在耻骨联合上方,将浮动的胎头向骨盆腔方向推压。若胎头低于耻骨联合,表示胎头可入盆(头盆相称),称胎头跨耻征阴性;若胎头与耻骨联合在同一平面,表示可疑头盆不称,称胎头跨耻征可疑阳性;若胎头高于耻骨联合,表示头盆明显不称,称胎头跨耻征阳性。对出现此类症状的孕妇,应让其取半卧位两腿屈曲,再次检查胎头跨耻征,若转为阴性,提示为骨盆倾斜度异常,而不是头盆不称。

4.骨盆测量

(1)骨盆外测量:骶耻外径＜18cm 为扁平骨盆。坐骨结节间径＜8cm,耻骨弓角度＜90°为漏斗骨盆。各径线均小于正常值 2cm 或以上为均小骨盆。骨盆两侧斜径(以一侧髂前上棘至对侧髂后上棘间的距离)及同侧直径(从髂前上棘至同侧髂后上棘间的距离)相差＞1cm 为偏斜骨盆。

(2)骨盆内测量:对角径＜11.5cm,骶骨岬突出为入口平面狭窄,属扁平骨盆。应检查骶骨前面弧度。坐骨棘间径＜10cm,坐骨切迹宽度＜2 横指,为中骨盆平面狭窄。如坐骨结节间径＜8cm,则应测量出口后矢状径及检查骶尾关节活动度,如坐骨结节间径与出口后矢状径之和＜15cm,为骨盆出口平面狭窄。

(四)对母儿影响

1.对产妇的影响

骨盆狭窄影响胎头衔接及内旋转,容易发生胎位异常、胎膜早破,宫缩乏力,导致产程延长或停滞。胎先露压迫软组织过久导致组织水肿、坏死形成生殖道瘘。胎膜早破、肛查或阴道检查次数增多及手术助产增加产褥感染机会。剖宫产及产后出血者增多,严重梗阻性难产若不及时处理,可导致子宫破裂。

2.对胎儿及新生儿的影响

头盆不称易发生胎膜早破、脐带脱垂,脐带脱垂可导致胎儿窘迫甚至胎儿死亡。产程延长、胎儿窘迫使新生儿容易发生颅内出血、新生儿窒息等并发症。阴道助产机会增多,易发生新生儿产伤及感染。

(五)分娩时处理

处理原则:根据狭窄骨盆类别和程度、胎儿大小胎心率、宫缩强弱、宫口扩张程度、胎先露下降情况、破膜与否,结合既往分娩史、年龄、产次有无妊娠并发症及并发症决定分娩方式。

1.一般处理

在分娩过程中,应使产妇树立信心,消除紧张情绪和恐惧心理。保证能量及水分的摄入,必要时补液。注意产妇休息,监测宫缩、胎心,观察产程进展。

2.骨盆入口平面狭窄的处理

(1)明显头盆不称(绝对性骨盆狭窄):胎头跨耻征阳性者,足月胎儿不能经阴道分娩。应在临产后行剖宫产术结束分娩。

(2)轻度头盆不称(相对性骨盆狭窄):胎头跨耻征可疑阳性,足月活胎估计体重＜3000g,胎心正常及产力良好,可在严密监护下试产。胎膜未破者可在宫口扩张 3cm 时行人工破膜,若破膜后宫缩较强,产程进展顺利,多数能经阴道分娩。试产过程中若出现宫缩乏力,可用缩宫素静脉滴注加强宫缩。试产 2～4h 胎头仍迟迟不能入盆,宫口扩张缓慢,或伴有胎儿窘迫征象,应及时行剖宫产术结束分娩。若胎膜已破,为了减少感染,应适当缩短试产时间。

(3)骨盆入口平面狭窄的试产:心须以宫口开大 3～4cm,胎膜已破为试产开始。胎膜未破者在宫口扩张 3cm 时可行人工破膜。宫缩较强,多数能经阴道分娩。试产过程中如果出现宫缩乏力,可用缩宫素静脉滴注加强宫缩。若试产 2～4h,胎头不能入盆,产程进展缓慢,或伴有胎儿窘迫征象,应及时行剖宫产术。如胎膜已破,应适当缩短试产时间。骨盆入口平面狭窄,主要为扁平骨盆的妇女，妊娠末期或临产后，胎头矢状缝只能衔接于骨盆入口横径上。胎头侧屈使其两顶骨先后依次入盆，呈不均倾势嵌入骨盆入口，称为头盆均倾不均。前不均倾为前顶骨先嵌入，矢状缝偏后。后不均倾为后顶骨先嵌入，矢状缝偏前。当胎头双顶骨均通过骨盆入口平面时，即可顺利地经阴道分娩。

3.中骨盆平面狭窄的处理

在分娩过程中.胎儿在中骨盆平面完成俯屈及内旋转动作。若中骨盆平面狭窄，则胎头俯屈及内旋转受阻，易发生持续性枕横位或持续性枕后位，产妇多表现为活跃期或第二产程延长及停滞、继发性宫缩乏力等。若宫口开全，胎头双顶径达坐骨棘平面或更低，可经阴道徒手旋转胎头为枕前位，待其自然分娩。宫口开全，胎心正常者可经阴道助产。胎头双顶径在坐骨棘水平以上，或出现胎儿窘迫征象，应行剖宫产术。

4.骨盆出口平面狭窄的处理

骨盆出口平面是产道的最低部位，应于临产前对胎儿大小、头盆关系做出充分估计，决定能否经阴道分娩，诊断为骨盆出口平面狭窄者，不能进行试产。若发现出口横径狭窄，耻骨弓角度变锐，耻骨弓下三角空隙不能利用，胎先露部后移，利用出口后三角空隙娩出。临床上常用出口横径与出口后矢状径之和来估计出口大小。出口横径与出口后矢状径之和>15cm时，多数可经阴道分娩，有时需阴道助产，应做较大的会阴切开。若两者之和<15cm时，不应经阴道试产，应行剖宫产术终止妊娠。

5.均小骨盆的处理

胎儿估计不大，胎位正常，头盆相称，宫缩好，可以试产，通常可通过胎头变形和极度俯屈，以胎头最小径线通过骨盆腔，可能经阴道分娩。若有明显头盆不称，应尽早行剖宫产术。

6.畸形骨盆的处理

根据畸形骨盆种类、狭窄程度、胎儿大小、产力等综合判断。如果畸形严重、明显头盆不称者，应及早行剖宫产术。

二、软产道异常

软产道包括子宫下段、宫颈、阴道及骨盆底软组织构成的弯曲管道。软产道异常所致的难产较少见，临床上容易被忽视。在妊娠前或妊娠早期应常规行双合诊检查，了解软产道情况。

(一)外阴异常

1.外阴白色病变

皮肤黏膜慢性营养不良，组织弹性差，分娩时易发生会阴撕裂伤，宜做会阴后一侧切开术。

2.外阴水肿

某些疾病如重度子痫前期、重度贫血、心脏病及慢性肾炎孕妇若有全身水肿，可同时伴有重度外阴水肿，分娩时可妨碍胎先露部下降，导致组织损伤、感染和愈合不良等情况。临产前可用50%硫酸镁液湿热敷会阴，临产后仍有严重水肿者，在外阴严格消毒下进行多点针刺皮肤放液；分娩时行会阴后一侧切开；产后加强会阴局部护理，预防感染，可用50%硫酸镁液湿热敷，配合远红外线照射。

3.会阴坚韧

会阴坚韧尤其多见于35岁以上高龄初产妇。在第二产程可阻碍胎先露部下降，宜做会阴后一侧切开,以免胎头娩出时造成会阴严重裂伤。

4.外阴瘢痕

瘢痕挛缩使外阴及阴道口狭小,且组织弹性差,影响胎先露部下降。如瘢痕的范围不大,可经阴道分娩,分娩时应做会阴后一侧切开。如瘢痕过大,应行剖宫产术。

(二)阴道异常

1.阴道横隔

阴道横隔多位于阴道上段或中段,较坚韧,常影响胎先露部下降。因在横膈中央或稍偏一侧常有一小孔,常被误认为宫颈外口。在分娩时应仔细检查。

(1)阴道分娩:横膈被撑薄,可在直视下自小孔处将横膈做"X"形切开。横膈被切开后因胎先露部下降压迫,通常无明显出血,待分娩结束再切除剩余的隔,用可吸收线将残端做间断或连续锁边缝合。

(2)剖宫产:如横膈较高且组织坚厚,阻碍先露部下降,需行剖宫产术结束分娩。

2.阴道纵隔

(1)伴有双子宫、双宫颈时,当一侧子宫内的胎儿下降,纵隔被推向对侧,阴道分娩多无阻碍。

(2)当发生于单宫颈时,有时胎先露部的前方可见纵隔,可自行断裂,阴道分娩无阻碍。纵隔厚应于纵隔中间剪断,用可吸收线将残端缝合。

3.阴道狭窄

产伤、药物腐蚀、手术感染可导致阴道瘢痕形成。若阴道狭窄部位位置低、狭窄程度轻,可经阴道分娩。狭窄位置高、狭窄程度重时宜行剖宫产术。

4.阴道尖锐湿疣

分娩时,为预防新生儿患喉乳头瘤,应行剖宫产术。病灶巨大时可能造成软产道狭窄,影响胎先露下降时,也宜行剖宫产术。

5.阴道壁囊肿和肿瘤

(1)阴道壁囊肿较大时,会阻碍胎先露部下降,可行囊肿穿刺,抽出其内容物,待分娩后再选择时机进行处理。

(2)阴道内肿瘤大妨碍分娩,且肿瘤不能经阴道切除时,应行剖宫产术,阴道内肿瘤待产后再行处理。

(三)宫颈异常

1.宫颈外口黏合

宫颈外口黏合多在分娩受阻时发现。宫口为很小的孔,当宫颈管已消失而宫口却不扩张,一般用手指稍加压力分离,黏合的小孔可扩张,宫口即可在短时间内开全。但有时需行宫颈切开术,使宫口开大。

2.宫颈瘢痕

因孕前曾行宫颈深部电灼术或微波术、宫颈锥形切除术、宫颈裂伤修补术等所致。虽可于妊娠后软化,但宫缩很强时宫口仍不扩张,应行剖宫产。

3.宫颈坚韧

宫颈组织缺乏弹性,或精神过度紧张使宫颈挛缩,宫颈不易扩张,多见于高龄初产妇,可于宫颈两侧各注射 0.5% 利多卡因 5~10mL.也可静脉推注地西泮 10mg。如宫颈仍不扩张,应行剖宫产术。

4.宫颈水肿

宫颈水肿多见于扁平骨盆、持续性枕后位或滞产,宫口没有开全而过早使用腹压,致使宫颈前唇长时间被压于胎头与耻骨联合之间,血液回流受阻引起水肿,影响宫颈扩张。多见于胎位异常或滞产。

(1)轻度宫颈水肿:①可以抬高产妇臀部;②同宫颈坚韧处理;③宫口近开全时,可用手轻轻上托水肿的宫颈前唇,使宫颈越过胎头,能够经阴道分娩。

(2)严重宫颈水肿:经上述处理无明显效果,宫口扩张<3cm,伴有胎儿窘迫,应行剖宫产术。

5.宫颈癌

宫颈硬而脆,缺乏伸展性,临产后影响宫口扩张,若经阴道分娩,有发生大出血、裂伤、感染及肿瘤扩散等危险,不应经阴道分娩,应考虑行剖宫产术,术后手术或放疗。

6.子宫肌瘤

较小的肌瘤没有阻塞产道可经阴道分娩,肌瘤待分娩后再行处理。子宫下段及宫颈部位的较大肌瘤可占据盆腔或阻塞于骨盆入口,阻碍胎先露部下降,宜行剖宫产术。

第三节　产力异常

产力包括子宫收缩力、腹肌和膈肌收缩力以及肛提肌收缩力,其中以宫缩力为主。在分娩过程中,子宫收缩(简称宫缩)的节律性、对称性及极性不正常或强度、频率有改变,称为子宫收缩力异常。临床上多因产道或胎儿因素异常造成梗阻性难产,使胎儿通过产道阻力增加,导致继发性产力异常。产力异常分为子宫收缩乏力和子宫收缩过强两类。每类又分协调性宫缩和不协调性宫缩。

一、子宫收缩乏力

(一)原因

子宫收缩乏力多由几个因素综合引起。

1.头盆不称或胎位异常

胎先露部下降受阻,不能紧贴子宫下段及宫颈,因此不能引起反射性宫缩,导致继发性子宫收缩乏力。

2.子宫因素

子宫发育不良,子宫畸形(如双角子宫)、子宫壁过度膨胀(如双胎、巨大胎儿、羊水过多等),经产妇的子宫肌纤维变性或子宫肌瘤等。

3.精神因素

初产妇尤其是高龄初产妇,精神过度紧张、疲劳均可使大脑皮层功能紊乱,导致子宫收缩乏力。

4.内分泌失调

临产后,产妇体内的雌激素、缩宫素、前列腺素的敏感性降低,影响子宫肌兴奋阈,致使子宫收缩乏力。

5.药物影响

产前较长时间应用硫酸镁,临产后不适当地使用吗啡、哌替啶、巴比妥类等镇静剂与镇痛剂;产程中不适当应用麻醉镇痛等均可使宫缩受到抑制。

(二)临床表现

根据发生时期可分为原发性和继发性两种。原发性宫缩乏力是指产程开始即宫缩乏力,宫口不能如期扩张,胎先露部不能如期下降,产程延长;继发性宫缩乏力是指活跃期即宫口开大 3cm 及以后出现宫缩乏力,产程进展缓慢,甚至停滞。子宫收缩乏力有两种类型,临床表现不同。

1.协调性子宫收缩乏力(低张性子宫收缩乏力,hypotonic uterine inertia)

宫缩具有正常的节律性、对称性和极性,但收缩力弱,宫腔压力低(2.0kPa),持续时间短,间歇期长且不规律,当宫缩达极期时,子宫体不隆起和变硬,用手指压宫底部肌壁仍可出现凹陷,产程延长或停滞。由于宫腔内压力低,对胎儿影响不大。

2.不协调性子宫收缩乏力(高张性子宫收缩乏力)

宫缩的极性倒置,宫缩不是起自两侧宫角。宫缩的兴奋点来自子宫的一处或多处,节律不协调,宫缩时宫底部不强,而是体部和下段强。宫缩间歇期子宫壁不能完全松弛,表现为不协调性子宫收缩乏力。这种宫缩不能使宫口扩张和胎先露部下降,属无效宫缩。产妇自觉下腹部持续疼痛,拒按,烦躁不安,产程长后可导致肠胀气,排尿困难,胎儿胎盘循环障碍,常出现胎儿窘迫。检查时下腹部常有压痛.胎位触不清,胎心不规律,宫口扩张缓慢,胎先露部下降缓慢或停滞。

3.产程曲线异常

子宫收缩乏力可导致产程曲线异常。常见以下四种。

(1)潜伏期延长:从临产规律宫缩开始至宫口扩张 3cm 称为潜伏期,初产妇潜伏期约需 8h,最大时限为 16h。超过 16h 称为潜伏期延长。

(2)活跃期延长:从宫口扩张 3cm 至宫口开全为活跃期。初产妇活跃期正常约需 4h,最大时限 8h,超过 8h 为活跃期延长。

(3)活跃期停滞:进入活跃期后,宫颈口不再扩张达 2h 以上,称为活跃期停滞,根据产程中定期阴道(肛门)检查诊断。

(4)第二产程延长:第二产程初产妇超过 2h,经产妇超过 1h 尚未分娩,称为第二产程延长。

以上 4 种异常产程曲线,可以单独存在,也可以合并存在。当总产程超过 24h 称为滞产。

(三)对母儿影响

1.对产妇的影响

产程延长,产妇休息不好,精神疲惫与体力消耗,可出现疲乏无力、肠胀气、排尿困难等,还可影响宫缩,严重时还可以引起脱水、酸中毒。又由于产程延长,膀胱受压在胎头与耻骨联合之间,导致组织缺血、水肿、坏死,形成瘘,如膀胱阴道瘘或尿道阴道瘘。另外,胎膜早破以及产程中多次阴道(肛门)检查均可增加感染机会;产后宫缩乏力,易引起产后出血。

2.对胎儿的影响

宫缩乏力影响胎头内旋转,增加手术机会。不协调子宫收缩乏力不能使子宫壁完全放松,影响子宫胎盘循环。胎儿在宫内缺氧,胎膜早破,还易造成脐带受压或脱垂,造成胎儿窘迫,甚至胎死宫内。

(四)治疗

1.协调性宫缩乏力

无论是原发性或继发性,一旦出现,首先寻找原因,如判断无头盆不称和胎位异常,估计能经阴道分娩者,考虑采取加强宫缩的措施。

(1)第一产程:①一般处理:消除精神紧张,产妇过度疲劳,可给予地西泮(安定)10mg缓慢静脉注射或哌替啶100mg肌注或静注,经过一段时间,可使宫缩力转强;对不能进食者,可经静脉输液,10%葡萄糖液500～1000mL内加维生素C 2g,伴有酸中毒时可补充5%碳酸氢钠。②加强宫缩:经过处理,宫缩力仍弱,可选用下列方法加强宫缩。

人工破膜:宫颈口开大3cm以上,无头盆不称,胎头已衔接者,可行人工破膜。破膜后,胎头紧贴子宫下段及宫颈,引起反射性宫缩,加速产程进展。Bishop提出用宫颈成熟度评分法估计加强宫缩措施的效果。如产妇得分在≤3分,加强宫缩均失败,应改用其他方法。4～6分成功率约为50%,7～9分的成功率约为80%,≥9分均成功。

缩宫素(oxytocin)静脉滴注:适用于宫缩乏力、胎心正常、胎位正常、头盆相称者。将缩宫素1U加入5%葡萄糖液200mL内,以8滴/min,即2.5mU/min开始,根据宫缩强度调整滴速,维持宫缩强度每间隔2～3min,持续30～40s。缩宫素静脉滴注过程应有专人看守,观察宫缩,根据情况及时调整滴速。经过上述处理,如产程仍无进展或出现胎儿窘迫征象,应及时行剖宫产术。

(2)第二产程:第二产程如无头盆不称,出现宫缩乏力时也可加强宫缩,给予缩宫素静脉滴注,促进产程进展。如胎头双顶径已通过坐骨棘平面,可等待自然娩出,或行会阴侧切后行胎头吸引器或低位产钳(low forceps)助产;如胎头尚未衔接或伴有胎儿窘迫征象,均应立即行剖宫产术(cesarean section)结束分娩。

(3)第三产程:为预防产后出血,当胎儿前肩露出于阴道口时,可给予缩宫素10U静注,使宫缩增强,促使胎盘剥离与娩出及子宫血窦关闭。如产程长,破膜时间长,应给予抗生素预防感染。

2.不协调宫缩乏力

处理原则是镇静,调节宫缩,恢复宫缩极性。给予强镇静剂哌替啶100mg肌注,使产妇充分休息,醒后多能恢复为协调宫缩。如未能纠正,或已有胎儿窘迫征象,立即行剖宫产术结束分娩。

(五)预防

(1)应对孕妇进行产前教育,解除孕妇思想顾虑和恐惧心理,使孕妇了解妊娠和分娩均为生理过程,分娩过程中医护人员热情耐心,家属陪产均有助于消除产妇的紧张情绪,增强信心,预防精神紧张所致的子宫收缩乏力。

（2）分娩时鼓励及时进食，必要时静脉补充营养。

（3）避免过多使用镇静药物，产程中使用麻醉镇痛应在宫口开全前停止给药，注意及时排空直肠和膀胱。

二、子宫收缩过强

（一）协调性子宫收缩过强

宫缩的节律性、对称性和极性均正常，仅宫缩过强、过频，如产道无阻力，宫颈可在短时间内迅速开全，分娩在短时间内结束，总产程不足 3h，称为急产（precipitate labor），经产妇多见。

1.对母儿影响

（1）对产妇的影响：宫缩过强过频，产程过快，可致宫颈、阴道以及会阴撕裂伤。接生时来不及消毒，可致产褥感染。产后子宫肌纤维缩复不良易发生胎盘滞留或产后出血。

（2）对胎儿和新生儿的影响：宫缩过强影响子宫胎盘的血液循环，易发生胎儿窘迫、新生儿窒息甚或死亡；胎儿娩出过快，胎头在产道内受到的压力突然解除，可致新生儿颅内出血；来不及消毒接生，易致新生儿感染；如坠地可致骨折，外伤。

2.处理

（1）有急产史的产妇：在预产期前 1～2 周不宜外出远走，以免发生意外，有条件应提前住院待产。

（2）临产后不宜灌肠，提前做好接生和抢救新生儿窒息的准备。胎儿娩出时勿使产妇向下屏气。

（3）产后仔细检查软产道，包括宫颈、阴道、外阴，如有撕裂，及时缝合。

（4）新生儿处理：肌注维生素 Ki 每日 2mg 日，共 3 日，以预防新生儿颅内出血。

（5）如属未消毒接生，母儿均给予抗生素预防感染，酌情接种破伤风免疫球蛋白。

（二）不协调性子宫收缩过强

1.强直性宫缩

强直性宫缩多因外界因素造成，如临产后分娩受阻或不适当应用缩宫素，或胎盘早剥血液浸润子宫肌层，均可引起宫颈内口以上部分子宫肌层出现强直性痉挛性宫缩。

（1）临床表现：产妇烦躁不安，持续性腹痛，拒按，胎位触不清，胎心听不清，有时还可出现病理缩复环、血尿等先兆子宫破裂征象。

（2）处理：一旦确诊为强直性宫缩，应及时给予宫缩抑制剂，如 25％硫酸镁 20mL 加入 5％葡萄糖液 20mL 缓慢静脉推注。如属梗阻原因，应立即行剖宫产术结束分娩。

2.子宫痉挛性狭窄环（constriction ring）

子宫壁某部肌肉呈痉挛性不协调性收缩所形成的环状狭窄，持续不放松，称为子宫痉挛性狭窄环。多在子宫上下段交界处，也可在胎体某一狭窄部，以胎颈、胎腰处常见。

（1）原因：多因精神紧张、过度疲劳以及不适当地应用宫缩剂或粗暴地进行产科处理所致。

（2）临床表现：产妇出现持续性腹痛，烦躁不安，宫颈扩张缓慢，胎先露下降停滞。胎心时快时慢，阴道检查可触及狭窄环。特点是此环不随宫缩上升。

（3）处理：认真寻找原因，及时纠正。禁止阴道内操作，停用缩宫素。如无胎儿窘迫征象，可给予哌替啶 100mg 肌注,一般可消除异常宫缩。当宫缩恢复正常,可行阴道手术助产或等待自然分娩。如经上述处理,狭窄环不缓解,宫口未开全,胎先露部高,或已伴有胎儿窘迫,应立即行剖宫产术。如胎儿已死亡,宫口开全,则可在全麻下经阴道分娩。

第八章　分娩并发症

第一节　子宫破裂

子宫破裂是指妊娠期子宫破裂即子宫体或下段于妊娠时期或分娩期发生的子宫裂伤。子宫破裂发生率不同的地区有很大的差异,城乡妇幼保健网的建立和健全的程度不同,其发挥的作用也有明显差异,子宫破裂在城市医院已很少见到,而农村偏远地区时有发生。子宫破裂按发生时间可分为产前和产时,按程度可分为完全性和不完全性破裂,还可根据破裂的原因分为自发性和创伤性子宫破裂。

一、病因

主要因为子宫曾经手术或有过损伤和高龄多产妇。

(一)子宫自然破裂

1.阻塞性难产

阻塞性难产为常见的和最主要的原因。胎先露下降受阻,如骨盆狭窄,胎位异常,胎儿畸形,软产道畸形,以及盆腔肿瘤阻塞产道等均可造成胎先露下降受阻。临产后子宫上段强烈收缩,向下压迫胎儿,子宫下段被迫过度伸展过度而变薄,造成子宫破裂。

2.损伤性子宫破裂

不适当的实行各种阴道助产手术,如宫口未开全作产钳助娩或臀牵引术手法粗暴,忽略性横位,不按分娩机制,强行做内倒转术;或作破坏性手术如毁胎术,胎盘植入人工剥离胎盘等由于操作用力不当,损伤子宫。暴力压腹压助产即人工加压子宫底部促使胎儿娩出,也可使子宫破裂。

3.催产素应用不当

产程延长,未查明原因即滥用催产素,或宫颈未成熟应用催产素强行引产,有时胎儿从阴道前或后穹隆排出,造成子宫破裂。

4.子宫发育异常

如残角子宫,双角子宫,子宫发育不良在妊娠后期或分娩期发生破裂。

(二)瘢痕子宫破裂

1.剖宫产术或其他原因子宫切开术

如子宫畸形整形术、子宫穿孔或肌瘤剔除进宫腔修补术。妊娠晚期子宫膨大,分娩过程中瘢痕自发破裂。

2.子宫破裂

子宫破裂以剖宫产瘢痕破裂最为常见,与前次剖宫产的术式有关,子宫切口分为下段横切口或纵切口,一般术式选为下段横切口,妊娠晚期子宫下段拉长、变薄,易切开及缝合,易愈合,若子宫下段未充分伸展而施行手术,术中不能选子宫下段横切口而行子宫纵切口,子宫肌层相对厚,缝合对合不齐,使切口愈合不良,易发生子宫破裂及产后晚期出血。与前次剖宫产缝合技术有关,无论子宫下段横切口或纵切口,如果切口缝线太密、太紧,影响血运,边缘对合不齐或将内膜嵌入肌层、感染等因素使切口愈合不良,再次妊娠分娩易发生子宫破裂。

(三)本次妊娠的影响

1.胎盘的位置

因滋养叶细胞有侵袭子宫肌层的作用,若胎盘位置于瘢痕处,可造成瘢痕的脆弱。

2.妊娠间隔的时间

瘢痕子宫破裂与妊娠间隔有一定的关系,有资料表明,瘢痕子宫破裂最短为1年,最长为10年,一般2年之内子宫破裂为多。

3.妊娠晚期子宫膨大

如双胎、羊水过多、巨大儿等,一般孕周达38周胎头入骨盆,子宫下段撑薄,易发生子宫瘢痕破裂。

4.产力的影响

临产后子宫收缩牵拉瘢痕,易发生瘢痕的破裂。

二、临床表现

根据子宫破裂的发展过程,可分为先兆子宫破裂与子宫破裂两种。先兆破裂为时短暂,若无严密观察产程往往被忽略,发展为破裂。尤其为前次剖宫产史,常见于瘢痕破裂,有时在手术时才发现子宫肌层裂开。

(一)先兆破裂

(1)多见于产程延长与先露下降受阻,产妇突然烦躁不安,疼痛难忍,呼吸急促,脉搏细速。

(2)子宫肌层过度收缩与缩复而变厚,子宫下段逐渐变长变薄。腹部检查时子宫上下段明显出现病理缩复环即此环每次宫缩时逐渐上升,阵缩时子宫呈葫芦形,子宫下段有明显压疼。

(3)胎动活跃,胎心变慢或增快。提示胎儿宫内窘迫。

(4)产妇往往不能自解小便,膀胱因过度压迫而发生组织损伤,导致血尿。

(二)破裂

子宫破裂发生一刹那,产妇感到剧烈的疼痛。宫缩停止,腹痛稍感轻些,此后产妇出现的全身情况与破裂的性质(完全或不完全)、出血的多少有关。完全破裂,内出血多,患者血压下降,很快出现休克,胎动停止,胎心消失。出血和羊水的刺激有腹膜刺激症状,如压痛反跳痛及肌紧张等,不完全破裂症状可不典型,但在破裂处有固定的压痛。典型的子宫破裂诊断不困难,但若破裂发生在子宫后壁或不完全破裂则诊断较困难。

三、诊断

(一)依靠病史、体征

(二)腹部检查

腹部检查全腹压痛和反跳痛,腹肌紧张,可叩及移动性浊音,腹壁下胎体可清楚扪及,子宫缩小,位于胎儿一侧,胎动停止,胎心消失。

（三）阴道检查

子宫破裂后,阴道检查可发现胎先露的上移,宫颈口缩小,可有阴道流血,有时可触到破裂口;但若胎儿未出宫腔,胎先露不会移位,检查动作要轻柔,有时会加重病情。

（四）B超诊断

B超可见胎儿游离在腹腔内,胎儿的一边可见收缩的子宫,腹腔的积液。

（五）腹腔或后穹隆穿刺

腹腔或后穹隆穿刺可明确腹腔内有无出血。

四、鉴别诊断

（一）胎盘早剥与子宫破裂

胎盘早剥与子宫破裂均有发病急,剧烈腹部疼痛,腹腔内出血,休克等症状,但前者患有妊高征,B超提示胎盘后血肿,子宫形状不变,亦不缩小。

（二）难产并发感染

个别难产病例,经多次阴道检查后感染,出现腹痛症状和腹膜炎刺激征,类似子宫破裂征象,阴道检查宫颈口不会回缩,胎儿先露不会上升,子宫亦不会缩小。

五、治疗

（一）先兆子宫破裂

早期诊断,及时恰当处理,包括输液、抑制宫缩的药物及抗生素的应用。一旦诊断子宫先兆破裂,希望能挽救胎儿,同时为了避免发展成子宫破裂,应尽快剖宫产术结束分娩。

（二）子宫破裂

一方面输液、输血、氧气吸入等抢救休克,同时准备剖腹手术,子宫破裂时间在12h以内,破口边缘整齐,无明显感染,需保留生育功能者,可考虑修补缝合破口。破口大或撕裂不整齐,且有感染可能,考虑行次全子宫切除术。破裂口不仅在下段,且沿下段至宫颈口考虑行子宫全切术。如产妇已有活婴,同时行双侧输卵管结扎术。

（三）开腹探查子宫破裂外的部位

仔细检查阔韧带内、膀胱、输尿管、宫颈和阴道,如发现有损伤,及时行修补术。

六、预防与预后

做好孕期检查,正确处理产程,绝大多数子宫破裂可以避免。孕产期发生子宫破裂的预后与早期诊断、抢救是否及时、破裂的性质有关。减少孕产妇及围生儿的死亡率。

（1）建立健全的妇幼保健制度,加强围生期保健检查,凡有剖宫产史.子宫手术史,难产史,产前检查发现骨盆狭窄,胎位异常者,应预产期前2周入院待产。充分做好分娩前的准备,必要时择期剖宫产。

（2）密切观察产程,及时发现异常,出现病理缩复环或其他先兆子宫破裂征象时应及时行剖宫产。

（3）严格掌握催产素和其他宫缩剂的使用适应证:胎位不正,头盆不称,骨盆狭窄禁用催产素。双胎,胎儿偏大,剖宫产史,多胎经产妇慎用或不用催产素。无禁忌证的产妇,应用催产素应稀释后静脉滴注,由专人负责观察产程。禁止在胎儿娩出之前肌注催产素。

(4)严格掌握各种阴道手术的指征:遵守手术操作规程困难的阴道检查:如产钳、内倒转术后,剖宫产史及子宫手术史,产后应常规探查宫颈和宫腔有无损伤。

(5)严格掌握剖宫产指征:近年来,随着剖宫率的不断上升,瘢痕子宫破裂的比例随之上升。因此,第一次剖宫产时,必须严格掌握剖宫产的指征。术式尽可能采取子宫下段横切口。

第二节　羊水栓塞

一、概述

羊水栓塞是指在分娩过程中羊水进入母体血液循环,导致过敏性休克、肺血管痉挛及栓塞、弥散性血管内凝血、肾衰竭或突发死亡等一系列严重症状的综合征。羊水栓塞是一种罕见、凶险的分娩并发症,病死率高,国内外报道为 $61\% \sim 86\%$。近年来研究认为,羊水栓塞的核心问题是过敏,是羊水进入母体循环后引起的一系列过敏反应,有人建议将羊水栓塞改名为妊娠过敏综合征。

过强宫缩、急产、羊膜腔压力高是羊水栓塞的主要原因。胎膜破裂、前置胎盘、胎盘早剥、子宫破裂、剖宫产术中生理、病理性血窦开放是其发生的诱因。

二、临床表现

羊水栓塞的发病特点是起病急骤、来势凶险,多发生于分娩过程中。

(一)发病时期

羊水栓塞通常发生在自然破膜或人工破膜过程中(70%)及剖宫产(19%)和产后 48h 内(11%)。宫缩过强、滥用缩宫素引产或催产为本病发生的主要诱因。

(二)前驱症状

多数病例在发病时常首先出现突发寒战、烦躁不安、咳嗽气急、发绀、呕吐等前驱症状,这些症状往往被误认为感冒、宫缩过强、产妇紧张而不引起助产者注意。

(三)呼吸循环衰竭

羊水栓塞根据病情缓急可分为两种类型,即暴发型和缓慢型两类。前者呼吸循环系统症状明显,继前驱症状后即出现呼吸困难、发绀、心率增快且进行性加重、面色苍白、四肢厥冷、血压下降,也可出现昏迷和抽搐,肺部听诊可出现湿啰音。严重者发病急骤,仅惊叫一声或打一个哈欠,血压即消失,呼吸、心搏骤停。缓慢型呼吸循环系统症状较轻,甚至无明显症状,待至产后出现流血不止、血液不凝时始被发现。

(四)全身出血倾向

部分羊水栓塞患者经抢救渡过了呼吸循环衰竭的休克期,继而出现 DIC。呈现以子宫大出血为主的全身出血倾向,如黏膜、皮肤、针眼出血及血尿等,且血液不凝。值得注意的是部分羊水栓塞病例,缺少呼吸循环系统的症状,起病即以产后不易控制的大出血为主要表现,切不要误为单纯子宫收缩乏力性出血。

(五)多脏器损伤

本病全身脏器均受损害,除心脏外,肾脏是最常受损害的器官。当两个或两个以上重要器官同时或相继发生功能衰竭时,则称为多器官功能衰竭(MOF)。其病死率与衰竭器官数目相关,1 个器官衰竭持续大于 1d,其病死率为 40%,2 个器官衰竭时病死率上升为 60%,3 个或 3 个以上器官衰竭时则病死率高达 98%。

三、诊断

(一)诊断依据

本病主要靠临床表现,在血中找到胎儿有形物质可支持诊断。在胎膜破裂、胎儿娩出或手术中产妇突然出现寒战、烦躁不安、气急、尖叫、呛咳、呼吸困难、大出血、凝血功能障碍及不明原因休克、出血量与休克不成比例,应首先考虑为羊水栓塞,并在积极抢救的同时做进一步检查,以明确诊断。

(二)辅助检查

1.凝血功能检查

首先进行与 DIC 有关的实验室检查。目前 DIC 诊断的指标如下。

(1)血小板计数不高于 5×10^9/L 或进行性下降。

(2)纤维蛋白原不高于 1.5g/L 或进行性下降。

(3)凝血酶原时间延长 3s 以上。

(4)3P 试验阳性。

(5)纤维蛋白降解产物(FDP)不低于 $80\mu g$/mL。

2.寻找有形物质

在颈静脉穿刺或股静脉切开时,在插管时取下腔静脉血或在剖宫产、切除子宫时宫旁静脉丛血 10mL 找胎儿有形成分。

3.血气分析

PO_2 下降,PH 下降,BE 下降。

4.胸部 X 线检查

大约 90% 的患者可以出现胸片异常,床边胸片可见双肺有弥散性浸润影,向肺门周围融合,伴右心扩大和轻度肺不张。

5.心功能检查

心电图、彩色多普勒超声检查提示:右心房、右心室扩大,心排出量减少及心肌劳损的表现。

6.死亡后诊断

(1)取右心室血做沉淀试验,血涂片寻找羊水有形成分。

(2)子宫切除标本病理检查,注意宫旁静脉血中有无羊水有形成分。

(3)尸检。

(三)特殊检查

1.SiMy Tn 抗原检测

胎粪及羊水中含有 Sialy Tn 抗原,检测母亲外周血浆及肺组织中的 Sialy Tn 抗原早期诊断羊水栓塞。

2.血清粪卟啉锌检测

粪卟啉锌是羊水和胎便中的特异物质,在孕妇血浆中几乎不存在,当羊水栓塞时血中粪卟啉锌明显增高,可用分光光度计测定其浓度进行羊水栓塞早期诊断。

3.类胰蛋白酶测定

羊水栓塞的发生是机体对羊水中的胎儿成分产生过敏反应,以至肥大细胞脱颗粒释放组胺、类胰蛋白酶和其他介质引起机体发生严重的病理生理改变所致。

四、治疗

早诊断、早治疗是成功救治的关键。当患者出现寒战、呛咳、呼吸困难、休克与出血量不成比例、多部位出血、血液不凝时应首先考虑羊水栓塞,应边组织抢救,边进行实验室检查,决不可等待有检验结果后再予急救。

(一)紧急处理

(1)有效给氧,立即高浓度面罩给氧,流量 5～10L/min。如 5min 不改善,应及时行气管插管人工呼吸机正压给氧。保持血氧饱和度在 90％以上。

(2)尽快开放静脉通道,至少两条,便于用药及输液.同时抽取下腔静脉血 5mL 用于诊断。

(3)心搏骤停者立即徒手心肺复苏。

(二)抗过敏

(1)氢化可的松:首选药物,200mg＋10％葡萄糖 10mL 静脉推注,随后 500mg＋10％葡萄糖 500mL 静脉滴注。

(2)地塞米松:20mg＋25％葡萄糖 20mL 静脉推注,然后根据病情再继续滴注地塞米松 20mg。

(三)解除肺动脉高压

(1)盐酸罂粟碱:首选药物。首次:30～90mg＋10％葡萄糖 20mL 静脉滴注。与阿托品同时应用,扩张肺小动脉效果更好。总量不超过 300mg/d。

(2)阿托品:1～2mg＋5％～10％葡萄糖 10mL 中,每 15～30min 静脉注射一次,直至患者面部潮红或症状好转为止。心率大于 120 次/min 者慎用。

(3)氨茶碱:250mg＋5％～10％葡萄糖 20mL 中静脉缓慢推注,必要时可重复使用 1～2次/24h。

(4)酚妥拉明:5～10mg＋5％～10％葡萄糖 250～500mL 静脉滴注,以 0.3mg/min 滴速为佳。

(四)抗休克

(1)补充血容量:尽快输新鲜血和血浆补充血容量。

(2)升压药:多巴胺 20mg＋10％葡萄糖 250mL 静脉滴注,开始滴速为 20 滴/min.根据血压调整滴速。

(3)纠正心力衰竭:常用毛花苷 C0.2～0.4mg＋10％葡萄糖 20mL 静脉注射,必要时 4～6h重复。

(4)纠正酸中毒:首次可给 5％碳酸氢钠 150～250mL,以后根据动脉血血气分析及酸碱测定结果酌情给药。

（五）防治 DIC

（1）肝素钠：用于羊水栓塞早期的高凝状态，在症状发作后 10min 内应用效果最好。首次肝素用量为 25～50mg＋0.9％盐水 100mL 静脉滴注。同时静脉输注新鲜全血、纤维蛋白原（1次 4～6g）、血小板悬液、洗涤红细胞和新鲜冰冻血浆，可用于治疗继发于 DIC 的出血倾向。

（2）补充凝血因子：应及时补充，输新鲜血或血浆、纤维蛋白原等。

（3）抗纤溶药物：在有纤溶亢进时，给予抗纤溶药物。氨甲苯酸 0.1～0.3g＋5％葡萄糖 20mL 缓慢静脉推注。

（六）预防肾衰竭

当血容量补足后，血压回升而每小时尿量仍少于 17mL 时，应给予呋塞米（速尿）20～40mg 静脉注射或 20％甘露醇 250mL 静脉滴注治疗。

（七）预防感染

选用对肾脏毒性小的广谱抗生素。

（八）产科处理

（1）宫口未开全者行剖宫产终止妊娠。

（2）宫口开全，无头盆不称者阴道助娩结束分娩。

（3）术时及产后密切注意子宫出血情况，对难以控制的大出血且血液不凝者，可行子宫切除术，术后放置腹腔引流管。

第三节　产后出血

胎儿娩出后 24h 内阴道流血量超过 500mL 者，剖宫产时超过 1000mL 者，称为产后出血（postpartum hemorrhage，PPH）。包括胎儿娩出至胎盘娩出前、胎盘娩出后至产后 2h 及产后 2h 至 24 小时内三个时期。产后出血是产科常见的严重并发症，位居我国目前孕产妇死亡原因的首位，其发生率占分娩总数的 2％～3％，且 80％以上发生在产后 2h 内。产后出血的预后随失血量、失血速度及产妇体质不同而异。若在短时间内大量失血可迅速发生失血性休克，严重者危及产妇生命，休克时间过长可引起脑垂体缺血性坏死，继发腺垂体功能减退，发生席汉综合征，因此应予以特别重视。

产后出血发生在产后 24h 以后的产褥期，称为晚期产后出血，亦称为产褥期出血。以产后 1～2 周发病最为常见。引起晚期产后出血的原因主要是胎盘胎膜残留，其次是胎盘附着部复旧不全，应予高度警惕，以免导致严重后果。

一、病因

引起产后出血的原因临床上依次有以下几方面。

（一）子宫收缩乏力

宫缩乏力占产后出血原因总数的 70％～80％。在正常情况下，胎盘娩出后，子宫肌纤维的收缩和缩复，使胎盘剥离面内开放的血窦闭合形成血栓而止血。因此，凡一切影响子宫正常收缩和缩复功能的因素均可引起产后出血。常见的因素如下。

1.全身性因素

产妇精神过度紧张,临产后过多使用镇静剂、麻醉剂;产程延长或难产产妇体力衰竭;妊娠合并急慢性全身性疾病,如重度贫血等。

2.局部因素

子宫过度膨胀,影响子宫肌纤维的缩复功能(如多胎妊娠、巨大儿、羊水过多等);子宫肌纤维发育不良或退行性变(如子宫畸形、妊娠合并子宫肌瘤、多产、剖宫产术和肌瘤剔除术等),影响子宫肌纤维正常收缩;子宫肌水肿、渗血(如妊娠期高血压疾病、严重贫血、子宫胎盘卒中)以及前置胎盘附着于子宫下段,血窦不易关闭等,以上均可发生宫缩乏力引起产后出血。

(二)胎盘因素

胎儿娩出后超过30min胎盘尚未娩出者,称为胎盘滞留。根据胎盘剥离情况,胎盘因素所致产后出血的类型如下。

1.胎盘剥离不全

胎盘剥离不全见于宫缩乏力,或胎盘未剥离前过早牵拉脐带或揉挤子宫,使部分胎盘或副胎盘自宫壁剥离不全,影响子宫收缩使剥离面的血窦不易关闭,引起出血不止。

2.胎盘剥离后滞留

因宫缩乏力,或膀胱充盈等因素的影响,使已全部剥离的胎盘未能及时排出,滞留在宫腔影响子宫收缩而出血。

3.胎盘嵌顿

缩宫剂使用不当或粗暴按摩子宫等,引起宫颈内口的子宫平滑肌呈痉挛性收缩形成狭窄环,使已全部剥离的胎盘嵌顿在宫腔内引起出血。

4.胎盘粘连

胎盘全部或部分粘连于宫壁,不能自行剥离者,称为胎盘粘连。当全部粘连时无出血,若部分粘连可因剥离部分的子宫内膜血窦开放以及胎盘滞留影响宫缩易引起出血。胎盘粘连的常见原因有子宫内膜炎和多次人工流产导致子宫内膜损伤。

5.胎盘植入

如子宫蜕膜层发育不良时,致胎盘绒毛深入到子宫肌层者,称为胎盘植入,临床上较少见。根据植入的面积分为完全性与部分性两类,前者胎盘未剥离不出血,后者往往发生致命的大量出血。

6.胎盘和胎膜残留

部分胎盘小叶、副胎盘或部分胎膜残留于宫腔内,影响子宫收缩而出血,常因过早牵拉脐带或用力揉捏子宫所致。

(三)软产道裂伤

宫缩过强、胎儿过大、产程过快、接产时保护会阴不当或阴道手术助产操作粗暴等,均可引起会阴、阴道、宫颈裂伤,严重者裂伤可达阴道穹隆、子宫下段,甚至盆壁,形成腹膜后血肿和阔韧带内血肿。如过早行会阴正中或侧切开术也可引起失血过多。

(四)凝血功能障碍

临床少见,但后果严重。任何原发和继发的凝血功能障碍均可引起产后出血。包括妊娠并发症(如血小板减少症、白血病、再生障碍性贫血、重症肝炎等)和妊娠并发症(如妊娠期高血压疾病的子病前期、重型胎盘早剥、羊水栓塞、死胎滞留过久等)均可因凝血功能障碍导致难以制止的产后大量出血。

二、临床表现及诊断

产后出血的主要表现为阴道流血量过多,继发失血性休克和感染。病因诊断有利于及时有效地抢救。诊断中应注意有数种病因并存引起产后出血的可能。

(一)准确估计出血量

常用的方法如下。

1.目测法

实际出血量≈目测量×2。

2.面积法

$10cm^2 ≈ 10mL$ 出血量。

3.称重法

(应用后重-应用前重)÷1.05=出血的毫升数。

4.容积法

用有刻度的器皿测定弯盘或专用产后接血器中的血液,较简便、准确。

5.根据休克指数粗略估计失血量

休克指数=脉搏/收缩压。休克指数=0.5为血容量正常。若休克指数-1,则失血量10%～30%(500～1500mL);休克指数=1.5,失血量30%～50%(1500～2500mL);休克指数=2.0,则失血量50%～70%(2500～3500mL)。

(二)诊断步骤

从以下两个时期进行分析判定引起出血的原因。

1.胎盘娩出前出血

胎儿娩出后立即持续性出血,血色鲜红,多考虑软产道裂伤;胎儿娩出后稍迟间歇性出血,血色暗红,多考虑胎盘因素引起。

2.胎盘娩出后出血

仔细检查胎盘、胎膜的完整性,有无副胎盘,子宫收缩情况,有无软产道损伤及凝血功能障碍等。

(三)病因诊断

病因诊断作为抢救产后出血采取相应措施的主要依据。

1.子宫收缩乏力

子宫收缩乏力多有产程延长、产妇衰竭、胎盘剥离延缓等。出血特点:阴道流血量多,为间歇性、暗红色,常伴血凝块。如短期内迅速大量出血,则产妇很快进入休克状态。检查子宫体松软似袋状,甚至子宫轮廓不清。有时阴道流血量不多,而子宫底升高,按压宫底部有大量血块涌出,考虑为隐性出血。

2.胎盘因素

胎盘娩出前有间歇性、暗红色阴道多量流血时,首先考虑胎盘因素所致。如胎盘部分粘连或部分植入、胎盘剥离不全或剥离后滞留,常表现为胎盘娩出延迟和(或)伴有子宫收缩乏力。若胎盘嵌顿时,在子宫下段可发现狭窄环。根据胎盘尚未娩出,或徒手剥离胎盘时胎盘与宫壁粘连面积大小、剥离的难易程度以及胎盘娩出后通过仔细检查其完整性,容易做出病因诊断。

3.软产道损伤

软产道损伤发生在胎儿娩出后,立即持续不断流血,血色鲜红能自凝。出血量与裂伤的程度、部位以及是否累及大血管有关。宫颈裂伤多发生在两侧,也可呈花瓣状,严重者延及子宫下段,出血凶猛;阴道裂伤多发生在侧壁、后壁和会阴部,多呈不规则裂伤;会阴裂伤按其程度分为3度。Ⅰ度系指会阴皮肤及阴道人口黏膜撕裂,未达肌层,一般出血不多。Ⅱ度系指裂伤已达会阴体肌层,累及阴道后壁黏膜,甚至阴道后壁两侧沟向上撕裂,裂口形状多不规则,使原有的解剖结构不易辨认,出血量较多。Ⅲ度系指肛门外括约肌已断裂,甚至阴道直肠隔及部分直肠前壁有裂伤,此种情况虽严重,但出血量不一定太多。

4.凝血功能障碍

在孕前或孕期已患有出血倾向的原发病,在胎盘剥离或软产道有裂伤时,由于凝血功能障碍,表现为皮下、注射针孔、伤口、胃肠道黏膜等全身不同部位的出血,最多见子宫大量出血或少量持续不断出血,出血不凝。根据病史、出血特点及血小板计数、凝血酶原时间、纤维蛋白原等有关凝血功能的实验室检查可协助诊断。

三、预防

预防工作能明显降低产后出血的发生率,预防措施应贯穿于下列各环节中。

(一)产前预防

1.做好孕前及孕期保健工作

对患有凝血功能障碍疾患者,应积极治疗,严格避孕,已经妊娠的妇女,应在早孕期终止妊娠。

2.积极治疗各种妊娠并发症和并发症

对有可能发生产后出血倾向的孕妇,如羊水过多、妊娠期高血压疾病、妊娠合并糖尿病、血液病等,应提前住院。对胎盘早剥、死胎不下、宫缩乏力、产程延长等应及时处理,防止产后出血的发生。

(二)产时预防

1.密切观察第一产程

消除产妇紧张情绪,保证充分休息,加强营养,密切观察产程进展,防止产程延长和宫缩乏力。

2.重视第二产程的处理

指导产妇适时正确运用腹压,防止胎儿娩出过快;掌握会阴正中或斜侧切开术的适应证及手术时机,接生操作要规范,防止软产道损伤。对已有宫缩乏力者,恰当选用收缩子宫的药物,减少产后出血量。

3.正确处理第三产程

若胎盘未娩出前有较多量阴道流血,或胎儿娩出后30min未见胎盘自然剥离征象,应行宫腔探查及人工剥离胎盘术。剥离有困难者,切勿强行挖取。胎盘娩出后应仔细检查胎盘、胎膜是否完整,有无副胎盘,检查软产道有无撕裂或血肿,如有裂伤者及时按解剖层次缝合。产后按摩子宫以促进收缩。准确收集并测量产后出血量。

(三)产后预防

在胎盘娩出后继续观察产妇 2h,注意产妇的面色、血压、脉搏、子宫收缩及阴道出血情况;鼓励产妇按时排尿;早期哺乳可反射性刺激子宫收缩,减少流血量;送返休养室前尽可能挤出子宫和阴道内积血;产后 2h,向产妇交代注意事项,医护人员定时巡视病房,发现问题及早处理。

四、处理

针对出血原因迅速有效地止血,补充血容量,纠正失血性休克及预防感染。

(一)制止出血

1.子宫收缩乏力性出血

(1)按摩子宫:①腹壁按摩子宫底,助产者一手置于宫底部,拇指在前壁,其余四指在后壁,另一手在耻骨联合上缘下压,将子宫向上推,均匀有节律地按摩宫底;②腹部-阴道双手按摩子宫,一手握拳置于阴道前穹隆,顶住子宫前壁,另一手自腹壁按压子宫后壁使宫体前屈,双手相对紧压子宫并作按摩。按压时间以子宫恢复正常收缩,并能保持收缩状态为止。按摩时应注意无菌操作。

(2)应用缩宫剂:按摩子宫的同时,肌内或静脉(缓慢)注射缩宫素 10U,然后将缩宫素 10～20U 加入 10% 葡萄糖注射液 500mL 内静脉点滴,以维持子宫处于良好收缩状态。也可运用麦角新碱(心脏病、高血压患者慎用)使子宫体肌肉及子宫下段甚至宫颈强烈收缩,前置胎盘胎儿娩出后出血时应用效果较佳。

(3)宫腔填塞纱条:若经上述处理仍出血不止,当地无条件抢救,在转诊患者时应用无菌纱布条填塞子宫腔,有明显局部止血作用。

方法:在严密的消毒下,术者一手于腹壁固定宫底,另一手持卵圆钳,将无菌纱条由宫底逐渐向外不留空隙地填紧宫腔。术后 24h 取出,取出前应先肌注宫缩剂。宫腔填塞纱条后,密切观察生命体征及宫底高度和子宫大小,警惕因填塞不紧,宫腔内继续出血而阴道不流血的止血假象。

(4)结扎盆腔血管:用于子宫收缩乏力、前置胎盘及 DIC 等所致的严重产后出血而又迫切希望保留生育功能的产妇。①结扎子宫动脉上行支:消毒后用两把长鼠齿钳分别夹住宫颈前后唇,轻轻向下牵引,在宫颈阴道部两侧上端用 2 号肠线缝扎双侧壁,深入组织约 0.5cm。若无效应迅速开腹,结扎子宫动脉上行支,即在宫颈内口平面距宫颈侧壁 1cm 处,触之无输尿管时进针,缝扎宫颈侧壁,进入宫颈组织约 1cm,两侧同样处理,若见到子宫收缩则有效。②结扎髂内动脉:经上述处理无效,可分离出髂内动脉起始点,以 7 号丝线结扎。结扎后一般可见子宫收缩良好。此法可保留子宫,在剖宫产时易于实行。

(5)髂内动脉栓塞术:近年来髂内动脉栓塞术治疗难以控制的产后出血受到重视。该法经股动脉穿刺,将介入导管直接导入髂内动脉或子宫动脉,有选择性地栓塞子宫的供血动脉。选用中效可溶解的物质作栓塞剂,常用吸收性明胶海绵颗粒,在栓塞后 2～3 周可被吸收,血管复通。若患者处于休克状态应先积极抗休克,待一般情况改善后才行栓塞术,且应行双侧髂内动脉栓塞以确保疗效。

(6)子宫切除术:用于难以控制并危及产妇生命的产后出血。在积极输血补充血容量的同时施行子宫次全切除术,若合并中央性或部分性前置胎盘应施行子宫全切术。

2.胎盘因素引起的出血

根据不同原因,尽早采取相应措施去除胎盘因素达到止血。处理前应排空膀胱,术中严格无菌操作。

(1)胎盘剥离后滞留:如为膀胱过度充盈,在导尿排空膀胱后,一手按摩宫底,另一手轻轻牵拉脐带协助胎盘娩出。

(2)胎盘剥离不全或粘连:行人工徒手剥离胎盘术。术前要备血,操作宜轻柔,切忌强行剥离或用手抓挖宫腔,以免损伤子宫。剥离困难或找不到疏松面时,应疑为植入性胎盘,不可强行剥离。取出胎盘后应详细检查其完整性,如有不全,必须再次清理宫腔,但应注意尽量减少宫腔内操作次数。术后使用宫缩剂和抗生素,仍需严密观测。

(3)植入性胎盘:在徒手剥离胎盘时,发现胎盘与宫壁关系紧密,难以剥离,当牵拉脐带而子宫壁凹陷时,可能为胎盘植入,应立即停止剥离,考虑行子宫切除术,如出血不多,需保留子宫者,可保守治疗,目前采用氨甲蝶呤治疗,效果较佳。

(4)胎盘、胎膜残留:如果残留量少徒手取出困难,出血不多时,严密观察,应用抗生素及宫缩剂2~3天后,可用大号刮匙行清宫术。

(5)胎盘嵌顿:当胎盘剥离后嵌顿于狭窄环以上者,可在解痉或麻醉下,待环松解后用手取出胎盘。

3.软产道裂伤

做到及时、准确、有效缝合裂伤,尽可能恢复原有的解剖层次。

(1)子宫颈裂伤:疑为子宫颈裂伤时应在消毒下充分暴露宫颈,用两把卵圆钳并排钳夹宫颈前唇,并向阴道口方向牵拉,顺时针方向逐步移动卵圆钳1周,直视下观察宫颈情况。若裂伤浅且无明显出血,可不予缝合也不作子宫颈裂伤诊断,如裂伤深、出血多,用肠线缝合。第一针缝合应从裂口顶端上0.5cm处开始,彻底结扎已断裂回缩的血管,最后一针应距子宫颈外口0.5cm处止,以减少日后子宫颈口狭窄的可能性。如裂伤已累及子宫下段,经阴道难以修补时.可开腹行裂伤修补术。

(2)阴道裂伤:缝合时第一针从裂口上0.5cm处开始,注意缝合至裂伤的底部,避免遗留无效腔,更要避免缝线穿过直肠壁,缝合结束后常规行肛诊检查,若有缝线穿过直肠壁,应拆除重新缝合。

(3)会阴裂伤:按解剖关系逐层缝合,最后以处女膜缘为标志缝合会阴皮肤。

4.凝血功能障碍引起的出血

如患有全身性出血性疾病,在妊娠早期应在内科医生的协助下,尽早行人工流产术。于妊娠中、晚期发现者应积极治疗争取去除病因,尽量减少产后出血的发生。对分娩期已有出血的产妇除积极止血外,还应注意针对病因治疗,如血小板减少、再生障碍性贫血等患者应输新鲜血或成分输血。如发生弥散性血管内凝血应与内科医生共同抢救。

5.剖宫产术中大出血

剖宫产术中大出血可采用按摩子宫、注射宫缩剂、子宫局部缝扎止血(子宫浆肌层缝合术、剖宫产切口撕裂缝合术)、纤维蛋白封闭剂(纤维蛋白胶)、宫腔填塞纱布、血管结扎、子宫切除等。

6.晚期产后出血

(1)胎盘胎膜残留大量出血时应立即刮宫,术中、术后使用子宫收缩剂、抗生素治疗。

(2)出血量不多时,可先采用子宫收缩剂和抗生素治疗后,再行清宫术。

(3)胎盘附着部位复旧不良,应用子宫收缩剂、抗菌药物,辅以中药治疗。

(4)剖宫产切口裂开,出血不多时先保守治疗,应用子宫收缩剂和抗生素后再行手术,出血量大时,应及时行介入治疗或子宫切除术。

(二)补充血容量纠正失血性休克

产妇取平卧位,保暖、吸氧,立即快速输血、输液,以新鲜血为好,或低分子右旋糖酐,注意及时纠正酸中毒。

(三)合理使用抗生素预防感染

产后宜用大剂量抗生素预防感染,同时注意体温,恶露的量、气味及性状,保持外阴清洁干燥,加强营养,积极纠正贫血。

第九章　异常产褥

第一节　产褥感染

产褥感染系指分娩及产褥期致病菌侵入生殖道,引起局部或全身的炎症变化。发病率为1‰~7.2‰,是产妇死亡的四大原因之一。产褥感染是造成产褥病率的主要原因。产褥病率是指分娩 24h 以后的 10 日内,即产后第 2~11 天,每日用口表测量 4 次体温,有 2 次达到或超过 38℃者。两者的含义不同,造成产褥病率的原因还包括生殖道以外的其他的感染与发热,如乳腺炎、上呼吸道感染等。

一、病因

(一)诱因

分娩后女性生殖道的防御功能和自净作用降低,增加了病原体侵入生殖道的机会,若产妇体质虚弱、营养不良、合并慢性疾病、妊娠期贫血、妊娠晚期性生活、胎膜早破、羊膜腔感染、产科手术操作、产程延长、产前产后失血过多等,使机体抵抗力下降,为病原体入侵和繁殖创造条件。

(二)感染来源

分娩后生殖道被病原体感染,其来源有内源性感染和外源性感染。

1.内源性感染

正常孕妇生殖道或其他部位寄生的病原体,多数平时并不致病,但当感染诱因出现时可致病。孕妇生殖道病原体不仅可以造成产褥感染,而且能通过胎盘、胎膜、羊水感染胎儿,导致流产、早产、胎膜早破、死胎的发生。

2.外源性感染

(1)医源性感染,医务人员呼吸道感染;消毒隔离制度不严造成交叉感染;无菌技术不严格,使用的医疗器械未达到严格灭菌而造成感染。

(2)环境污染,产房或病室的空气消毒不彻底而造成感染。

(3)产妇妊娠晚期性生活、产后不注意外阴卫生等均可造成感染。

(三)病原体种类

引起产褥感染的病原体种类很多,尤其是需氧菌和厌氧菌的混合感染。

1.厌氧性链球菌

厌氧性链球菌是内源性感染的主要致病菌。存在于正常阴道中,以消化链球菌和消化球菌最常见。当产道有损伤、胎盘胎膜残留、局部组织缺氧坏死时,细菌大量繁殖,与大肠杆菌混合感染,可释放出恶臭气味。

2.需氧性链球菌

需氧性链球菌是引起外源性产褥感染的主要致病菌。β-溶血性链球菌致病性最强，能产生多种外毒素和溶组织酶，引起严重感染，病变迅速扩散，严重者可致败血症。

3.大肠杆菌

大肠杆菌属大肠杆菌与其相关的革兰阴性杆菌，包括荚膜杆菌、变形杆菌，是造成产褥感染最常见的致病菌，常与其他厌氧杆菌混合感染。大肠杆菌能产生内毒素，引起菌血症时易发生感染性休克。它平时存在于肠道中，并寄生在阴道、会阴、尿道口周围，在不同环境对抗生素的敏感性有很大差异，需根据药物敏感试验选择有效的抗生素。

4.葡萄球菌

葡萄球菌主要致病菌是金黄色葡萄球菌和表皮葡萄球菌。金黄色葡萄球菌多为外源性感染，容易引起伤口严重感染，导致创口裂开，严重时引起盆腔炎、盆腔脓肿及剖宫产后腹膜炎。表皮葡萄球菌存在于阴道菌群中，引起的感染较轻。

5.厌氧类杆菌

厌氧类杆菌为一组厌氧的革兰阴性杆菌，正常情况下寄生于肠道，在粪便中大量存在。如受粪便污染，则阴道菌群中可有这类细菌，此类细菌具有降解肝素、加速血液凝固的特点，如不及时治疗，可引起感染邻近部位的血栓性静脉炎。

6.其他

梭状芽孢杆菌引起的感染较少见，淋病奈瑟菌、支原体和衣原体引起的感染近年明显增多。

二、病理及临床表现

(一)急性外阴、阴道、宫颈炎及剖宫产术后伤口感染

分娩时会阴部损伤或手术助产导致感染，表现为局部红、肿、热、痛、发硬、有脓性分泌物，拆除缝线后伤口裂开。阴道裂伤及挫伤感染表现为局部疼痛肿胀、黏膜红肿、溃疡、脓性分泌物增多，日后导致阴道壁粘连、瘢痕狭窄。子宫颈常在分娩时发生轻度裂伤，容易引起感染。若裂伤深，病原体可向深部沿淋巴上行蔓延，可达宫旁组织，引起盆腔结缔组织炎。剖宫产手术时，切口缝合过密导致组织缺血坏死，无菌操作不严格等均可增加剖宫产伤口感染的机会，引起发热、子宫内膜炎及切口局部感染，重者可发生子宫切口裂开，继发出血、败血症等，危及产妇生命。

(二)急性子宫内膜炎、子宫肌炎

最常见的感染部位为子宫蜕膜及子宫肌壁。产后病原体经胎盘剥离面入侵，扩散到子宫蜕膜层称子宫内膜炎，如感染深入子宫肌层则形成子宫肌炎，两者常同时存在。临床表现轻者为产后发热、恶露增多有臭味、下腹疼痛及压痛、白细胞增高、子宫复旧不良，若感染及时控制，数日子宫内膜修复。严重者寒战、高热、头痛、脉速、白细胞明显增高，而局部反应轻。如已形成子宫肌壁间脓肿，则治疗效果不佳。

(三)急性盆腔结缔组织炎、急性输卵管炎

病原体沿宫旁淋巴和血行达宫旁组织，出现急性炎性反应使局部肿胀，形成炎性包块，同时波及输卵管系膜、管壁。产妇表现为寒战、高热、下腹痛，严重者侵及整个盆腔，子宫周围及

整个盆腔片状浸润增厚,形成"冰冻骨盆"。淋病奈瑟菌沿生殖道黏膜上行感染,可达输卵管与盆腹腔.形成脓肿,导致高热不退。

(四)急性盆腔腹膜炎及弥漫性腹膜炎

炎症可由宫腔和输卵管直接蔓延,或经淋巴途径扩散至盆腔腹膜,形成盆腔腹膜炎。继而发展成弥漫性腹膜炎,出现全身中毒症状,如高热、恶心、呕吐、腹胀,检查时下腹部有明显压痛、反跳痛或腹肌紧张。腹膜面分泌大量渗出液,纤维蛋白覆盖引起肠粘连,也可在子宫直肠陷凹形成局限性脓肿,若脓肿波及膀胱与肠管则可出现排尿困难、腹泻、里急后重甚至肠粘连。急性期治疗不彻底可发展成慢性盆腔炎,导致女性不孕。

(五)血栓静脉炎

致病菌多为厌氧性链球菌和类杆菌,这类细菌分泌肝素酶分解肝素,促成凝血。血栓静脉炎起源于胎盘附着处宫壁的血栓感染,分为盆腔内血栓性静脉炎及下肢血栓性静脉炎。盆腔内血栓性静脉炎常侵及卵巢静脉、子宫静脉、髂内静脉、髂总静脉,病变单侧居多,多于产后1~2周发病,表现为寒战、高热交替并反复发作,持续数周,局部检查不易与盆腔结缔组织炎相鉴别。下肢血栓性静脉炎多发生在股静脉、腘静脉及大隐静脉,多于产后2~3周发病,表现为弛张热及下肢持续性疼痛,局部静脉压痛或触及硬条索状血管,血液回流受阻,引起下肢水肿,皮肤发白,故称"股白肿"。病变轻时无明显阳性体征,彩色超声多普勒检查可协助诊断。

(六)脓毒血症及败血症

感染血栓脱落进入血液循环可引起脓毒血症,造成肺、脑、肾脓肿或栓塞,导致死亡。若病原体大量进入血液循环并迅速繁殖则形成败血症,产妇持续高热、寒战,全身中毒症状明显,可危及生命。

三、诊断与鉴别诊断

(一)诊断

(1)详细询问病史,询问妊娠期、分娩期及产后有无引起感染的因素。

(2)进行全身及局部体格检查包括体温、脉搏、血压及全身各系统的检查,进行双合诊或三合诊检查,有时可触及输卵管或盆腔包块,应注意和引起产褥病率的其他疾病相鉴别。

(3)辅助检查进行血、尿常规及其他辅助化验检查,检测血清急性期反应物质中的C-反应蛋白,有助于早期诊断感染。B型超声、彩色多普勒、CT、MRI等可对产褥感染形成的包块、脓肿及静脉血栓做出诊断。

(4)确定病原体,病原体的鉴定对产褥感染诊断与治疗非常重要。方法有病原体培养及药敏试验、分泌物涂片检查、病原体抗原和特异抗体检测。

(5)确定病变部位通过全身检查,双合诊或三合诊,辅助检查如B型超声、彩色超声多普勒、CT、MRI等检测手段,能够对炎性包块、脓肿及静脉血栓做出定位和定性诊断。

(二)鉴别诊断

产褥感染应与以下疾病相鉴别。

1.产褥中暑

产褥中暑是指在产褥期因高温环境,体内热量不能及时散发而引起中枢性体温调节功能障碍的急性热病。发病前多有短暂的中暑先兆,严重者出现高热,产妇体温高达41~42℃,呈稽留热型。产妇无典型的感染体征,经散热体温可迅速下降。而产褥感染虽有体温升高,但以生殖器官及全身感染为主要临床表现,二者不难鉴别。

产褥感染产妇可以发生产褥中暑,产褥中暑患者也可并发产褥感染。

2.肾盂肾炎

合并肾盂肾炎的产妇可出现高热、肋脊角压痛、脓尿、菌尿,而无生殖器官感染体征。产褥感染也可有轻度脓尿及菌尿,而寒战、高热又为二者所共有。因此,应根据临床症状、体征、尿细菌培养及尿液显微镜检查进行鉴别。

3.乳腺内乳汁淤积

乳腺内乳汁淤积者乳房胀痛,乳房局部可有硬结及压痛。可在产褥期 10d 内发热,除非有乳腺炎或脓肿的局部体征,持续发热可超过 24h,一般情况下不会超过 24h。

4.腹壁切口感染

腹壁切口感染是剖宫产术后发热的主要原因。一般在手术后第 4~7d 出现,行切开引流后 48h 内体温即恢复正常。假如治疗后体温持续不降,则表明引流不畅,或还有引起发热的其他原因。

四、预防与护理

(1)加强孕期保健,临产前 2 个月避免性生活及盆浴,加强营养,增强体质。

(2)及时治疗外阴、阴道及宫颈炎症和并发症,避免胎膜早破、滞产、产道损伤与产后出血。

(3)严格无菌操作,正确处理分娩,消毒产妇用物,防止产道损伤和胎盘胎膜残留,正确掌握手术指征,保持外阴清洁。

(4)必要时给予抗生素预防感染。

五、治疗

(一)支持疗法

加强营养,增强抵抗力,纠正水、电解质紊乱和酸中毒。病情严重或贫血者,多次少量输血或血浆。高热时可物理降温。

(二)局部治疗

清除宫腔残留物,脓肿形成者切开引流,半卧位有利于引流和局限炎症。局部有硬结者热敷理疗,有化脓者及时拆线、换药引流,促进伤口愈合。

(三)抗生素的应用

按药敏试验选用广谱高效抗生素,注意需氧菌、厌氧菌及耐药菌株问题。中毒症状严重者,选用高效广谱抗生素,同时短期使用肾上腺皮质激素,提高机体应激能力。

(四)血栓性静脉炎、怀疑有肺栓塞

在应用大量抗生素的同时,可加用肝素,即肝素 50mg 加于 5% 葡萄糖注射液 500mL 中静脉滴注,每 6h1 次,体温下降后改为每日 2 次,连续使用 4~7d,并口服双香豆素等。对血栓性静脉炎应用抗生素、肝素治疗的同时可用活血化瘀、溶栓类中药进行治疗。

第二节 晚期产后出血

一、病因

晚期产后出血，即分娩结束 24h 后，在产褥期内发生的子宫大量出血。以产后 1～2 周发病最常见。多由于以下原因所致。

(一)胎盘胎膜残留

胎盘胎膜残留是最常见的病因。黏附在子宫腔内的胎盘组织发生坏死，纤维蛋白沉着，出现变性、机化，甚至可形成胎盘息肉。当坏死组织脱落时，基底部血管开放，引起大量出血。胎膜残留则多数合并有子宫内膜炎，胎盘息肉则通常出血较晚，常于产后数周发生反复性大出血。

(二)蜕膜残留

蜕膜残留多见于双角子宫、双子宫等。正常情况下子宫蜕膜于产后 1 周脱落，并随恶露排出，若蜕膜剥离不全或剥离后长时间残留在宫腔内，可影响子宫的正常修复，并诱发子宫内膜炎，引起晚期产后出血。

(三)子宫胎盘附着部位复旧不全

正常情况下，胎盘附着部位在胎盘排出后即刻缩小，血管断端血栓形成、机化。血栓机化，出现透明样变，血管上皮增厚，管腔变窄、堵塞，附着部边缘内膜逐渐向中心生长，底蜕膜深层的残留腺体和内膜重新生长，使子宫内膜修复，此过程约需 6 周。若该部位发生感染，可使血栓脱落，血窦重新开放引起子宫大量出血。

(四)产道血肿

产道血肿可发生在自然产或手术产后，多见于产程过长、产道压迫过久造成坏死、血管破裂或产道裂伤缝合不全者。

(五)剖宫产术后子宫伤口裂开

剖宫产术后子宫伤口裂开多见于子宫下段剖宫产横切口两侧端，其主要原因有感染和伤口愈合不良。

1.子宫伤口感染

子宫下段切口离阴道口太近，如胎膜早破、产程延长、术中出血过多等，都会增加感染机会，细菌易感染宫腔造成伤口感染，组织坏死、脱落，使切口不能按时愈合血管因缝线溶解重新开放而致大量出血；或手术操作过多，尤其是阴道检查频繁，增加感染机会；或手术时间过长；或无菌操作不严格，

2.切口过低或过高

宫颈两侧以结缔组织为主，切口低，血液供应较差，伤口愈合能力差，切口过高，即在解剖学内口水平，当胎儿娩出后，切口上缘宫体肌组织缩复作用强，使切口上缘厚而短，切口下缘子宫下段为宫颈组织.缩复能力差，切口下缘薄而长，上下缘肌组织厚薄相差大，缝合时不易对齐，影响愈合。再因妊娠子宫多右旋，切口易偏左而损伤左侧血管，或该部位血管被缝扎，致局

部血运不良,易并发感染而发生出血。

3.缝合不当

组织对位不良;出血血管结扎松弛,尤其是切口两侧角血管回缩,形成血肿;缝扎过多过密;缝线过松过紧均可导致伤口血运不良,影响伤口愈合。

4.其他

如重度贫血、子宫肌瘤、子宫滋养细胞肿瘤、宫腔异物、营养不良等,均可影响子宫复旧而发生晚期产后出血。

二、临床表现

(一)症状

阴道流血或伴发热,腹痛。产后恶露不净,有臭味,色由黯红变鲜红,反复或突然阴道流血,少量或中量,持续或间断,也可表现为急剧大量流血导致严重贫血或休克。胎盘残留所致者,多发生于产后 10d 左右,流血量多,常突然发生;子宫胎盘附着部位复旧不全者,多于产后 2~3 周内突然流血,流血量一般较少;子宫切口裂开的阴道流血常发生于术后 2~4 周。应排除其他疾病。反复流血合并感染则可出现发热及下腹痛。

(二)体征

出血多而急者,常呈贫血貌;血容量严重不足时可出现血压下降、出冷汗、脉搏细弱,甚至意识丧失等休克征;妇科检查见宫口松弛或有组织堵塞,双合诊时子宫增大、软或有触痛。剖宫产术后者,可以示指轻触子宫下段剖宫产切口部位,有时可触及子宫下段明显变软。滋养细胞肿瘤者,有时可于产道内发现转移结节。

三、辅助检查

(一)化验检查

查血常规,血色素常有不同程度的降低,合并感染者,白细胞及中性粒细胞常升高;尿绒促性素或血绒促性素检测,有助于诊断胎盘残留及排除产后滋养细胞肿瘤;宫腔分泌物培养或涂片检查。

(二)B超检查

B超可了解子宫复旧情况、宫腔内是否有残留组织、子宫切口愈合情况。

(三)病理检查

将子宫内刮出物送病检,可有助于确诊胎盘、胎膜残留或胎盘附着部位复旧不良,可找到妊娠晚期的绒毛或可见到不同状态的血管;排除胎盘部位滋养细胞肿瘤,该病镜下一般不见绒毛结构和间质,几乎完全由中间型滋养细胞构成,瘤细胞圆形、多角形或梭形,胞浆丰富,有异质性.很少见到郎罕细胞、合体细胞与中间型滋养细胞伴存的情况。

四、鉴别诊断

(一)子宫黏膜下肌瘤合并感染

一般通过B超检查及化验检查即可明确。

(二)胎盘部位滋养细胞肿瘤

通过尿、血绒促性素检测及病理检查可明确诊断。

(三)产褥期外伤性出血

产褥期外伤性出血有外伤史或性交史,妇科检查阴道或宫颈有裂伤及活动性出血。

(四)功能性子宫出血

功能性子宫出血多发生于产褥期后,可通过诊断性刮宫,将刮出物送病理可确诊。

五、治疗

(一)治疗原则

以急救为先,抗休克、输血、止血,并迅速找到出血原因,给予相应处理。

(二)治疗方法

1.一般处理

卧床休息,加强营养,纠正贫血。

2.药物治疗

(1)宫缩剂的应用:缩宫素10～20U,肌注,2次/d,必要时可增加次数。出血量多时,可立即静脉注射缩宫素10～20U,然后在5%葡萄糖液250mL中再加入缩宫素10～20U静脉滴注;米索前列醇0.02～0.06mg,口服或放置阴道后穹隆;卡孕栓1～2mg,置于阴道或肛门。

(2)抗生素的应用:因大量流血、流血时间过长或宫内有残留物,容易合并感染,所以,应常规给予足量抗生素以控制和预防感染。

(3)支持治疗贫血严重者应根据情况给予输血等纠正贫血,并给予静脉滴注能量合剂(辅酶A 100U、三磷酸腺苷40mg、维生素C 2g、维生素B_6 100mg)及氨基酸250mL。

3.手术治疗

(1)刮宫术:对疑有胎盘、胎膜、蜕膜残留或胎盘附着部位复旧不全者,应行刮宫术。术前做好备血、建立静脉通道及开腹手术准备,刮出物送病理检查,以明确诊断,术后继续给予抗生素及子宫收缩剂。剖宫产术后阴道大量流血,组织残留机会极小,伤口裂开可能最大,应慎刮宫。

(2)软产道损伤或血肿:应及时切开清除积血并缝合止血,不能缝合时可用纱布压迫止血。

(3)剖腹探查术:对疑有剖宫产后子宫切口裂开者,若仅少量阴道流血可先住院给予抗生素及支持疗法,密切观察病情变化;如流血量多,可行剖腹探查术。术中若原切口周围组织坏死范围小,炎症反应轻微,可做清创缝合及髂内动脉、子宫动脉上行支结扎止血或行髂内动脉栓塞术;若组织坏死范围大,应酌情做子宫次全切除或子宫全切术。

六、护理

(1)应注意防患于未然,分娩时应仔细检查胎盘及胎膜是否完整,在不能排除胎盘残留,或残留胎膜较多,或虽胎膜残留不多但出血较多时,均应进行宫腔探查及刮宫,并予以抗生素。疑胎膜有小块残留而出血不多者,虽暂不刮宫,仍应予以抗生素预防感染。

(2)剖宫产术中,子宫下段切口不宜过低和过小,以防切口撕裂。发生切口两侧裂伤时,按正常解剖部位缝合,避免大块或多次缝合。缝合不宜过密、过紧,缝线不穿过蜕膜层,以免影响血液供应。

(3)严格按无菌操作要求做好每项操作,术后应用抗生素预防感染。

第十章　不孕症与辅助生育技术

第一节　不孕症

凡婚后未避孕、有正常性生活、同居 2 年而未曾妊娠者,称不孕症。婚后未避孕且从未妊娠者称原发性不孕;曾有过妊娠而后未避孕连续 2 年不孕者称继发性不孕。夫妇一方有先天或后天解剖生理方面的缺陷,无法纠正而不能妊娠者称绝对不孕;夫妇一方因某种因素阻碍受孕,导致暂时不孕,一旦得到纠正仍能受孕者称相对不孕。

一、原因

导致不孕的原因有:①影响卵巢正常排卵;②精液与精子质与量的异常;③卵子与精子不能在输卵管内结合成为受精卵或不能进入子宫腔内正常着床等。阻碍受孕的因素可能在女方、男方或男女双方。

(一)女性不孕因素

1.输卵管因素

输卵管因素是不孕症最常见因素。任何影响输卵管功能的因素,如输卵管发育不全(过度细长扭曲、纤毛运动及管壁蠕动功能丧失等).输卵管炎症(淋菌、结核菌等所致)引起伞端闭锁或输卵管黏膜破坏使输卵管闭塞,均可导致不孕。此外,输卵管子宫内膜异位症,阑尾炎或产后、术后所引起的继发感染,也可导致输卵管阻塞造成不孕。

2.排卵障碍

下丘脑-垂体-卵巢轴功能紊乱,垂体肿瘤,垂体破坏,引起无排卵性月经、闭经等;卵巢功能紊乱;如先天性卵巢发育不全、多囊卵巢综合征、卵巢功能早衰、功能性卵巢肿瘤、卵巢子宫内膜异位症等;另外,重度营养不良、甲状腺功能亢进等全身性疾病也可影响卵巢功能导致排卵障碍。

3.子宫因素

先天子宫畸形、子宫内膜炎、内膜结核、内膜息肉、宫腔粘连或子宫内膜分泌反应不良、子宫黏膜下肌瘤等因素可影响受精卵着床。

4.宫颈因素

宫颈口狭窄、宫颈粘连、宫颈息肉、宫颈肌瘤、宫颈黏液量和性状异常等能影响精子穿过,也可造成不孕。

5.阴道因素

先天无阴道、阴道横隔、无孔处女膜、阴道损伤后形成的粘连瘢痕性狭窄均能影响性交并阻碍精子进入。严重阴道炎症时,大量白细胞消耗精液中存在的能量物质,降低精子活力,缩短其存活时间而影响受孕。

6.免疫因素

造成不孕症的免疫因素有:①同种免疫是精子、精液或受精卵为抗原物质,被阴道及子宫上皮吸收后,通过免疫反应产生抗体物质,使受精卵不能结合,或受精卵不能着床。此种情况常与女性生殖道的损伤和炎症有关,在女性血清及宫颈黏液中可能测出抗精子抗体;②自身免疫是不孕妇女血清中存在的透明带自身抗体,这种自身抗体与透明带起反应后可阻止精子穿透卵子,而不能受精。

7.盆腔腹膜因素

卵子由卵巢排出后,通过输卵管伞捕获到输卵管内受精。当各种原因的盆腔腹膜炎、子宫内膜异位症、手术后所引起的粘连,依其部位和程度,可能阻隔排出的卵子或阻碍输卵管伞对卵子的捕获。

(二)男方不孕因素

不孕症的原因有 1/3 在于男方。

1.影响精子产生的因素

①全身性疾病:慢性消耗性疾病、过度肥胖等。②内分泌功能障碍:甲状腺功能低下、肾上腺皮质功能亢进等影响睾丸功能。③性腺系统功能失调:如垂体机能减退。④睾丸疾患:如睾丸先天发育不良、腮腺炎合并睾丸炎、睾丸结核、睾丸损伤、隐睾症、放射性损害、药物影响(如砷、苯胺、铅类药物),均可导致生精障碍。

2.影响精子数量及活力因素

如精索静脉曲张、精囊炎、前列腺炎、隐睾症等导致精子密度和精子活力的减低。

3.影响精子运送的因素

①外生殖器畸形:先天性阴茎阙如,阴茎过小,阴茎过大,尿道下裂,两性畸形;后天性阴茎损伤,炎症,睾丸鞘膜积液以及阴茎阴囊象皮肿,影响射精。②性功能障碍:阳痿是常见的病因。③输精管阻塞:炎症、结核引起双侧输精管梗塞,精子不能被排出。

(三)男女双方因素

①缺乏性生活知识;②免疫因素:精液或受精卵是抗原物质,被阴道及子宫上皮吸收后,通过免疫反应产生抗体物质,使精子、卵子不能结合或受精卵不能种植。

二、检查步骤和诊断

通过男女双方全面检查找出原因,是诊断不孕症的关键。男方检查简单易行,应与女方检查同时进行。

(一)男方检查

询问既往有无慢性疾病如结核、腮腺炎等;了解性生活情况,有无性交困难。除全身检查外,重点应检查外生殖器有无畸形或病变,尤其是精液常规检查。正常精液量为 2~6mL,平均为 3~4mL;异常为<1.5mL;pH 为 7.2~7.5,在室温下放置 5~30min 内完全液化,精子总数>8000 万/mL,异常<2000 万/mL;活动数>50%,异常为<35%;异常精子<20%,正常精子>50%。

（二）女方检查

1.询问病史

结婚年龄、男方健康状况、是否两地分居、性生活情况、是否避孕。月经史、既往史(有无结核病、内分泌疾病)、家族史(有无精神病、遗传病)。对继发不孕者,了解以往流产或分娩经过,有无感染史等。

2.体格检查

注意第二性征、内外生殖器的发育情况,有无畸形、炎症、包块及乳房泌乳等。胸片排除结核,必要时作甲状腺功能检查、蝶鞍 X 线摄片和血催乳激素测定排除甲状腺及垂体病变,测定尿 17-酮、17-羟及血皮质醇排除肾上腺皮质疾病。

3.女性不孕特殊检查

(1)卵巢功能的检查:主要了解卵巢有无排卵及黄体功能情况。可通过基础体温测量、宫颈黏液结晶检查、子宫内膜活检及 B 超监测排卵等。

(2)输卵管通畅试验:男方检查未发现异常,女方有排卵.可进行输卵管通液、通气或子宫输卵管造影以了解输卵管通畅程度。输卵管通气和通液除能达到诊断目的外,尚可分离轻度输卵管黏膜皱襞和伞端粘连,起一定治疗作用。至于造影,更可明确输卵管阻塞部位、有无结核;子宫有无畸形、黏膜下肌瘤、宫腔粘连、内膜结核等。

(3)诊断性刮宫:可了解宫腔大小、有无变形,并取子宫内膜做病理检验,间接了解卵巢功能,除外内膜结核。

(4)性交后试验:在排卵期前后,禁欲 5～7d。性交后 2h 吸取宫颈内黏液,置于玻片上镜检。在放大 400 倍镜下有 10 个以上活动的精子,表示有生育能力,少于 5 个活精子,则表示生育能力低下。如果宫颈黏液拉丝度长,置于玻片上干燥后镜检,呈典型的羊齿植物叶状结晶,说明试验时间选择合适。

(5)宫颈黏液、精液相合试验:于预测的排卵期进行,先在玻片一端放一滴新鲜精液,再取宫颈黏液一滴放在距精液滴旁 2～3mm,轻摇玻片使两液滴接触,37℃下置 1～2h,用显微镜观察,如精子能穿过、深入宫颈黏液,提示精子的活动能力及宫颈黏液的性质正常,黏液中无抗精子抗体。

(6)腹腔镜检查:上述各项检查均属正常者,仍未怀孕,可作腹腔镜检查进一步了解盆腔情况,对盆腔内病变可给予更详细的资料。子宫内膜异位症只能在腹腔镜或剖腹探查时直接观察盆腔器官得出确切的诊断。盆腔粘连可以从病史或造影中提出怀疑,也只有在腹腔镜直视下才能证实与估价。通过腹腔镜可了解子宫、卵巢和输卵管有无先天或后天病变;还可向宫腔注入染液.在腹腔镜下观察染液流入腹腔(输卵管通畅时)或阻塞部位。在观察到病变的同时,可通过腹腔镜作一些粘连分解术或子宫内膜异位病灶的电凝术,达到治疗的效果。因此,腹腔镜检查对不孕症的诊断具有重要的价值。约在 20% 的患者通过腹腔镜可以发现术前没有诊断出来的病变。

(7)子宫镜检查:观察子宫腔内情况,能发现子宫畸形、宫腔粘连、子宫内膜息肉、黏膜下肌瘤等病变,是在子宫碘油造影不能明确诊断情况下,进一步查找不孕病因的方法。

(8)免疫学检查:进行以下试验可了解是否为免疫不孕:①精子制动试验:将适当稀释的精

子和补体分别加入不孕女方和正常对照者的血清中,观察精子活动情况。如对照者血清中的活动精子百分数与患者血清相比>2,为阳性,提示患者体内存在抗精子抗体。②精子凝集试验:将适当稀释的精子加入不孕女方和正常对照者的血清中,观察精子凝集情况。有凝集者,为阳性,提示患者体内存在抗精子抗体。③自身免疫试验:用不育男方自身血清和精子做以上2种试验,如显示阳性结果,反映体内有抗自身精子抗体。

(9)染色体检查:正常女性为 46XX,正常男性为 46XY。

三、治疗

(一)一般处理

改变不良生活习惯,锻炼身体,增强体质,改善营养不良状况,有利于不孕患者恢复生育能力。解除焦虑,学会预测排卵期。进行性生活和受孕知识宣传教育,排卵后卵子寿命不足24h,精子在酸性阴道内只能生存 8h,而进入宫腔后可维持 2~3d,故每月只有在排卵前 2~3d或在排卵后 24h 内性交才能受孕,所以选择合适的性交日期可增加受孕机会。性交次数应适度,子宫后位者性交时应抬高臀部。

(二)治疗生殖器器质性疾病

若发现能导致不孕症的生殖器器质性疾病应积极治疗。

1.输卵管慢性炎症及阻塞的治疗

(1)一般疗法:口服活血化瘀中药,中药保留灌肠,同时配合超短波、离子透入等促进局部血液循环,有利于炎症消除。

(2)输卵管内注药:用地塞米松磷酸钠注射液 5mg,庆大霉素 4 万 U,加于 20mL 生理盐水中,在 150mmHg 压力下,以每分钟 1mL 的速度经输卵管通液器缓慢注入,有减轻输卵管局部充血、水肿,抑制梗阻形成,达到溶解或软化粘连的目的。应于月经干净 2~3 日始,每周 2 次,直到排卵期前,可连用 2~3 个周期。

(3)输卵管成形术:对不同部位输卵管阻塞可行造口术、吻合术以及输卵管子宫移植术等,应用显微外科技术达到输卵管再通的目的。

2.卵巢肿瘤

卵巢肿瘤可影响卵巢内分泌功能,较大卵巢肿瘤可造成输卵管扭曲,导致不孕。直径>5cm 的卵巢肿瘤有手术探查指征,予以切除,并明确肿瘤性质。

3.子宫病变

(1)先天性无子宫、阴道阙如或发育异常:往往先予以矫形,恢复阴道、子宫的形态后,再考虑治疗不孕不育。

对不孕不育伴子宫畸形者,可考虑先进行手术治疗,一旦妊娠,给予保胎及重点产前监护,放宽剖宫产手术指征,预防早产及母婴并发症。

(2)子宫肌瘤:子宫肌瘤导致不孕的原因是多方面的,除引起内膜发育不良、影响胚胎种植、导致流产外,肌瘤发生的内在因素本身常常导致排卵障碍、内膜发育不良或子宫及内膜微循环功能失调。根据症状、妇检,尤其是阴道 B 型超声、宫腔镜和腹腔镜检查,子宫肌瘤的诊断并不困难。但应同时明确子宫肌瘤的大小、部位、数目、有无变性及生长速度等。一旦确诊,大部分子宫肌瘤患者可行观察、随访。子宫肌瘤合并无排卵可考虑 CC,CC+HMG/FSH+

HCG 或 HMG/FSH＋HCG 治疗。子宫肌瘤合并月经过多、痛经者可适当选择他莫昔芬(三苯氧胺)、米非司酮(RU-486)、达那唑等抗孕、雄激素治疗。

对药物治疗无效、要求生育、明显影响到黏膜的完整性及功能(如黏膜下肌瘤)或有变性、生长加速、局部不适时应首选肌瘤挖除术。术中尽可能完整挖除所有肌瘤,但注意尽量不要涉及子宫内膜。术后抗孕激素、抗雄激素治疗 3 个月以上,并常规避孕 2 年,以避免过早妊娠后子宫破裂。但西欧临床学者认为,妊娠是愈合子宫切口的最佳方法,因而常规建议患者避孕 6 个月左右。

(3)宫腔粘连性不孕:宫腔镜检查是诊治 IUA 的最佳方法,术中可在明视下完全分离粘连。无条件者可行 HSG 或做子宫探针探查及探针子宫粘连分解,但手术不易彻底。术毕放置 IUD,同时给予雌或孕激素促进子宫内膜生长 3 个月,防止再次粘连。

(4)宫颈性不孕:治疗方法应综合子宫畸形情况而定。宫颈炎症如宫颈糜烂、肥大可引起宫颈黏液的质、量异常及局部免疫功能失调而影响精子的通过,造成不孕。在排除癌变,养成良好的卫生习惯基础上,应予局部抗感染治疗。鉴于物理治疗可引起局部瘢痕及宫颈黏液分泌障碍,必要时考虑物理治疗,如射频、激光、微波、冷冻、电烫等治疗。

另外,全身内分泌失调,局部宫颈瘢痕(手术、分娩创伤、物理治疗后)亦可导致宫颈黏液质、量下降而致不孕,为此应针对病因进行治疗,必要时行子宫腔内人工授精。

4.阴道炎

严重的阴道炎应作细菌培养及药物敏感试验,根据结果及时、彻底的治疗。

5.子宫内膜异位症

子宫内膜异位症可致盆腔粘连、输卵管扭曲、输卵管阻塞及免疫性不孕,应尽早保守治疗,必要时可行腹腔镜检查,术中同时清除异位病灶,松解粘连。

6.生殖系统结核

行抗结核治疗,并检查是否合并其他系统结核。用药期间应严格避孕。

(三)诱发排卵

对无排卵者,可采用药物诱发排卵。

1.氯米芬(CC)

CC 为首选促排卵药,氯米芬具有抗雌激素和弱雌激素作用,但主要靠其抗雌激素作用而诱发排卵。使用时须具备两个条件:①患者应有正常的雌激素水平,经黄体酮试验能产生撤药性阴道流血。②下丘脑-垂体-卵巢轴完整,对雌二醇能产生正常反馈作用,血清催乳素值正常。适用于多囊卵巢综合征、继发性下丘脑性闭经、服用避孕药后闭经、闭经泌乳综合征、无排卵性功血特别是青春期无排卵性功血和黄体功能不足者。于月经周期第五日起,每日口服 50mg(最大剂量达 200mg),连用 5d,可能于停药后 7~9d 出现排卵。一般连用 3 个周期。排卵率高达 80%,但受孕率仅为 30%～40%。若用药后有排卵但黄体功能不全,可加用绒促性素,于月经周期第 15~17d 连用 5d,每日肌注 1000~2000IU。服药期间注意有无卵巢增大情况。卵巢肿瘤者禁用。

2.绒促性素(HCG)

具有类似 LH 的作用,其在诱发排卵中起扳机作用,在卵泡发育到接近成熟时给药,可促进排卵。常与氯米芬合用,简称 CC/HCG 法。于氯米芬停药 7d 加用 HCG 2000～5000IU 一次肌注。

3.尿促性素(HMC)

替代性治疗作用,适用于缺乏促性腺激素,而靶器官一性腺反应正常者。目前临床亦用于其他类型的患者。每支 HMG 含 FSH 及 LH 各 75IU,能促进卵泡发育成熟。从月经周期第六天开始,每日肌注 1 支 HMG,共 7d。用药期间密切观察宫颈黏液、测定雌激素水平及用 B 型超声监测卵泡发育,一旦卵泡成熟即停用 HMG,停药后 24～36h 加用 HCG 5000～10000IU,1 次肌注,促进排卵及黄体形成。

4.雌激素

雌激素主要是通过抑制排卵,调节下丘脑-垂体功能。小剂量雌激素周期疗法,对雌激素水平低下的患者可采用之。从月经周期第 6 天开始,每晚口服己烯雌酚 0.125～0.25mg,共 20 天,连用 3～6 个周期。

短期大量雌激素冲击疗法,可使 LH 分泌增多而诱发排卵,适用于体内有一定雄激素水平的妇女。于月经周期第 8～11 天口服己烯雌酚 20mg,在 24h 内分次服完;或用苯甲酸雌醇 10mg 肌注,连用 3 个周期。

5.黄体生成素释放激素(LHRH)脉冲疗法

适用于下丘脑性无排卵。采用微泵脉冲式静脉注射(排卵率91.4%,妊娠率为85.8%);大剂量为 10～20pg/脉冲(排卵率 93.8%,妊娠率为 40.6%)。用药 17～20d。

6.溴隐亭

溴隐亭主要是抑制垂体分泌催乳激素(PRL),属多巴胺受体激动剂。适用于高催乳血症而无排卵者,以及垂体微腺瘤患者;常用剂量为每日 2.5mg;副反应严重者可减少剂量至每日 1.25mg,每日 2 次服用,连续 3～4 周,直至 PRL 下降至正常水平。排卵功能多在 PRL 水平正常后自然恢复。排卵率为 75%～80%,妊娠率为 60%左右。

(四)促进和补充黄体分泌功能

于月经周期第 20 日开始每日肌注黄体酮 10～20mg,共 5d。可促进或补充黄体分泌功能。

(五)改善宫颈黏液

炔雌醇 0.005mg,自月经周期的第 1～12 日,每日 1 次口服。可改善宫颈黏液,利于精子通过。适于性交后试验证实宫颈黏液不适精子通过时的患者。

(六)免疫性不孕的治疗

1.避孕套疗法

如因免疫因素引起不孕者,应用避孕套半年或以上,暂避免精子与女方生殖器接触,以减少女方体内的抗精子抗体浓度。在女方血清内精子抗体效价降低或消失时于排卵期不再用避孕套,使在未形成抗体前达到受孕目的。此法约 1/3 可获得妊娠。

2.皮质类固醇疗法

皮质类固醇有抗炎及免疫抑制作用,临床亦可用于治疗免疫失调病。男女都可用以对抗精子抗原,抑制免疫反应。可在排卵前 2 周用泼尼松 5mg,3 次/d,亦有用 ACTH 者。

3.子宫内人工授精

对子宫颈黏液中存在的抗精子抗体者,可从男方精子中分离出高活力的精子,进行宫内人工授精。

(七)反复早期流产

早期反复流产确诊后,应尽可能寻找病因,对因治疗。

1.子宫、宫颈的畸形,子宫肌瘤挖除后,宫腔粘连

进行整形、子宫肌瘤挖除、宫腔粘连分解术,对宫颈功能不全者行宫颈环扎术。

2.黄体功能不全

进行促排卵治疗,避免单用氯米芬(克罗米芬,CC)促排卵,尽可能使用 CC＋HMG/FSH＋HCG 或 HMG/FSH＋HCG,以保证正常卵泡的形成。排卵后即给予 HCG 或黄体酮支持黄体。

3.遗传因素

进行遗传咨询,根据风险复发概率,结合夫妇双方的意愿决定是否妊娠。有条件时进行供精人工授精(AID)或供卵。妊娠期应选择做绒毛活检、羊水穿刺等对胎儿进行遗传诊断。

(八)中医治疗

1.辨证论治

(1)肾气不足型:症见婚后不孕,月经后期,量少色淡或月经稀少,甚则闭经。腰膝酸软,畏寒喜暖,性欲淡漠.面色光白或晦黯,大便不实,小便清长。舌淡苔白,脉沉细或沉迟。治宜温肾补气养血,调补冲任。方药:毓麟珠并随症加减。太子参、熟地黄、菟丝子、鹿角霜、丹参、紫河车各 15g,白术、当归、香附、川芎、陈皮各 10g,白芍 12g。其次,五子衍宗丸、安坤赞育丸、桂附八味丸、乌鸡白凤丸等也可配合应用。

(2)肾阴亏损型:症见婚久不孕,月经先期,量少,色红无块,或月经正常。腰腿酸软,头晕耳鸣,心悸失眠,性情急躁,五心烦热,盗汗,便干。舌红苔少,脉细数。治宜补肾滋阴,调理冲任。方药:养精种玉汤加减。当归、陈皮各 10g.白芍、生地、女贞子、覆盆子、茺蔚子、菟丝子、旱莲草各 15g,山萸肉 12g。阴虚火旺,方用六味地黄汤加减。地骨皮、生地、山药、山萸肉、龟板各 15g,栀子、丹皮各 10g。

(3)肝郁气滞型:症见经期先后不定,经来腹痛。行而不畅,量多少不定可有小血块,经前乳房胀痛。精神抑郁,烦躁易怒,胸闷喜太息。舌黯红或淡红,苔薄白,脉弦。治宜疏肝解郁,调养冲任。方药:开郁种玉汤加减。当归、丹皮、香附各 10g,白芍 15g,茯苓、路路通、刘寄奴各 12g。

(4)痰湿郁阻型:症见月经后期甚至闭经,白带量多,色白如涕,形体肥胖,面色㿠白,头晕心悸.胸闷泛恶,倦怠身重。苔白腻,脉滑。治宜燥湿化痰,理气调经。方药:启官丸加减。苍术、香附、法半夏、当归、陈皮各 10g,茯苓 12g,川芎、南星各 6g,赤芍、牛膝各 15g。经多可去川芎,加黄芪、川断各 15g。或用苍附导痰丸加减。

(5)瘀阻胞宫型:症见月经后期,色黑有块或痛经,块下痛减,平日少腹作痛,痛时拒按,口干不欲饮,或腹部瘾痕。舌黯或有瘀点,脉弦涩或沉涩。治宜活血化瘀,温经通络。方药:少腹逐瘀汤加减。当归、川芎、小茴香、延胡索、生蒲黄、巴戟天各 10g,赤芍、生地、川断、菟丝子、牛

膝各 15g,五灵脂 6g,官桂 3g。

2.中成药

(1)艾附暖宫丸:大蜜丸每次 1 丸,小蜜丸每次 9g,每日 2～3 次。用治子宫虚冷.月经不调,虚寒不孕等病证。

(2)参茸鹿胎膏:每次 10～15g,每日 2 次。温开水送服。阴虚火旺者忌服。

(3)胚宝胶囊:每 1～3 粒,每日 3 次。用治肾阳不足,妇女不孕等病证。

(4)女青春:每次 5～6 片(1.5～1.8g),每日 3 次。用治闭经、不孕症等病证。

(5)定坤丹(丸):每次服 1 丸,每日 2 次。温水或温黄酒送下。凡非气血不足而挟瘀滞者忌用。用治气血两虚并兼有瘀滞的月经不调,不孕症等病证。

(6)威喜丸:每次服 6～9g,日服 2 次。空腹时细嚼,待满口生津时徐徐咽下。属于命门火衰精滑或气虚下陷者,忌服。服药期间,忌食酸醋。

(7)清宫长春胶囊:口服,每次 1～2 粒,每日 2～3 次。凡感冒或有其他外感热病时,宜暂停使用。用治身体虚弱,精血不足之不孕症等病证。

(8)五子衍宗丸:口服,每次 9g,每日 3 次。

(9)暖宫孕子丸:每服 8 丸,每日服 2～3 次。忌气恼、劳伤,忌食生冷。用治月经不调,闭经,病经,带下,不孕等病证。

3.单方验方

(1)当归、川芎各 100g,白芍 500g,茯苓、白术各 120g,泽泻 250g。共研为末,每次服 2g,每日 3 次,连服 2～6 个月。适于气血虚弱之不孕症者。

(2)蒲公英 30g,柴胡、路路通各 6g,白芍、穿山甲、红花、山药、陈皮、青皮、香附、皂角刺各 10g,当归 12g。每日 1 剂,每周 5 剂,水煎服。8 周为一疗程。同时用皂角刺、川朴各 15g,生大黄 10g,银花藤、蒲公英各 30g。每晚 1 剂,50～100mL 保留灌肠,经期停用。此外,用蒲公英 30g,路路通、红花、透骨草、皂角刺、赤芍各 15g,威灵仙、乳香、没药各 20g。用纱布包后隔水蒸 40min,敷下腹部。每次敷 30min,可重复使用 2～3 次,疗程不限。经以上治疗 3 个疗程,妊娠率达 72.6%。以上三方联合使用可疏通输卵管,适用于体质强盛,但每次月经期有明显痛经症状的不孕妇女。

(3)五灵脂、白芷、青盐各 6g,麝香 0.15g。先将前三味共研细末,再加入麝香同研和匀,贮瓶备用,勿泄气。先用荞麦粉入水调和搓成条状,围于脐周,脐中纳入本散(适量),用艾柱灸之,脐内有微温感即停灸,每日 1 次。适于女子因子宫寒冷,经闭或月经不调而致的不孕症,效果显著。

(4)酒炒白芍 30g,酒洗当归、土炒白术各 15g,酒洗丹皮、茯苓、酒炒香附各 9g,天花粉 6g。水煎服,每日 1 剂。适于肝气郁结的不孕症。

(5)取陈皮 10g。用沸水冲泡代茶饮用,每日 2 次。用于痰多不孕症患者。

(6)每日取金橘 60g,连皮吃下。用于白带多,痰多,体形偏胖的不孕症患者。

(7)取鸡蛋 1 只,开一小孔,放入藏红花 1.5g 搅匀,蒸熟。月经来潮后 1 日开始食用,每日 1 只,连吃 9 日为一疗程,持续食用 3～4 个月经周期。用于子宫发育不良造成的不孕症有效,若服后下次月经未来就暂停,及时去医院做妊娠试验,阳性者即已怀孕。

(8)取鹿茸 10g 切片,山药 30g。将二药置干净瓶中,以好酒 500mL 浸泡,封口,7 日后开取。每日 3 次,每次空腹饮 1～2 小杯。用于宫寒型不孕症患者。

4.针灸治疗

针灸可诱发排卵。针中极、归来、血海、地机、三阴交,多取补法。灸关元、胞门、子户。每日或隔日针灸 1 次。3 次后改针灸关元、曲泉、太白、解溪、合谷、三阴交,先后共针灸 5 次。

四、预防

(1)提倡婚前检查,及时发现男女双方生殖系统的先天畸形和不利于妊娠的因素。如结婚 1 年未孕应及时检查治疗,争取有利时机。

(2)做好计划生育,避免非意愿妊娠。注意预防产后、流产后的感染,防止继发不孕。

(3)注意卫生,洁身自好,避免发生生殖器官炎症及性传播疾病。

(4)尽量避免婚前性行为,减少意外妊娠流产可能导致的继发不孕。

(5)加强锻炼,注意营养,增强体质,不吸烟,不酗酒,保证充足的睡眠,为精卵的产生提供良好的物质基础。

(6)注意提高自身修养,保持良好心态,将有利于神经、内分泌系统的平衡,使精子、卵子有规律地生长、成熟和排出。

第二节　辅助生育技术

辅助生育技术(assisted reproductive techniques,ART)是近几十年来发展起来的具有较大发展前景的一门新的技术,它是多学科交叉的一个新领域,需要妇产科、男科、胚胎学、遗传学、分子生物学和动物学等学科多方面配合,共同探索人类生殖的奥秘,实现人类生殖的自我调控。ART 是采用各种方法治疗不孕症夫妇达到生育目的的技术,又称医学助孕技术,是生育调节的主要组成部分。1978 年 6 月,首例经体外受精胚胎移植术后出生的婴儿 Brown 在英国诞生,Edwards 和 Steptoe 是人类体外受精胚胎移植技术的创始人。10 年后,北京大学第三医院诞生了中国大陆第一例试管婴儿。

辅助生育技术包括人工授精(artificial insemination,AI)、体外受精与胚胎移植(in vitro fer-tilization and embryotransfer,IVF-ET)、显微受精技术、配子输卵管移植、供卵、供胚胎及种植前遗传学诊断等。

一、人工授精

人工授精指通过非性交方式将精液或精子放入女性生殖道内,使精子与卵子在输卵管内结合而达到妊娠的一种助孕方法。基本要求是女方至少有一条输卵管通畅。人工授精包括使用丈夫精子人工授精(AIH)和使用供精者精子人工授精(AID)两种。

(一)丈夫精子人工授精(AIH)

1.适应证

(1)男性因少精、弱精、液化异常、性功能障碍、生殖器畸形等不育。因精液异常(二次精液分析均显示异常)行人工授精者主要是:①精液密度低于 $20 \times 10^6/mL$;②形态正常 10%～

30%；③严重的精液量减少，每次射精量不足 1mL，以致精液不能接触宫颈口与宫颈黏液；④精液液化时间长或不液化；⑤逆行射精，Percoll 梯度离心后回收活动精子数量不低于200000，动力为 2 级及以上。

性功能障碍包括：阳痿、早泄、不射精等。生殖器畸形主要阻碍正常性交时精子进入阴道，如尿道下裂、逆向射精等。

(2)女方宫颈因素性不育，如宫颈管狭窄、宫颈黏液异常。宫颈黏液异常表现为：①宫颈黏液少或不充分，多见于宫颈电灼治疗或宫颈锥切术后；②尽管使用雌激素治疗，但是宫颈黏液仍然持续性黏稠，细胞成分多，不适合精子转运，该种情况需排除宫颈感染如支原体、衣原体感染。

(3)生殖道畸形(如阴道及宫颈狭窄、子宫高度屈曲、阴道痉挛等)及心理因素导致性交不能等不育。

(4)免疫性不育，包括男女双方免疫因素。各种因素可导致血生精小管屏障崩溃，诱发男性免疫抗体产生，如感染、创伤、阻塞或突发因素等。女性免疫性不育可能是细胞介导或抗体介导产生的局部免疫反应，如补体介导的精子细胞毒性，精子在宫颈黏液中的制动，抗精子抗体干扰顶体反应与获能，从而直接妨碍受精。

(5)原因不明不孕。男女双方经常规的不孕不育检查均未发现异常，符合下列条件者为不明原因不孕：①证实女方有规律的排卵周期，性激素水平正常，有正常的排卵期 LH 高峰等，基础体温双相；黄体期不少于 12d；黄体期 P>35nmol/L；超声证实排卵。②性交后试验阳性。③两次精液分析正常，免疫珠试验或混合抗体蛋白反应试验(MAR)阴性。④腹腔镜检查盆腔正常；无输卵管粘连及阻塞。

2.禁忌证

(1)男女一方患有急性生殖泌尿系统感染或性传播疾病。

(2)一方遗传病，严重躯体疾病，精神心理障碍。

(3)一方接触致畸量的放射、毒物、药品，并处于作用期。

(4)一方具有吸毒、酗酒等严重不良嗜好。

(二)供精精子人工授精(AID)

1.适应证

(1)不可逆的无精子症、严重的少精症、弱精症和畸精症。

(2)输精管复通失败。

(3)射精障碍。

(4)适应证中(1)(2)(3)中，除不可逆的无精子症外，其他供精人工授精技术的患者，医务人员必须向其交代清楚：通过卵胞浆内单精子显微注射技术也可能使其有自己血亲关系的后代，如果患者本人仍坚持放弃通过卵胞浆内单精子显微注射助孕的权益，则必须与其签署知情同意书后，方可采用供精人工授精技术助孕。

(5)男方和(或)家族有不宜生育的严重遗传性疾病，如精神病、癫痫、严重的智力低下及近亲结婚或已生育畸形儿并行染色体检查有异常者，患隐睾症、睾丸萎缩、曾做睾丸切除术者及年轻男性生殖系恶性肿瘤化疗、放疗治疗后造成性腺不可逆性损害，不能生育而要求生育者。

（6）母儿血型不合不能得到存活新生儿,如 Rh 血型或 ABO 血型不合等。

2.禁忌证

（1）女方患有生殖泌尿系统急性感染或性传播疾病。

（2）女方患有严重的遗传、躯体疾病或精神疾患。

（3）女方接触致畸量的射线、毒物、药品并处于作用期。

（4）女方有吸毒等不良嗜好。

二、常用的人工授精方法

（一）阴道内人工授精

只是将整份精液标本注入阴道穹隆部,本法不需暴露子宫颈,操作简易。本方法只适用于因精液不能进入阴道的一些病例,如阳痿、不射精、阴道狭窄、痉挛,而女方无宫颈因素不孕者。

（二）宫颈周围或宫颈管内人工授精

将 0.3～0.5mL 精液缓慢注入子宫颈管内,其余精液放在阴道前穹隆。本方法操作相对简单,标本不直接进入宫腔,无感染,不损伤子宫内膜。但不能保证精子进入宫腔的数量,妊娠率不如直接注入宫腔者高,只适用于由于导管无法通过宫颈内口进入宫腔时使用。

（三）宫腔内人工授精

宫腔内人工授精是人工授精中成功率较高且较常使用的方法。IU1 避开宫颈屏障,直接将精子送到宫腔内。方法:经过洗精处理,将 0.3～0.5mL 精液,通过导管插入宫腔,将精液注入宫腔内授精。在授精周期,给予诱发排卵（intrauterine insemination in superovulatedcycle,IUI-SO）可提高成功率。

1.氯米芬促排卵与 IUI

（1）适应证:无排卵但有一定雌激素水平或黄体功能不全患者。

（2）方法:月经稀发或不规律者给予黄体酮 20mg/d,肌注 3d,或黄体酮 10mg/d,5d。月经第 5 天起每日服用氯米芬 50～100mg,共 5d;上一周期剂量无效者,下一周期增加氯米芬剂量。诱导排卵过程中可根据情况加用雌激素或 FSH 或地塞米松。服药期间监测 BBT、B 超、LH 试纸条或血清峰值。当阴道超声监测,最大卵泡直径在 1.8cm 或以上时,给予 HCG 5000～10000U 肌注,卵泡数量越多则 HCG 注射量越应减少。肌注 HCG 24h、48h 各行 IUI。

2.促性腺激素促排卵与 IUI

（1）对象:无排卵患者,下丘脑-垂体性闭经用 CC 无效、雌激素水平低落或年龄超过 35 岁。

（2）方法:正常月经第 3～5 天晨取血查 FSH、LH、E2、做阴道超声检查。每日给予 hMG 或 FSH 75U。用药第 5 天复查 E2 和阴道超声,以每隔 1～2d 复查 B 超。根据卵泡的反应增加或减少 Gn 的用量。当至少有一个卵泡直径在 1.8cm 或以上,内膜厚度 0.8cm 时,给予 HCG5000～10000U 肌注。肌注 HCG 24h、48h 各行 IUI。

3.自然周期排卵监测与 IUI

（1）适用于排卵功能正常者。

（2）方法:于月经周期 8～10d 起阴道 B 超监测卵泡发育及子宫内膜厚度。当卵泡直径在 18mm 或以上时,肌注 HCG 5000～10000U。肌注 HCG 后 24h、48h 行 IUI。

4.注意事项

需注意的是,使用促排卵药物容易引起卵巢过度刺激综合征(OHSS),以下情况应放弃使用 HCG,以避免 OHSS:①有 3 个或 4 个以上卵泡直径在 20mm 或以上者;②卵巢直径在 6cm 或以上时;③E2>5506.5~7342pmol/L(1500~2000pg/mL)时。

三、精液处理

(一)精液处理的目的

精液处理的目的是使活动精子密度符合要求;减少或去除精浆内前列腺素、免疫活性细胞、抗精子抗体、细菌与碎片;减少精液的黏稠性;促进精子获能、改善精子受精能力。

(二)精液标本收集

(1)行人工授精当天男方通过手淫方式取精(禁欲 3~7d),精液标本收集在无毒、无菌的容器内,室温下自行液化或晃动、吹打促进液化。如手淫法取精不成功,可通过性交将精液收集于无毒性的避孕套内。

(2)男方精液黏稠或有抗精子抗体的精液须收集在一含培养液的小瓶内,并立即检查、处理。

(3)逆行射精患者留取精液方法:术前晚 9 时予 4gNaHCO₃ 溶解于一杯水中服用,当日取标本前再服用一杯含 4gNaHCO₃ 的水,并再多饮用 1~2 杯水,至射精前解小便,射精后将尿液排人含培养液的容器内,立即检查、处理。

(三)精液处理

1.上游法

利用活动精子具有主动游过液体界面进入不同培养液的能力,从而达到活精子与死精子、凝集精子、畸形精子和细胞杂质分离的效果。它用于正常精液标本活精子占 90% 以上。简要步骤如下。

(1)2~4 支 Falcon2057 试管分别放入 1mL 精液。

(2)轻轻放入精子处理液,与精液体积比值为 1:1.5,使溶液与精液明显分层。

(3)放入 37℃的 CO_2 培养箱中孵育 30~60min。

(4)取出,小心吸取云雾状上层液,100g 离心 8min。

(5)弃上清液加入约 0.5mL 精子处理液,调成浓度大于 $10×10^6$/mL 活动精子。

2.密度梯度离心法

利用不同成熟阶段的精子和各种细胞成分密度的差异使之在不同浓度溶液中,在离心力作用下停留在不同密度面的界面上,达到分离效果。下面主要介绍标准二层 Isolate 梯度(45,90),此法用于精子密度低或活动力低的精液标本,经此法处理后,50%~80% 的精子是活动的。简要步骤如下。

(1)做前把所有培养液按需要量在室温中复温。

(2)把 1~5mL 高浓度培养液置于圆锥离心管中,吸取 1.5mL 低浓度培养液,将低浓度培养液沿高浓度培养液上方的试管壁缓慢注入,两层培养液间形成一个界面。

(3)在表面铺 1mL 精液或 2mL1:1 稀释后的精液,离心 20~30min。

(4)精子、精子洗涤液按 1:3 比例混匀(液化不良需反复吹打),1500r/min 离心 5min,弃上清,沉淀加精子洗涤液1.0mL混匀,再次 1500r/min 离心 5min,弃上清,加精子洗涤液 1.0mL,得精子悬液。小心将精子悬液置于低浓度培养液上层。

(5)以 250~350r/min 离心 20min,第 1 次离心后如无沉淀必须重复离心。

(6)弃所有分层,或吸取最低层液,得沉淀(大约 0.5mL),加 2.0~3.0mL 洗精培养液混合。

(7)以 250r/min 离心 10min。

(8)弃上清,再加入 2.0mL 洗精液重复 1 次。沉淀中加精子洗涤液至 0.5mL。

(9)精子计数及评估活动率:用于人工授精的精子必须经过洗涤分离处理后行宫腔内人工授精,其前向运动精子总数不得低于 $10\times10^6/mL$。

(四)授精的时机

授精的时间在排卵前48h 至排卵后12h 内最容易成功。排卵时间预测或确定主要根据基础体温表及宫颈黏液监测、激素测定、B 超监测卵泡的大小和子宫内膜厚度,更准确而可靠的是通过测定血或尿的 LH 峰、E2 水平了解卵泡发育、成熟和质量,预测排卵时间,也可用注射 HCG 控制排卵时间。

1.宫颈黏液评分

宫颈黏液评分主要根据基础体温、宫颈黏液评分常作为授精时间的重要参考依据,宫颈评分为 8 分及以上时授精较好。

2.激素测定预测排卵

若使用血清或尿标本测定 LH 应于估计排卵日的前 2~3d 开始,行 ICI 应在 LH 峰出现当天进行,而 IUI 可以稍后 1~2d,若注射 HCG 控制排卵时间,IUI 则应在注射 HCG 后 24~48h 进行,此刻正是卵子从卵泡释放出的时间。

3.B超监测卵泡发育和子宫内膜厚度

卵泡的大小应以长、横二径线平均值来估计,近排卵日卵泡每日可生长 2.5~3.0mm,当主导卵泡直径大于 18mm 时可行人工授精。排卵后 B 超显示卵泡变小或萎陷,子宫直肠窝有液性暗区,子宫内膜厚度超过 10mm 表示子宫内膜已经完全雌素化。

(五)黄体支持

排卵后用中药滋肾育胎丸支持黄体功能,或每日肌注黄体酮 20mg 或每 3 日肌注 HCG2000U。一般需要进行黄体期的支持至妊娠 3 个月。但使用 HCG 应注意 OHSS 的发生。

(六)随访

授精后随访BBT,BBT后期升高超过 20d 以上则提示妊娠,可行妊娠试验进一步明确。

(七)人工授精的并发症及防治

1.卵巢过度刺激综合征(OHSS)

在 IUI 促排卵治疗中,仍有发生 OHSS 的可能。在使用促排卵药物时,应根据患者年龄、体重、卵巢反应调整用药剂量,及时监测卵泡生长与 E2 水平。

2.多胎妊娠

促排卵多胎妊娠率可达 20%,应注意卵泡生长数目,早期诊断多胎,选择性减灭胚胎术。

3.痉挛性下腹痛

注入精液过快、过量,可诱发下腹痉挛性疼痛,因此注入精液时需低压,缓慢注入,注入宫腔内的精液需小于1mL。

4.出血及损伤

出血及损伤多因宫腔插管困难或操作粗暴引起。术前需明确子宫的位置、宫颈管长度及子宫腔深度,避免IUI导管插入时损伤子宫颈管及子宫内膜,操作需轻柔。

5.感染

IUI中将导管放入宫腔并将精液注入,增加了子宫及输卵管感染的机会。在采集精液、精液处理及授精时宜注意无菌操作,导管避免接触阴道壁。

(八)人工授精的妊娠率

由于各地研究方法不同,如患者选择、诊断标准、精液处理、授精时间、统计方法的不同,难以进行比较,对于精子质量较好性交时精液未能接触宫颈的AIH.妊娠率可高达80%以上,而精子质量差或因宫颈因素行AIH者妊娠率偏低,多数为10%～20%/周期,精液处理后IUI的比不处理精液ICI高,若存在宫颈因素ICI则妊娠率更低。

采用新鲜精液人工授精比冷冻精液的妊娠率高,但存在感染某些疾病的危险性,目前认为供精者授精以用冷冻精子为宜,新鲜精液AI妊娠率一般为20%～30%,而冷冻精液AI约为10%,冷冻精液IUI亦较ICI妊娠率高。

四、体外受精与胚胎移檀

体外受精与胚胎移植(IVF-ET)即试管婴儿,主要解决精子与卵子不能相遇无法受精的问题。是指将不孕夫妇的卵子和精子取出体外,使其在体外培养系统中受精并发育成胚胎,选择优质胚胎移植人患者宫腔内,让其种植以实现妊娠的技术。自1978年第1例试管婴儿诞生以来,人类体外受精胚胎移植技术不断成熟,从第一代试管婴儿技术即IVF-ET,到第二代试管婴儿技术卵母细胞单精子显微注射(intracytoplasmic sperm injection,ICSI),第三代试管婴儿技术:种植前遗传学诊断(preimplantationgenetic diagnosis,PGD),体外受精胚胎移植技术取得了多方面的发展,对不孕症治疗范围和人类优生学应用已有很大进步。本节主要讲述第一代试管婴儿技术,即常规的IVF-ET技术。

(一)常规 IVF-ET 适应证

1.女方各种因素导致的配子运输障碍

即输卵管性不育,包括两方面因素:一是机械因素,如输卵管堵塞、输卵管黏膜受损、纤毛消失、输卵管蠕动障碍、输卵管伞端闭锁,或输卵管周围粘连,影响输卵管运送精子、摄取卵子以及精子与卵子在输卵管授精并把受精卵运送到子宫腔等的作用。常见原因有:输卵管炎性病变、输卵管周围病变、输卵管妊娠术后、输卵管结扎或化学药物黏堵绝育后和输卵管发育不良。二是体液因素,如输卵管积液所产生的细胞因子,直接或间接影响精子和卵子质量、受精环境与胚胎发育,导致不孕。

2.排卵障碍

各种原因导致的排卵障碍,经反复(>3次)促排卵治疗,尤其是经促排卵＋宫腔内人工授精未成功者,可行IVF-ET治疗。

3.子宫内膜异位症

子宫内膜异位症,经药物及手术治疗后仍未能受孕者,可行IVF-ET治疗。尽管轻微的内异症对不育的影响仍有争议,但多数学者均认为中至重度的内异症可明显导致不育。当常规的手术或药物治疗失败后,可考虑进行 IVF-ET 治疗。严重的内异症由于卵巢组织结构受异位病灶的影响,获卵的数目和质量亦可能受影响,IVF-ET 成功率也受影响。

4.男方少、弱精症

男方少、弱精者,经精子洗涤富集后的人工授精或结合使用促排卵技术后仍未能获得妊娠的患者,可行 IVF-ET 治疗。由于 IVF-ET 时所需的精子悬液浓度较低,所需的精子总数较少,故 IVF 对提高少、弱精患者受精率有所帮助。但严重的少、弱精及梗阻性无精症建议选择卵胞浆内单精子注射(ICSI)辅助生育技术。

5.免疫因素

不孕性交后试验异常,血清或生殖道分泌物中存在抗精子抗体等,提示可能存在免疫性不孕因素。免疫因素引起的不孕在其他方法治疗无效时可使用 IVF-ET。

6.原因不明

不孕原因不明性不孕症经其他辅助生育技术治疗无效者,特别是经精子洗涤富集后的人工授精或结合促排卵技术后仍未能获得妊娠的患者,可行 IVF-ET 治疗。

(二)禁忌证

(1)如有下列情况之一者,不得实施 IVF-ET。①男女任何一方患有严重的精神疾患、泌尿生殖系统急性感染、性传播疾病。②患有《母婴保健法》规定的不宜生育的、目前无法进行胚胎植入前遗传学诊断的遗传性疾病。③任何一方具有吸毒等严重不良嗜好。④任何一方接触致畸量的射线、毒物、药品并处于作用期。

(2)女方子宫不具备妊娠功能或严重躯体疾病不能承受妊娠。

(三)常规 IVF-ET 前检查

对要求行 IVF-ET 治疗的不育夫妇在进入 IVF-ET 治疗前,必须进行系统的不孕症检查、常规的体格检查及病原体的检查,同时排除不能耐受促超排卵以及妊娠的内、外科疾病、肿瘤等,明确患者具备 IVF-ET 的适应证而无禁忌证,符合要求者方可进行 IVF-ET 治疗。

(四)常规 IVF-ET 过程

1.选择 IVF-ET 对象

夫妇双方必须精神正常,必须已完成系统的不孕检查和常规体格检查及病原体检查,女方年龄最好在 40 岁以下且身体健康。

2.控制的超排卵(controlled ovarian hyperstimulation,COH)

在 IVF-ET 过程中,提高妊娠率的首要问题是诱导排卵方案的选择。有排卵妇女可以在自然周期获取卵子,但必须通过反复多次监测排卵来判断排卵时间,且由于只有一个主导卵泡发育,只能获得单个卵子,常出现取卵失败,因此现多采用 COH 方案诱导排卵,常用的 COH 方案有:氯米芬治疗、氯米芬/HMG 联合应用、HMG 单独应用、FSH 单独应用等。目前最常用的方案是促性腺激素和 GnRH 激动药联合应用。主要药物有以下几种。

(1)氯米芬(CC):一般 CC 剂量为 100mg/d,共用 5d,每周期可得到 1~2 个卵子,妊娠率可达 10% 左右。

(2)氯米芬/人绝经后促性腺激素/人绒毛膜促性腺激素方案(CC/HMG/HCG):在

GnRH 激动药发展以前,大多数 IVF 中心均采用 CC/HMG 方案。该方案具有费用少、卵巢过度刺激征(OHSS)发生率低等优点,但常见的问题是内源性的促性腺激素可引起 30%～40% 的患者过早出现 LH 峰从而取消治疗周期。因此,该方案一般用于既往对 CC/HMG 反应较好(可取出 5 个卵以上)而对 GnRH 短方案无反应或不愿用 GnRH 激动药的患者。

通常在月经周期第 3 天起给药,予 CC 100mg,连用 5d,同时给予 HMG,每日用 2～4 支,根据患者反应情况调整用量,每天用量可以不变或根据卵巢的反应逐渐增加(递增法)或减少(递减法)用量。当最大卵泡直径达 18～20mm 时,注射 HCG 5000～10000U,36h 后取卵。CC/HMG 是目前较普遍使用的方案。

(3)单一促性腺激素促排卵:单纯的促性腺激素(FSH 或 HMG)可用于 IVF 周期促超排卵。过去认为 LH 对雌激素的生成和改善卵子质量是必需的,但现在治疗方案中已证明单独使用 FSH 在卵泡周期中也可达到目的。也有在卵泡生长的最后 5d 加用 HMG,亦有单独使用 HMG 者。

(4)脉冲促性腺激素释放激素:GnRH 单独使用,应用脉冲 GnRH 剂量大约为每 90min14μg,在正常周期的妇女中能够产生 1～3 个卵泡。

(5)促性腺激素释放激素激动药/促性腺激素/绒毛膜促性腺激素方案(GnRH 激动剂/HMG 或 FSH/HCG):有多种方案。①长方案:自前 1 个周期的黄体期中期开始用 GnRH-α 直至 HCG 注射前 1d,2～3 周后当垂体和卵巢充分抑制后加用促性腺激素(HMG 或 FSH),每日用量 2～4 支,直至卵泡成熟,当 2 个卵泡直径超过 18mm 时肌注 HCG 5000～10000U,注射 HCG 后 34～36h 取卵。在超排卵过程中应注意妊娠发生的可能,如发生宫内妊娠应给予安胎治疗。该方案是目前 IVF-ET 中应用最多的促排卵方案。②短方案:自周期第 2 天开始应用 GnRH-a 直至注射 HCG 前 1d,周期第 3 天开始应用促性腺激素(HMG 或 FSH),根据卵巢的反应继续应用直至注射 HCG 的前 1d。当 2 个卵泡直径超过 18mm 时肌注 HCG 5000～10000U,并于 36h 后取卵。短方案可减少促性腺激素(HMG 或 FSH)的用量和使用时间,降低治疗费用,但偶尔 GnRH-α 对前一周期黄体起到唤醒或挽救的作用,孕酮升高甚至形成黄体囊肿,如出现这种情况应放弃该治疗周期。③超短方案:GnRH-α 开始时间同短方案,连续使用 3d 止,也有人认为连续使用 7d 可有效抑制 LH 峰提前出现。

3.取卵

IVF 的成功与获取足够数量的成熟卵子有关,因此取卵时间非常重要。目前常用的取卵方法为 B 超引导下经阴道穿刺取卵。取卵步骤:取卵前 2d 开始每日用生理盐水冲洗阴道 1 次,穿刺前再抹洗 1 次。术前 1h 肌注地西泮 10mg,哌替啶 50mg。患者取膀胱截石位,行无菌操作:阴道探头涂上耦合剂后再套上消毒薄膜套,将穿刺针(26～36cm,16 或 18 号)装上后放入阴道穹隆部,做常规扫描检查,并转动探头使目标卵泡显示清晰,穿刺针缓慢穿入阴道壁,加负压后迅速刺入目标卵泡中央,同时快速回旋和小范围(5mm)来回抽动穿刺针直到目标卵泡完全萎陷。直径 10mm 以上的卵泡均应穿刺。每次取出穿刺针后都要用培养液冲洗针管,所获卵泡液随之置显微镜上找卵。但对每次所抽吸的卵泡不进行冲洗,避免颗粒细胞丢失而影响黄体功能,同时可缩短手术操作时间,减少出血。

4.实验室技术

(1)配制培养液:培养液是卵细胞在体外发育成熟、人工授精和体外培养的主要环境。目前国内 IVF 中心大多选择 Earle's 平衡盐溶液(Sigma),其 pH7.2~7.4,不含蛋白质及抗生素,有效期长、易运输且易保管。于取卵前 1d 加入 10% 自体血清,抗生素,放入含 5%CO_2 及 37℃培养箱中过夜。加入自体血清的目的是为了适合受精及胚胎发育的需要。每批制备的培养液必须经过鼠胚胎质量控制(观察鼠胚胎在培养液中从二细胞到滋养体的发育能力)后方可使用,以避免毒性或质量差的培养液影响受精与胚胎发育。

(2)收集卵母细胞:用 10mL 试管(Falcon 2001)收集卵细胞,迅速将卵泡液倒入培养皿内(Falcon 3003)。置实体解剖镜下(15×),先用肉眼观察可看到卵-冠-丘复合物(OCCC),即一个灰色透亮的黏液团块,再在解剖镜下确认是否有卵母细胞存在。

将收集到的 OCCC 放入洗涤液内,冲洗 2 次,去除周围的红细胞,并转移至 IM 液中,置 5%CO_2 及 37℃培养箱中培养 4~6h,使卵母细胞进一步成熟。一般成熟卵受精率较高,但仍要置培养箱中孵育 4~6h,使卵丘细胞团更松散以利精子穿透受精,未成熟卵子需要孵育 8~12h,过熟卵子可致多精受精危险。卵子的成熟度通常根据卵细胞、卵丘、放射冠复合物区分。

(3)处理精液:于治疗周期开始即检查男方精液,发现白细胞或细菌则应用抗生素治疗。禁欲 5~7d,于取卵手术前,男方用手淫法将精液收集于无菌、无毒的容器内,置室温 30min 液化后行常规检查。一般用含 10% 血清 Earle's 培养液以上游法处理精液标本,若精液量少或精子计数少,可用梯度分离法,选择活力强的精子,将浓度调至 60000~80000 个/滴或 100000 个/25mL,置 5%CO_2 及 37℃培养箱中备用。

(4)受精:从卵泡中取出的卵母细胞经体外培养 4~6h 后即可受精。将 1 个卵细胞转到 1 孔/滴 IM 液中,每孔/滴中加入约 10 万条活动的精子,置 5%CO_2 及 37℃培养箱中培养。通常在受精后 16~20h,用 2 只 1mL 注射器连针头在解剖镜下把卵周的残留颗粒细胞剥离,其目的在于更清楚地观察受精原核是否受精及是否正常受精。若在倒置显微镜下观察到卵细胞内出现 2 个圆形结构,1.5~2.0μL,致密光洁,则提示受精成功,卵母细胞已变成含精的合子。

(5)胚胎移植:胚胎发育到 2~8 细胞阶段,移植入宫腔,以使发育中胚胎与种植前子宫内膜接近同步以减少子宫内环境对胚胎的不良反应。首先将选择好移植的胚胎转移到含 10% 血清的 0.8mL Earle's 的培养皿内放入培养箱中备用。选用质量好的 Tom Catheter 移植管接到 1 个高质量的 1mL 注射器上,用 10% 血清 Earle's 液冲洗套上注射器的移植管 3 次,检查抽吸系统是否完好。然后将胚胎装载在含 25~30μL 移植培养液的导管内,中间被 2 段 10μL 的气体隔开。受者取膀胱截石位平仰卧,用移植管将胚胎与移植液注入宫腔距子宫底 0.5~1cm 处,注意动作要轻柔,尽量不要接触刺激子宫底,勿用宫颈钳钳夹宫颈,以免刺激子宫,引起宫缩而将胚胎排出体外,术前尽量擦净阴道分泌物。移植后,将导管送回培养室,解剖镜下观察是否有胚胎存在。移植的胚胎数目视情况而定,但最多限送入 4 个优质胚胎以免增加多胎妊娠的危险。移植操作不需麻醉,也无须特殊消毒。移植操作重要的是将胚胎顺利送入宫腔内。患者接受移植盾须卧床休息 3~6h 再回家休息,并避免性生活。

(6)胚胎冷冻:移植后剩余的胚胎可以通过冷冻方法保存,冷冻胚胎宫内移植的成功使不少妇女免去多次取卵的痛苦。

5.黄体支持

通常 IVF-ET 周期需用黄体支持。理由有三：COH 时多个卵泡同时发育,产生卵泡期高 E2 水平将有可能导致黄体期缩短;取卵时卵泡抽吸或冲洗使部分颗粒细胞丢失,可能影响黄体功能;采用 GnRH-α 与 FSH/HMG 联合方案超促排卵,由于垂体受抑制,在短期内未能恢复 Gn 分泌,移植后需黄体支持治疗。方法有：①于取卵当天、取卵后第 3、6 天肌注 HCG 2000U;②胚胎移植后当天、取卵后次日每日肌注黄体酮 40mg,或每 3 日肌注 HCG 3000U;③HCG 与黄体酮联合应用。一般需要进行黄体期的支持至妊娠 3 个月。但使用 HCG 应注意 OHSS 的发生。

6.妊娠结果

胚胎移植后 12 或 14d 检测血 13-HCG＞5ng/mL 可以诊断为生化妊娠;移植后 5 周 B 超检查宫内见孕囊则可诊断为临床妊娠,若见卵黄囊与原始心搏则提示为活胎。文献报道,IVF-ET 按周期计算临床妊娠率为 15％左右。IVF-ET 术后妊娠的流产率高于自然妊娠,约占 20％,而且流产率有随着年龄增长而升高的趋势。IVF-ET 术后异位妊娠发生率在 5％左右,如输卵管妊娠、宫颈妊娠甚至腹腔妊娠。多胎率较高也是困扰 IVF-ET 的突出问题,约 30％妊娠为多胎妊娠,其中双胞胎 25％,三胞胎 4.8％,三胎以上多胞胎 0.2％。

7.IVF 的并发症

应用促性腺激素刺激卵巢大约有 1％产生严重的卵巢过度刺激综合征(OHSS),因此,应严密监测卵泡发育以防止 OHSS 的发生。

第十一章　妇女保健

第一节　女性日常防护

一、外阴清洗

一些女性喜欢长期地使用高锰酸钾等清洁外阴,认为这样清洗后最干净,还可防止泌尿系统感染及一些常见的妇科病。其实不然,长期使用高锰酸钾或女性外用药物清洁外阴,弊大于利。

健康成年妇女的阴道表皮中有大量糖原沉积,同时阴道内还寄生着一定数量的乳酸杆菌。糖原在阴道乳酸杆菌的作用下,可转变为乳酸,这样就使整个阴道维持着较强的酸性,形成了一道天然的屏障,从而抑制致病菌的生长。因此,健康的成年妇女只要注意外阴局部卫生,如勤洗勤换内裤、不洗盆浴,上公共厕所宜蹲不宜坐,小便后应用卫生纸将尿液擦干,不与他人合用浴巾,每天用专用小盆清洁外阴等,一般是可以预防泌尿系统感染的发生的。

而长期使用高锰酸钾或外用药物清洁外阴,可将阴道中的乳酸杆菌杀死,从而使阴道失去酸性环境,导致天然屏障被破坏,其结果是阴道抵御外来感染的能力降低,各种病菌趁机就会长驱直入,这样反而增加了感染的机会。因此,当机体出现外阴炎症或阴道疾患后,须到医院进行诊治,遵医嘱在短期内用药,不要长期自我随便滥用,而走入误区。

二、常见的白带异常

(一)脓性白带

这种白带为黄色或绿色,常带有臭味,看上去像米汤或脓一样。多见于滴虫性阴道炎或细菌感染,如慢性宫颈炎、老年性阴道炎及子宫内膜炎等。

(二)豆腐渣样白带

这种白带看上去像豆腐渣或奶凝块样,有时有臭味,多发生在真菌性阴道炎。

(三)血性白带

血性白带即白带中带血,这是一个重要的症状。这样的白带往往在老年性阴道炎、宫颈息肉、黏膜下肌瘤、较重的宫颈糜烂及子宫或宫颈恶性肿瘤时出现,对于宫颈癌或宫体癌要特别注意。

(四)水样白带

这种白带是稀水样,有时像高粱米汤一样,有味,多发生在子宫颈癌、子宫体癌、输卵管癌等。有时患黏膜下肌瘤或炎症时也可能出现这种白带。

三、下腹疼痛原因

下腹疼痛是妇产科疾病的主要症状之一,疼痛的急缓、性质、部位各异。一般以疼痛的急缓分急性与慢性两类。

(一)急性下腹疼痛

引起急性下腹疼痛常见的疾病有以下几类。

1.急性炎症引起的下腹疼痛

急性盆腔感染,包括急性子宫内膜炎、急性输卵管卵巢炎、盆腔腹膜炎及急性盆腔蜂窝组织炎等。其中急性输卵管、卵巢炎最常见,严重时有脓肿形成。急性盆腔内感染常发生于流产后,如急性子宫内膜及盆腔蜂窝组织炎等;还见于淋病等性传播疾病,这种性传播性疾病包括淋球菌感染及衣原体等感染,往往反复发作,严重时引起输卵管积脓。

2.非炎症性下腹疼痛

常见为异位妊娠、卵巢肿瘤蒂扭转及破裂。

(1)异位妊娠引起的腹腔内出血。疼痛表现随出血多少与速度而有不同。若出血量少、出血速度缓慢,腹痛常局限于下腹一侧,血液积聚于子宫直肠陷凹处,可引起肛门坠痛,这种情况往往是输卵管妊娠流产所致。若为输卵管妊娠破裂,出血量多,速度快,血液迅速波及全腹腔引起全腹疼痛,向上刺激膈肌可引起肩痛。

(2)卵巢肿瘤蒂扭转。卵巢肿瘤蒂扭转时,疼痛突然发生于下腹部一侧,为持续性绞痛,常伴有恶心与呕吐。此外,卵巢囊肿尚可发生破裂,破裂后内容物刺激腹膜产生疼痛。

3.其他原因引起的急性下腹疼痛

人工流产及安环发生子宫穿孔时,可出现急性下腹疼痛。卵巢宫内膜囊肿(巧克力囊肿),于月经期囊肿增大可发生破裂,囊肿内容刺激腹膜而发生严重腹痛。

(二)慢性下腹疼痛

慢性下腹疼痛原因较多,并常伴腰骶部疼痛及白带增多,常见于生殖器官慢性炎症、子宫内膜异位症、子宫腺肌症、盆腔淤血症以及心理性盆腔痛等。

1.生殖器慢性炎症

妇女长期出现腰骶部疼痛、下腹痛,并于性交后及月经期加重。常伴白带增多,多为慢性子宫颈炎引起。若长期出现下腹部坠胀、疼痛及腰骶部酸痛,并于劳累、性交后或月经前后加重,常伴月经失调、疲乏无力者,多为慢性盆腔炎症引起。

2.痛经

痛经分原发性与继发性痛经两种。原发性痛经常见于青春期,继发性痛经常见原因为子宫内膜异位症及子宫腺肌症。子宫内膜异位征常见症状为继发性逐渐加重的痛经。疼痛为周期性发作,或非经期下腹有隐痛而行经前后加重。往往伴有性交疼痛,这是由于性交时阴茎反复抽动对宫颈后壁及韧带处异位结节的冲撞所致。此外,常伴有不孕及月经失调。子宫腺肌征与子宫内膜异位症一样,出现继发性痛经,并常伴以月经过多。

3.盆腔淤血征

又称盆腔静脉曲张征,由慢性盆腔淤血所致。主要症状为下腹部坠痛,平卧时减轻。此外,常伴以腰骶部疼痛、月经过多及白带增加。下腰及腰骶部疼痛于性交后加重,由于性交时疼痛,次日下腹痛、腰痛、白带增多等症状明显加重,因而产生对性生活厌烦的情绪。

4.肿瘤性疼痛

妇科恶性肿瘤发展到晚期时,可出现难以忍受的顽固性疼痛。下腹疼痛常伴有腰骶部疼痛,且疼痛常放射到下肢。产生疼痛的原因,主要是由于盆腔神经受到癌肿浸润或压迫。

5.心理性盆腔痛

慢性的反复发作的下腹疼痛而找不出器质性病变,可能是心理性盆腔痛。有人认为心理性盆腔痛是一种躯体转换反应,即将某种被压抑的情绪转变为躯体症状,以缓解心理矛盾;也有人因性行为方面有过精神创伤,而对性产生恐惧,出现性交疼痛,进而发展为盆腔痛。患者的主诉内容较多,主要为腰酸背痛及盆腔痛,疼痛程度与部位因人而异。

四、妇科疾病早预防

宫颈癌、乳腺癌、卵巢癌等病看起来很可怕,其实只要针对各类妇科疾病做好相应的日常防护,妇科疾病就会远离。以下介绍一些妇科病有针对性的预防措施。

(一)流产

戒烟:吸烟有害健康是人人皆知的道理,然而很少有人知道,吸烟会增加流产的概率。不仅如此,有研究表明,不孕、早产、胎儿畸形都与长期的吸烟习惯有着密切的联系。为了宝宝的健康,快快丢掉吸烟的坏习惯吧。

(二)滴尿

肌肉锻炼操:30多岁的女性中,有30%的人在搬重物、大笑、跳跃等剧烈活动时,都会有不同程度的滴尿,而其中最主要的原因就是分娩引起的肌肉功能的衰退。在分娩的时候,尿道周围的肌肉会受到强力的拉扯,一旦恢复不好,就容易失去弹性。

产前的一种帮助生产的阴道肌肉锻炼操,同样可以帮助产后肌肉功能的恢复。吸气—收缩肌肉—持续—放松,10min1次,一天2次,如此坚持4~6周,就可以让肌肉得到锻炼和恢复。

(三)卵巢癌

服用维生素 C 和维生素 E:卵巢癌是死亡率最高的一种疾病,其癌变早期毫无症状,一旦有临床症状时,病情往往已到晚期,所以其危险度不可小视。维生素 C 和 E 可以帮助你抵抗卵巢癌的侵袭,然而,单纯地依靠从食物中获取是不够的,还要服用一定量的维生素 C 和维生素 E 的药片或制剂。研究表明,如果每天服用90mg 的维生素 C 和30mg 的维生素 E,患卵巢癌的概率就会减少一半。

(四)膀胱炎

勤上厕所:膀胱炎是一种常见的尿路感染性疾病。由于女性的尿道比男性的尿道短,又接近肛门,大肠杆菌易侵入,所以女性患膀胱炎的概率很高。得过膀胱炎的人都知道那种难言的痛苦:尿频、尿急、尿痛、急迫性尿失禁,甚至出现血尿和脓尿。赶走患膀胱炎的危险其实也很简单,只需做到勤上厕所即可。增加排尿的次数,可以减少尿道中的细菌含量,细菌减少了,膀胱炎自然也不容易患上了。此外,性爱之后也要马上排尿,避免细菌通过尿道传人膀胱中。

(五)直肠癌

观察排气量:如果你总是感觉腹胀,并且排气量太大,就要注意了,也许你正面临直肠癌或卵巢癌的威胁。虽然腹胀的状况在40多岁的女性中并不少见,但如果年纪轻轻就有这种症状就不可轻视了。看看你是否还有以下症状：腹痛、便秘或腹泻、食欲不振、疲劳、体重下降、直肠或阴道无故出血。如果排气量大，又伴有以上症状，你就要提高警惕，及时就医了。

(六) 经期乳房肿痛

佩戴无钢圈的胸衣：一项调查表明，在 200 位患有经期乳房肿痛的妇女当中，有 85% 的人在佩戴无钢圈的胸衣 12 周之后，乳房疼痛的症状完全消失。钢圈胸衣虽然能托起双乳、塑造完美胸型，但是却会严重影响乳房的自由活动，经期乳房膨胀的时候，自然就会引起疼痛。

(七) 宫颈癌

谷类早餐：据调查，在患有宫颈癌的女性中，有 30% 的人叶酸摄入量明显低于正常女性。同时，如果在怀孕期间摄入足量的叶酸，宝宝患上致命性神经缺乏征的概率就会下降 50%，叶酸摄取的方法也很简单，每天一顿谷类早餐就可满足需要。

(八) 乳腺癌

散散步：乳腺癌是发生在乳房腺上皮组织的恶性肿瘤，是一种严重影响女性身心健康，甚至危及其生命的最常见的恶性肿瘤之一。保持一定的活动量，可以有效地降低人体内引起乳腺癌细胞增长的激素水平。每天若有 5 个小时以上的时间来活动筋骨，你患上乳腺癌的概率就会降低 31% ~ 41%。

(九) 生育能力差

晒太阳：充分的日光浴可以提高女性的生育能力，增加怀孕的概率。有研究表明，在日照充裕的季节，女性受孕的概率明显高于其他季节。

同时，多接受一些阳光的沐浴，还可以减少患乳腺癌的概率。当暴露在阳光下的时候，体内维生素 D 的含量会激增，而维生素 D 被认为是抑制癌细胞生长的有效物质。在春夏两季，每天 15min 的日光浴就可以让你体内产生足够的维生素 D. 而在日照较短的秋冬，可以直接服用维生素 D，与日光浴的效果是相同的。

(十) 阴部疾病

阴部自检：每月一次阴部自检，可以帮助你及早发现可能出现的阴道疾病，并及早治疗。

黑斑——可能是外阴癌的征兆。外阴癌是一种少见的皮肤癌，不及早治疗就可能致命。但只要及早就医，90% 都可治愈。

肿块——可能是毛囊炎、皮腺堵塞、良性肿瘤，极少情况下会是外阴癌。如果 2 周之后肿块仍不消失，就要及时就诊。

小白点、皮肤干枯如纸——可能是外阴皮癣。这种皮癣是由内分泌失衡所引起，如果不及时治疗，就会引起阴唇萎缩。

异味、瘙痒——可能是真菌性阴道炎或阴道滴虫病。如果在怀孕期间患上了真菌性阴道炎而不及时诊断治疗，就可能引起早产，或影响胎儿健康。

(十一) 子宫内膜癌

避孕药：服用避孕药可以减少子宫内膜癌的患病概率。雌性激素会加速子宫内膜癌细胞的分裂，而避孕药中的黄体酮恰恰能对雌性激素起到抑制作用。此外，避孕药还可以预防许多疾病，如卵巢癌、骨质疏松、痛经、月经失调、卵巢肿瘤、青春痘等。但如果有高血压或其他心血管疾病，就尽量不要服用避孕药，因为在这些情况下，避孕药可能会引起血管堵塞。

(十二)阴部感染、过敏

裸睡：人每天需要呼吸新鲜空气，身体同样需要。严严实实地捂了一天，在晚上让身体回归自然、完全放松。敏感的阴部如果总是不能够透气，细菌就更容易滋生。

五、自查乳房疾病的方法

(1)学会自我检查的方法并经常做乳房自我检查。这是早发现、早诊断、早治疗乳房疾病的关键。

(2)自我检查方法：躺平，手指平放在乳房一侧，依次摸整个乳房。正常乳房是软的、无肿块、无结节或触痛。特别注意乳房的外上角伸向腋窝方向的部位，不能遗漏，腋窝也要检查，看有无肿大的淋巴结。检查时不要抓提捏乳房。如发现问题，应及时就诊。

(3)非哺乳期妇女乳头有液体流出，或胸罩、衬衣上有渍斑，或检查时挤压乳晕附近，乳头有液体流出，应去医院检查。

(4)月经前乳房胀痛不适，经后消失，如伴乳房肿块的也应去医院检查。

(5)40岁以上妇女，家族中有乳房癌病史的更应多做自我检查，也可定期去医院检查。

(6)乳房有肿块就应该就医检查。需要做手术将肿块切除并做病理切片才能明确诊断。

六、特殊情况何时受孕好

(一)服避孕药者

避孕药为雌激素或孕激素所合成。这些性激素可干扰胎儿特别是胎儿性器官的正常发育。避孕药半衰期较长，排泄缓慢，服用一个月避孕药完全排出需要半年。为确保胎儿安全，应在停药6～8个月后受孕为妥。

(二)饮酒者

酒精是生殖细胞之大敌，已遭受酒精损害的卵细胞不会随酒精代谢物的消失而消失，可与精子结合而形成畸形胎儿。明智的选择是卵细胞完全被吸收或排除后，新的健康卵细胞成熟，才考虑受孕。酒精代谢物一般在停饮后2～3d即可排尽，但一个卵细胞至少也要在体内停留14天以上。因此，酒后几天就受孕是错误的。

(三)戴环者

避孕环取出后不宜立即受孕，需要子宫内膜在组织上和功能上完全恢复，即月经正常来潮2～3次后再考虑不迟。这时，作为异物刺激，避孕环带给子宫的损伤(如血液循环等)已不复存在，内膜恢复了孕育胎儿的能力，发生流产等危险会大大减少。

(四)流产者

流产作为一种人为的中止妊娠手段，可干扰正常妊娠所带给母体的一系列生理变化，子宫等器官因突遭打击亦受到不同程度的损伤，机体需要时间重新予以调整，才能承担受孕的重任。这个时间至少需要一年，故流产后一年之内绝对不要怀孕。

(五)患病者

疾病和药物均可对胎儿产生不利影响，所以患病期间忌受孕。以精神病为例，长时间服用阿米替林、多塞平、多眠灵等药物，这些药物半衰期长、排泄缓慢，特别是在肾功能不良时更易蓄积于体内，通过胎盘危害胎儿。为求稳妥，至少也需停药一年以后，病症原则上相同，具体时间应请教医生。

怀孕前应治疗哪些疾病,一般来说,夫妻在准备要孩子前,应同去医院检查,确认一下有无疾病,保证妊娠的顺利进行。由病情的性质和症状决定妊娠是否进行。以下疾病应在怀孕前治疗。

1.贫血

严重贫血,不仅使孕妇妊娠痛苦,而且影响胎儿的发育,不利于产后恢复。如有贫血疾病,要在食物中充分摄取铁和蛋白质,贫血得到治疗后,可以妊娠。

2.结核病

结核病会传染给胎儿,所以在怀孕之前必须治愈。

3.心脏病

心脏功能不正常会造成血运障碍,引起胎盘血管异常,导致流产、早产,产妇的身体和生命都会受到威胁。

4.肾脏疾病

肾病患者一旦妊娠,难免会得妊娠中毒征,而且病情随着妊娠的继续而加重,引起流产、早产,有的必须终止妊娠。根据肾脏病的程度,医生决定是否可以妊娠。

5.高血压

高血压患者易患妊娠中毒征,而且会发展为重症。对自己血压值不太清楚的人,如有剧烈头痛、肩膀酸痛、失眠、眩晕和浮肿等症状就要去医院检查。

6.肝脏疾病

妊娠后,肝脏负担增加,如有肝脏疾病,易使肝病恶化,依据病情严重程度,医生建议终止或继续妊娠。

7.子宫肌瘤

患子宫肌瘤的妇女,在妊娠期没有特别异常现象,大多数能正常分娩。但是不容易受孕,所以最好及时治疗。此外,糖尿病等疾病也是怀孕前需要治疗的。

七、几种和丈夫有关的妇科疾病

人生的旅途中最亲密的伴侣莫过于夫妻,然而女子所患的某些妇科疾病,往往与丈夫有着密切的关系。

(一)损伤

女性性器官的损伤多与夫妻性生活有关,如外阴擦伤、阴道撕裂(尤其是阴道深处的破裂)、阴道穹隆的损伤等。这些损伤多半发生在新婚蜜月、产褥期、哺乳期,或因生殖器官发育不良、性交粗暴、姿势不当以及老年妇女阴道黏膜脆弱等各种原因而发生。性器官损伤的明显表现是性交之后有鲜血流出,并有疼痛。一旦发生性交损伤,切不可讳疾忌医,应及时检查治疗,以防后患。如有先天性生殖器官发育不良,应及时治疗。

(二)感染

夫妻性生活处理不当可诱发外阴感染,如外阴炎、前庭大腺炎、前庭大腺囊肿等。遗憾的是有不少妻子在不知不觉中患了滴虫或真菌性阴道炎,除少数是由于生活中的间接感染外,其主要感染途径则是由夫妻性生活直接传染的。无论是滴虫或真菌均能悄悄地隐藏在丈夫的尿道里,它们在一般的情况下并不骚扰丈夫使其发病,然而丈夫的这样健康携带者却为妻子留下了隐患。当身体抵抗力低下或阴道酸碱度环境有变化时,它们便开始大量繁殖,结果发生了滴虫或真菌性阴道炎。为彻底治疗这两种阴道炎症,必须是夫妻同时用药,治疗期间避免夫妻性生活;经化验检查夫妻体内确无病原体携带之后,再重复巩固治疗一个疗程。

(三)过敏

在夫妻的性生活中,有的妻子房事后出现颜面潮红、鼻塞、全身及阴道瘙痒、声音嘶哑、喉头及声带水肿,乃至出现荨麻疹及阴道水肿、充血及全身不适的表现。这些症状有时持续2～3d,每次同房之后亦然,这是妻子对丈夫的精液发生了变态反应。可在性交时带上避孕套,以避免女方接触这些变应原。如已发生变态反应,可服用阿司咪唑等药物治疗。

(四)性病

性病是由性行为感染而引起的生殖器疾病,多发生在性乱交的人群。如丈夫患有性病时,则妻子往往难免遭受感染。因此,夫妻除避免婚外性交接触之外,亦应避免彼此之间的感染。

(五)其他

其他患有慢性子宫颈炎症的妇女,未愈之前受到性交刺激,则不易痊愈,如宫颈息肉、宫颈糜烂等,夫妻性生活可导致性交出血。妻子患有月经不调,或月经期间同房,不仅会使阴道流血增多,还能引起感染,发生盆腔炎,由于性冲动时子宫收缩,还可将子宫内膜碎片挤入盆腔,引起子宫内膜异位症。

第二节　生理保健

由于妇女有经、孕、产、乳等生理特点,需特别注意经期、孕期、产褥期、哺乳期、绝经期前后的卫生,以预防和减少疾病的发生,保护妇女健康。

一、经期卫生

月经期血室正开,邪气容易乘虚而入,若调摄不当,往往易致病。所以注意保健,十分重要。

(一)保持清洁

经期要注意清洁卫生,月经垫要勤换,严禁房事、盆浴、游泳,避免妇科检查。

(二)劳逸适度

经期首当避免过劳。劳累过度,则耗气伤血,常致月经过多、经期延长;又不可过逸,过逸则气血流通不畅,不利于经血排出。

(三)调和情志

月经期阴血偏虚,肝火偏旺,若心情不畅,肝气郁结,可加重经期情绪波动、乳房胀痛等不适感,甚则出现痛经、闭经等。

(四)防御外邪

经期人体正气不足,外邪易侵,尤其是风寒之邪。因此,经期要注意保暖,避免受寒,不宜长时间接触冷水,避免冷水浴、淋雨等。

(五)饮食有节

经期饮食不要过于辛热或寒凉。过食辛热之品,热能耗损阴津,血分有热,迫血妄行,而致月经量多,经期延长;过食寒凉,则寒凝血脉,气血不畅,易致痛经。

二、孕期卫生

妇女妊娠期间,生理上将发生一系列特殊的变化,新陈代谢旺盛,循环血容量增加,水潴留,身体增重。为保证孕妇身体健康和胎儿正常发育,有必要加强孕期保健。孕期保健内容主要包括孕妇生活作息、饮食、衣着、心理疏导、房事等方面。

现代总结孕期保健主要包括:

(一)适劳逸

孕妇每日劳作和休息应适宜,应坚持工作、家务及体育活动,适宜的体力活动,有助于消化、睡眠,使气血循环流通而不呆滞。休息和睡眠时间应适当增加,孕期每晚应保持 8h 睡眠,妊娠后半期每日中午应卧床休息 1h,妊娠末期休息时间还要增加。坚持每日劳作而无疲劳之苦,休息而不贪睡卧。避免负重攀高及剧烈的活动,更不要从事危险有害身体的工作。

(二)调饮食

怀孕后,随着胎儿的生长,孕妇对饮食营养的需求增加。因此,孕妇饮食应富含蛋白质、矿物质及维生素,并要选择易于消化的食品,保持脾胃平和,大便通畅。孕妇饮食宜清淡,以减缓妊娠反应。孕中期以后胎儿生长加快,饮食增加,饮食不仅应富含蛋白质等营养,还要注意矿物质的补充,尤其是钙、磷、铁的需求更多一些。饮食中含钙磷较多的食品有虾米、蛋黄、鱼翅、鸡肉、核桃仁、柑橘、海带、紫菜、奶粉等;含铁较高的食品有木耳、海带、芝麻、猪肝、腐竹等。饮食中不可缺少维生素。维生素 A 主要存在于肝及鱼肝油等,B 族维生素主要存在于新鲜水果及蔬菜中,故饮食应多样化,不应偏嗜.尽量合理搭配。维生素 A、维生素 D 过量服用,对胎儿发育有害。妊娠期间,每天需要的热能较孕前增加,故饮食量相应加大,但亦不应过量。过量体重增加过快,易致肥胖、胎儿巨大、滞产、难产、产后出血等。

(三)禁房事

妊娠期间应节制房事,早孕期间房事易致流产,晚期可致早产,且增加产后感染的机会。

(四)慎用药

妊娠期用药,可通过胎盘影响到胎儿,故妊娠期宜慎重选择药物,避免药物对胎儿的不良影响。孕期不同阶段,即胎儿发育不同时期,药物影响亦不同。一般认为,孕后 2 周内的胚泡期,虽对药物损害高度敏感,受损多致死亡流产,但部分受损者亦可代偿,不致发生后遗症问题。孕后 3~12 周是器官形成期,此时受到敏感药物的损害,易影响器官形成,而致器官畸形,用药应特别谨慎。孕 13~40 周,已成形的器官虽继续发育,但对药物损害的敏感性降低,临床可根据药物适应证权衡利弊,做出选择。孕期用药宜慎,但不是完全拒绝用药,尽快及时消除病因,即是保健之灵方,即可中止病邪对胎儿及孕妇的危害。一般来说,妊娠期间,四环素类抗生素、乙蔗酚、雄激素、合成孕激素、烷化剂、抗代谢抗叶酸药、氨基甙类、异维 A 酸等都在禁忌之类。中药毒剧药,大辛大温大寒之品,破血耗气,通利散结者均应慎用,应遵守妊娠禁忌,非必要者不要选用。

(五)衣宽松

衣服以轻松宽大为宜,免穿形体裤,不要紧束裤腰带,可用背带,鞋亦应宽松,底厚软,不要穿高跟鞋、硬底皮鞋,否则影响血液循环,加重腹坠腰酸水肿,要随气候室温适时调节衣服厚薄。

（六）保清洁

妊娠期汗液及带下增多，个人生活仍应保持清洁卫生，经常勤洗澡，勤洗外阴，衣服勤换洗，内衣保持清洁干燥，以棉织品为宜。妊娠晚期洗浴，应提倡淋浴。孕中期以后，乳房充盈，乳头可有少量乳汁溢出，应注意每日清洗。乳头凹陷、平坦者，应每日牵拉，以利于产后婴儿哺乳吮吸，坚持早晚刷牙，保持口腔卫生，避免口腔不洁而引起感染。

（七）倡胎教

胎教即孕妇修身达礼，以文明的言行，高尚的情操，通过外象而内感，促进胎儿智力发育，从先天即受到符合社会道德规范的陶冶。胎生之初，通过脐带与母体相系，母呼儿呼，母吸儿吸，胎儿呼吸母之气血，渐长成人。母之气血动静，必影响胎儿发育，强调孕妇作息以平和为准绳，以利胎儿健康发育。孕妇言行之偏，喜怒哀乐之过，皆可造成气血逆乱而危及胎儿正常发育。《叶氏女科证治》总结："胎前静养乃第一妙法。不较是非，则气不伤矣。不争得失，则神不劳矣。心不嫉妒，则血自充矣。情无淫荡，则精自足矣。安闲宁静，即是胎教。"要求孕妇保持心情愉快，言行文明，积极参加有益的文化活动，闲暇之际听那些和谐乐观向上的音乐。近年来，有学者已注意到孕妇精神心理状态对胎儿生长发育的影响，并致力于此方面的研究。有关研究已表明胎儿具有听觉、感觉反应，孕妇的情绪和感情变化，会在其子女身上反映出来，甚至影响其子女一生的身心健康和智力发育水平。

（八）戒烟酒

孕妇不论主动还是被动吸烟，对胎儿发育都有不利的影响，可致胎儿发育迟缓，或低体重儿。大量吸烟，增加致畸的危险。饮酒过量，乙醇中毒者所生子女可发生颅面、四肢及心血管缺陷、发育不良。出生后智力发育差，智商低下。

（九）勤检查

为做好围生期保健工作，坚持定期产前检查是一重要环节，可及时发现异常情况，有利于预防、治疗，避免妊娠病，降低先天性遗传病和畸形儿的出生率。产前检查自早孕开始。初查，孕3月（12周）前1次；孕20～28周，4周1次，查2次；29～36周，2周1次；查4次；37～40周，每周1次，查4次。即孕20、24、28、32、36、37、38、39、40周各查一次，如系高危孕妇，遵医嘱增加检查次数。每次检查时注意胎位、羊水、胎儿发育等情况。定期检测血压，并行血、尿常规检查。有特殊情况者，随时检查就诊。

三、产褥期卫生

产妇在分娩时耗气伤血，以致阴血虚，宫卫不固，稍有不慎，最易受病。可见其产后调理的重要性。

（一）慎起居

产妇要充分休息，避免过早及过度操劳，以免产后血崩，阴挺下脱等。但也要适当活动，保证气血流通顺畅，有助于身体的复原。产后腠理不密而汗多，最易感受风寒之邪，因此要避风寒，注意保暖，但衣着厚薄要得宜。饮食要富于营养而易消化，忌肥腻、生冷、辛辣之品，产妇应多饮水，适当选食新鲜水果及油类食物，以保持二便通畅。产褥期内慎戒房事，以免邪毒侵入。

（二）勤清洗

产褥期易感外邪，应保持外阴清洁，同时产后汗出较多，要经常擦浴及换洗内衣。

四、哺乳期卫生

母乳营养丰富,最适合婴儿消化、吸收,应大力提倡母乳喂养。

(1)保持乳房清洁:每次哺乳前要用温开水清洗乳头,乳母哺乳前要洗手。乳汁壅积,出现乳头皲裂或乳痈,应及时治疗。

(2)定时哺乳:产后 30min 即可哺乳,一般按需喂哺,每 24h 8～12 次,随着婴儿不断长大,适当增加辅食,以保证营养充足。哺乳时间为 6 个月至婴儿 2 岁。

(3)哺乳期应保持情志舒畅,饮食要有营养,避免过劳,以保证乳汁充足。同时,哺乳期尤其注意避孕,不可误把延长哺乳期作为避孕方法。

五、绝经期卫生

绝经期前后由于肾气渐衰,天癸渐竭,冲任空虚,常出现头晕耳鸣、烦躁易怒、烘热汗出、心悸失眠等阴阳不协调之证,轻重因人而异,此时调理得当,可顺利度过绝经期,保证身体健康。

(一)调情志,慎起居

绝经期首先应消除紧张情绪,保持心情舒畅,注意饮食有节,起居有常,加强锻炼,增强体力。

(二)防治疾病

绝经前期常有月经紊乱,若停经 1 年后出现阴道下血,应予以重视,此期为妇女肿瘤的高发期,应定期接受妇科检查,早期防治肿瘤,一旦有异常情况,应及时就诊,不可拖延治疗。

(三)注意卫生

绝经期阴阳失调,抗病能力下降,应注意保持阴部清洁卫生,以防外邪入侵。

第三节　常见妇产科疾病的预防与调护

一、月经不调

(一)防止受寒

经期一定要注意不能冒雨涉水,无论何时都要避免使小腹受寒。

(二)补充铁质

补充足够的铁质,以免发生缺铁性贫血。多吃乌骨鸡、羊肉、鱼子、青虾、对虾、猪羊肾脏、淡菜、黑豆、海参、胡桃仁等滋补性的食物。

(三)调整心态

月经不调是由于受挫折、压力大而造成的。医师认为,调整好自己的心态是治疗月经不调的最好的良药。即使尚未发生月经不调,保持良好的心态也是非常必要的。

(四)生活规律

熬夜、过度劳累、生活不规律都会导致月经不调。让生活有规律,月经可能就会恢复正常。

(五)常看医生

如果持续出血 24h 后没有减少,而且出血量大,或者月经少到没有,应马上去看医生。

二、痛经止痛秘方

(一)保持温暖

保持身体暖和将加速血液循环,并松弛肌肉.尤其是痉挛及充血的骨盆部位。或多喝热的药草茶或热柠檬汁,这对于减轻痛经有很好的作用。

(二)热敷

于骨盆上下用热敷垫或热水瓶热敷,一次数分钟,可以加速血液循环,缓和痛经。

(三)泡矿物澡

洗澡时可在浴缸里加入 1 杯盐及 2 杯碳酸氢钠。泡 20min,有助于松弛肌肉及缓和痛经。

(四)经常运动

尤其在月经来潮前夕,可以多做一些适度的运动,这样会在月经期间舒服一些。

(五)服止痛药

常用药物阿司匹林、元胡止痛丸及对乙酰氨基酚等可缓解痛经。当痛经开始时,用牛奶送服 1 粒药片,既不伤胃,也会防止痛经。

(六)减少脂肪的摄取

脂肪会使雌激素含量上升,不论是动物脂肪如鸡肉、牛肉、猪肉、鱼肉,还是植物油如花生油。饮食中油类愈多,体内雌激素量也就多。如果将饮食中的油脂量减少,雌激素在一个月之内就会明显地降低。谷类、蔬菜、豆类和其他植物性食物能使不需要的雌激素排出体外。

(七)多吃以下各种食物

全谷类:如糙米、全麦面包和燕麦。

蔬菜:菠菜、胡萝卜、番薯、环芽甘蓝或其他蔬菜。

豆类:豆子、扁豆和豆荚。

多吃水果,适量食用鸡肉、鱼肉,并尽量少食多餐。

(八)尽量少食用的食品

所有动物性食品:鱼肉、猪肉、牛肉、鸡蛋。

植物油:沙拉酱、植物性奶油、所有的烹调用油。

其他高脂肪食品:甜甜圈、洋芋片、奶油饼干、花生酱等。

(九)均衡体内的钙质

研究显示,摄取平衡的钙质有助于减少痛经和经前证候群(PMS)。钙质对症状轻微的妇女尤其有效,对那些症状严重的妇女,它的好处还不是很明确。

一天 1000mg 的碳酸钙补充剂就足以减轻痛经和经前证候群。

(十)减少钙质的流失

在补充钙质的同时,减少钙质的流失同样重要。因为我们吸收的大部分钙质最后都排出体外了。60%~70%经过消化道的钙质没被吸收,而少量被吸收的钙质,最后也随尿排出。所以,应该将重点放在如何减少钙质的流失上。

动物性蛋白会增加钙质的流失,它使肾脏自血液中拿掉更多的钙,自尿液排出体外;如果不吃动物性蛋白,流失的钙质就会减少一半。以下方法可以减低钙质的流失。

(1)不吃过量的盐和糖。

(2)每天喝不超过两杯咖啡。

(3)不抽烟。

(4)禁酒。

(5)经常运动。

(6)多摄取维生素 D 和其他维生素,多晒太阳(可以形成维生素 D)。

(十一)增加钙质的食物

如果你想在饮食中增加钙质的摄取,最佳来源就是绿色蔬菜类和豆科植物(各种豆类,扁豆和豆荚类)、牛奶。

(十二)服用维生素 B₆ 可止痛

维生素 B6 有减少疼痛的效果,如果饮食中缺乏维生素 B 群,血液中的雌激素就会上升。有一些研究显示,维生素 B₆ 还有助于减轻经前证候群、变态反应和其他症状。通常维生素 B₆ 的剂量是一天 50～150mg,但要注意避免服用过量,否则可能会引发神经系统方面的症状。

全麦、豆类、香蕉和核果类中都有许多天然的维生素 B₆,这些食物一旦经过精制,就会失去维生素 B₆ 和所含的纤维,所以应尽量避免精制食品。

(十三)摄取必需的脂肪酸

脂肪酸有助于降低雌激素。事实上,饮食平衡.而且摄取足量脂肪酸的妇女,痛经的情形都不严重。因为脂肪酸具有抗炎的作用,并抑制前列腺素产生。

(十四)天然药草

当归可减轻痛经、腹胀、阴道干涩、忧郁,番椒、海带也有帮助。人参对痛经也有效,但低血糖症患者不宜。

三、经前症候群

(一)放松心情

经前症候群很大程度上是心理障碍,所以,我们要在这些特殊的日子里放松心情,不要对这几天有畏难情绪,保持乐观、自信的态度可帮助你应付甚至预防出现一些不适的症状。

(二)少吃甜食

甜食固然可口,但它能使人情绪不稳、焦虑,医生一般都会告诫你少吃甜食或不吃,但可以多喝水,或多吃些新鲜水果。

(三)多吃纤维

纤维帮助体内清除过量的雌激素。蔬菜、豆类、全麦、燕麦以及大麦等食物中含有丰富的纤维,多吃这些东西,会收到意想不到的效果。

(四)少吃动物脂肪

动物性脂肪会提升雌激素的量,这就意味着它们会让你在特殊的日子里加重你的痛苦。

(五)少喝酒

酒精会使头痛及疲劳更严重,并引发吃甜食的冲动,所以少喝酒是很必要的。

(六)多做运动

运动是一种很好的"良药"。每天在新鲜的空气中快走、游泳、慢跑、跳舞等,都对身体的健康非常重要。一般说来,在月经来之前的 1～2 周增加运动量,会缓解不适。

(七)深呼吸

深呼吸和叹息一样具有放松心情的作用,坚持练习缓慢地深呼吸,有助于身心健康。

(八)泡矿物澡

在温水中加入1杯海盐及2杯碳酸氢钠,泡20min,可以让你放松全身的肌肉。

(九)补充营养素

1.维生素 B_5、维生素 B_6

维生素 B_5 250mg,维生素 B_6 100～250mg,这两种维生素有助于缓解情绪不稳定、水分滞留、乳房胀痛、想吃甜食及疲劳等症状。

2.维生素 C 及生物类黄酮

维生素 C 及生物类黄酮3000mg,分成数次服用,可以缓解压力,它有助于减轻经前证候群患者的情绪紧张。

3.维生素 E

这是一种抗氧化剂,常用于妇女保健,延缓衰老,同时可以缓和乳房疼痛、减轻焦虑及沮丧等不良心情。

4.钙及镁

这两种矿物质一起服用对经前证候群患者很有帮助。钙帮助预防经前的痉挛及疼痛,而镁帮助体内吸收钙。

(十)天然药草

当归、番椒、海带、覆盆子叶、洋菝葜,均可减轻患者的疼痛、腹胀、阴道干涩、忧郁等症。

四、绝经

应避免乳制品。酸奶、乳制品、糖、肉类易造成皮肤发热,所以饮食中应尽量避免乳制品。

(一)可以多吃的食物

生菜、海带、鲑鱼(含骨)、沙丁鱼等。

(二)少食多餐

少食多餐有利于身体调节体温。

(三)多喝水

多喝水或果汁,也可以有效地控制体温。

(四)减少咖啡因和酒精

含咖啡因、酒精的饮料将刺激某些荷尔蒙分泌,而诱发皮肤发热。

(五)乐观豁达

虽然50岁左右的你可能会面临很多新问题,比方说子女长大成家,可能会带给你一些孤独,但是你依然可以在这一段时间过充实的生活。你不妨接着去上学,学习那些你年轻时想学又没有时间学的东西。或者去做一些自己喜欢的运动,走路、慢跑、骑车、跳舞、跳绳、游泳等都是不错的选择,它们会让你心情舒畅,忘掉烦恼。

(六)保持规律的性生活

规律的性生活可以让人保持年轻的状态,而且能间接刺激退化的卵巢,以缓和荷尔蒙系统,且防止雌激素锐减。

(七)补充营养素

1.樱草油或黑醋栗油

樱草油是一种很好的镇静剂及利尿剂,对皮肤突然发热有很好的效果。

2.维生素 B 群

维生素 B 群尤其是维生素 B_5、维生素 B_6,对更年期相当重要,能够降低皮肤发热及神经问题。适当补充维生素 B 族会收到意想不到的效果。用量为 100mg,每天 3 次。

3.维生素 C

每天 3000~10000mg,适用于皮肤发热的症状。

4.维生素 E

每天 400~1600μg。渐增用量,直到皮肤不再突然发热。

5.钙及镁合剂

每天 2000mg。可缓解不适症状。

6.药用植物

人参、当归、甘草、覆盆子、鼠尾草等对停经期的症状有帮助。

五、更年期综合征

(一)家人应给予更年期妇女同情、安慰和鼓励

这一时期的妇女特别需要家人的理解与关心,尤其是要理解她们莫名其妙的坏脾气,不因此责怪她们,相反应给她们以安慰和鼓励,使她们能平安地度过更年期。

(二)坦然面对

更年期是一个正常生理过程,每一个妇女都要在这一时期解除思想顾虑,端正认识,而不要有任何恐惧与忧虑。要以乐观与积极的态度对待老年期的来临,这有利于预防更年期综合征的发生。如果已经发生了,要正确对待并注意调节,也可减轻症状和易于治疗。

(三)定期体检

为预防更年期妇女患更年期综合征及其并发症,这一时期的妇女应定期到医院做健康检查,包括妇科检查、防癌检查等,做到心中有数,发现病情及早治疗。

(四)加强营养,多做户外运动

更年期是身体细胞老化的一个标志,所以必须多补充营养食品,多锻炼身体,增强体质,同时要保证睡眠,这样一些症状轻者即可获得缓解。

(五)给自己营造一份快乐的心情

虽然在更年期你会有诸多不适,但你依然可以让自己过得快乐。比方说多参加一些集体活动,多与同龄人交流,跳跳舞,你会变得更开朗,因为良好的心情会让人忘记很多烦恼。

六、常见妇科病的自我判断

(一)阴道出血

临床上常见的阴道出血有以下几种。

1.经量增多

月经量多或经期延长但月经周期基本正常,为子宫肌瘤的典型症状。其他如子宫腺肌病、月经失调、放置宫内节育器均可有经量增多。

2.不规则的阴道出血

青春期少女和更年期妇女多为月经失调。

3.不规则的长期持续阴道出血

一般多为生殖道恶性肿瘤所致,宫颈癌或子宫内膜癌多见。

4.性交后阴道出血

性交后立即有鲜血出现,应考虑早期宫颈癌、宫颈息肉或子宫黏膜下肌瘤。

5.两次月经中间阴道出血

两次月经中间阴道出血发生在下次月经前 14～15d,历时 3～4d,且血量极少,多为排卵期出血,无大碍。

6.经期或经后点滴阴道出血

持续极少量的阴道赭红色出血,常为放置宫内节育器的不良反应。

7.停经后阴道出血

育龄妇女首先考虑与妊娠有关的疾病,如流产、异位妊娠、葡萄胎等;更年期妇女多为月经失调,但也有生殖道恶性肿瘤的可能。老年妇女出血量少,历时 2～3d,多为绝经后子宫内膜脱落或老年性阴道炎;出血量较多、流血持续不净或反复阴道出血,可能有子宫内膜癌。

(二)异常白带

正常白带是白色稀糊状或蛋清样,很黏稠,无腥臭味,量少,对妇女健康无不良影响。如果生殖道出现炎症,特别是阴道炎和宫颈炎,或生殖道发生癌变时,白带量显著增多,且性状也有改变。临床上常见的异常白带有以下几种。

(1)透明白带蛋清样,但量显著增多,多为慢性宫颈炎或卵巢功能失调。

(2)白色或灰黄色泡沫状稀薄白带,为滴虫性阴道炎的特征,可伴有外阴瘙痒。滴虫性阴道炎是常见的阴道炎,甲硝唑治疗有效。

(3)凝乳块状白带或豆渣样白带:念珠菌性阴道炎的特征,常伴有外阴瘙痒或灼痛。念珠菌性阴道炎也是常见的阴道炎,真菌感染所致,抗菌药治疗无效,需要抗真菌药物治疗。

(4)灰白色稀薄腥臭味白带:常见于细菌性阴道病。它是正常生长在阴道内的细菌生态平衡失调引起的。患病时阴道内厌氧菌居多,甲硝唑治疗有效。

(5)脓样白带:黄色或黄绿色,黏稠,多有臭味。细菌所致的急性阴道炎、宫颈炎和宫颈管炎都可引起,抗菌药治疗有效。

(6)血性白带:白带中混有血液,血量可能由宫颈癌或子宫内膜癌引起,也可由宫颈息肉、重度宫颈糜烂引起。

(7)水样白带:持续有淘米水样白带,而且特别臭的,一般为晚期宫颈癌、阴道癌或宫腔内积脓。

(三)下腹痛

下腹痛为妇女常见的症状,可根据下腹痛的性质和特点判断疾病。

1.下腹痛部位

下腹正中疼痛多由子宫病变引起,较少见。一侧下腹痛多由该侧子宫附件病变引起.右侧下腹痛也可能是阑尾炎引起的。双侧下腹痛甚至全腹疼痛,可能由卵巢囊肿破裂、输卵管妊娠破裂或盆腔腹膜炎引起。

2.下腹痛时间

月经周期中间出现一侧下腹隐痛,多为排卵引起的。月经前后或经期出现下腹痛、坠胀,可为原发性痛经,或为子宫内膜异位症。有规律的下腹痛但无月经多为经血排出所致,可见于先天性生殖道畸形或术后宫腔、宫颈管粘连等。

3.下腹痛性质

隐痛或钝痛多为慢性炎症或腹腔内积液所致,坠痛可由子宫腔内有血或脓不能排出引起,阵发性绞痛可由子宫或输卵管等宫腔器官收缩引起,撕裂性锐痛可由卵巢肿瘤破裂引起,顽固性疼痛难以忍受可能由于晚期癌症侵犯神经引起。

(四)下腹包块

下腹包块可能是患者本人或家属无意中发现,或体检时被发现。下腹包块以妇科疾病为最多见,也可来自肠道、泌尿道、腹壁和腹腔。

(五)子宫增大

1.妊娠子宫

育龄妇女有停经史,且在下腹摸到包块,常为妊娠子宫。停经后出现不规则阴道出血,且子宫迅速增大,可能是葡萄胎。

2.子宫积脓

宫腔内有脓液使子宫增大,可见于子宫内膜癌。老年性子宫内膜炎可合并子宫积脓。

3.子宫肌瘤

下腹正中可摸到包块,质地硬,形状不规则。

4.子宫恶性肿瘤

更年期或绝经后妇女子宫增大,并且不规则。

七、自查预防外阴癌

任何事物有其固有的发展规律,癌症也不例外。女性外阴癌生长缓慢,而且多有癌前期病变,掌握癌前期特点,有助于早期发现、诊断和治疗。一是有无外阴白斑:外阴与肛门之间有无白斑,特别是那种皮肤皱缩变厚,开始为红色,后为灰白色的白斑是癌前期病变。但是,应与白癜风相区别,白癜风为粉红色白斑,皮肤光泽无其他异常。二是有无小结节增生:自己可以摸一摸大阴唇、阴蒂等部位是否有小结节。如果发现有无痛性的小结节,应警惕有外阴癌的可能。三是有无外阴瘙痒。外阴瘙痒是一种病理现象,原因很多,如滴虫性阴道炎、念珠菌阴道炎、阴虱等。若经普通治疗无效,又查不出原因的严重顽固性外阴奇痒,就应考虑是否有癌变的可能。上述三项中只要发现一项,就应当及时去医院做详细检查;若三项同时存在,外阴癌的可能性就比较大。

八、自查子宫肌瘤的方法

子宫肌瘤,人称"妇科第一瘤",30岁以上妇女发病率为20%,40~50岁女性发病率最高,可达50%~77%之多。

由子宫肌瘤引起的月经不调、压迫、疼痛、白带增多、循环系统等症状,对女性健康损害很大,最大的威胁,还在于由此引发的不孕,会直接剥夺她们做母亲的权利。子宫肌瘤,由于与胎儿共处于子宫体内,所以对胎儿的影响较大。肌瘤体积较大时,会使子宫腔变形,加之宫腔内压力增加,易引起流产。

另外,肌瘤还会造成子宫肌的收缩无力,引起临产大出血。如果子宫肌瘤合并妊娠,发生早产、死胎,异常胎位、难产和新生儿死亡的机会都会增加。

(一)自查方法

要保障做母亲的基本权利,如何尽早发现肌瘤,并把它扼杀在萌芽状态非常关键。医学专家提出,女性可通过以下4种方法自查发现肿瘤。

(1)观血:月经增多、绝经后出血或接触性出血等,常常由于宫颈或宫体发生肿瘤所致,所以,除正常月经以外的出血,都要究其原因,以备对症诊治。

(2)观带:正常白带是少量略显黏稠的白色分泌物,随着月经周期会有轻微变化,但脓性、血性、水样白带等都是不正常的。

(3)自摸肿块:清晨,空腹平卧于床,略弯双膝,放松腹部,用双手在下腹部按触,由轻浅到重深,肿物是可以发现的。

(4)感觉疼痛:下腹部、腰背部或骶尾部等疼痛,都要引起注意。因为有时候,疼痛就是肿瘤的自我暴露,如肿瘤发生蒂扭转、破裂或变性等,都会引起腹部疼痛。

(二)治疗方法

目前,保全子宫的治疗办法,主要有以下两种。

1.射频微创消融术

射频微创消融术可专业治疗子宫肌瘤、宫颈糜烂等,治疗过程中,不产生烟雾、不碳化组织,无损伤。

2.子宫形成术

即切除子宫肌瘤及部分病变的子宫组织,然后形成新的子宫,保持盆腔正常的组织解剖结构。

九、膀胱炎的防治与调养

膀胱炎是膀胱的炎症。膀胱炎几乎一定是由侵入尿道并感染膀胱的细菌所造成。有几种其他的泌尿道疾病也会产生与膀胱炎相似的症状。这些疾病包括慢性尿道炎及膀胱过敏。

膀胱炎患者会觉得经常想去小便,但是当想要小便时,却只能排出很少的尿液来。这种尿液可能会有强烈的臭味,其中可能有血(血尿),在排尿时有灼痛或刺痛感(排尿困难)。有时候会有强烈的尿意,无法加以控制。下腹部及腰背部可能还会有发热及钝痛的症状。

膀胱炎很常见。大多数妇女在一生中都会在某种时候罹患过此病。在妊娠期内,特别是在妊娠期的头几个月,妇女常会罹患此病。

膀胱炎令人很苦恼,很不方便,但却不会危及一般健康。在极为罕见的情况下,患有膀胱炎而不加治疗,膀胱感染会扩散到肾脏。

如果患者将1天内的液体摄取量大量增加,就可使症状消失。如果症状持续不退,而且很严重,就应该去看医生。医生可能会给患者1个小容器,在小便中途截取"清洁的中段尿液"样本。首先应该用棉花球或布及清水,将外阴部彻底洗干净。当坐在马桶上时,用1只手的手指将阴唇分开,然后在小便中途,用容器截取少量的尿液。将尿样送去化验室做分析检查,以查明造成感染的感染源。

治疗:自助法——饮用大量液体。每次小便要尽量将膀胱内的尿液排出来,然后根据治疗慢性尿道炎的自助方法来治疗膀胱炎。在每次大便之后,一定要由前方向后方擦拭。此外,在性交之后立刻去排尿,也是一种很好的自治方式。找医生治疗——在提供尿液样本之后,医生会给患者服用抗生素药物或其他药物以治疗膀胱炎。如果膀胱炎发作两三次以上,医生会介绍患者去看泌尿科医生(泌尿科医生是治疗泌尿道疾病的专家),看看是否有泌尿道异常,所以才特别容易发生膀胱感染。泌尿科医生会做检查,甚至会要提供中段尿液样本以供检查之用。有时候,还需要接受静脉肾盂肾照像检查,对膀胱及肾脏所做的特殊 X 光照像检查,以及对膀胱所做的直观检查。

如果这些检查发现了泌尿道有异常之处,医生会针对异常症状加以治疗。如果没有发现异状,泌尿科医生会给患者服用抗生素一个月或一个月以上。经过这种治疗,一般可治愈。只是,膀胱炎常会复发。

十、疣的防治与调养

疣是一种偶尔会发痒的皮肤病毒感染区。外阴疣是一种常见的毛病,跟身体其他部位长的疣大同小异。由于一般认为疣是由一种轻度传染性的病毒所引起,长在外阴上的疣可能是从手指上的疣,或者是从性伴侣身上长的疣所传染来的。疣在潮湿而不卫生的情况下很容易扩散,常常会与诸如阴道酵母菌感染等产生大量阴道分泌物的疾病同时发生。妇女在妊娠期由于阴道潮湿程度自然增加,因此也会罹患外阴疣。

在罕见的情况下,患有疣后经过多年而不加治疗,可能会变成恶性,危及生命。如果患有外阴疣,医生会做检查,确定疣的类型,并且看看是否还有其他的阴道感染。如果确实有感染存在,只要把感染治好,疣也会消失。医生可能会采取血样加以检查,看看是否有梅毒存在。

医生会在疣上敷用涂剂,将病毒杀死来治疗小型疣。这种治疗法必须在几周后再实施一次。如果治疗无效,如果疣很大,或是长在无法触及的地方,可在医生诊所或在医院中以手术法来将其切除。疣也可用冷冻法或电烧灼法来将它除去。如果患者的疣是从性伴侣那里传过来的,那么性伴侣也必须接受治疗,以防再发生感染。

十一、阴虱的防治

阴虱又叫蟹虱,是一种吸血的虱子,通常只出现在阴毛及肛门四周的体毛中。但是,它偶尔也会发生在其他的体毛里,有时还发生在眉毛及睫毛上。这种虱子宽 1～2mm,外形如一只扁平的小蟹。它的行动很缓慢,一生中大部分时间是用它那螃蟹脚似的爪子紧附在阴毛上。雌虱所产生的苍白色卵叫做"虮",用肉眼恰可看到。它们紧紧地附着在阴毛上,用一般的清洗法无法将它们洗掉。

阴虱是经由与患有阴虱的人作性接触而感染的。接触患者以前碰过的床褥或衣服,可能会感染到阴虱。发现有阴虱可能需要好几周时间。阴虱孵化及大量出现就需要数周时间。许多人患有阴虱并没有什么症状,但有些人的阴部会瘙痒,夜间尤其痒得厉害。如果患有阴虱,去公立卫生所或去找医生求助。医生会给患者一种清洗剂或洗发剂将阴虱及卵一起杀灭。同时还要去做检查,以确定没有罹患其他的性传染性疾病。

十二、腰酸腰痛可能为妇科病的先兆

一年四季,由于气候条件的影响,一些老伤痛会随之发作。而腰痛又是其中较为常见的症状。腰痛可以由多种因素引起,而对女性而言,月经病、带下病、妊娠病、妇科杂病以及节育手术后遗症等,这些因素均可诱发腰痛。因此,当女性出现腰痛症状时,切不可只盯住腰部,因为腰痛可能是由于某些妇科病症引起。

(一)常见的能引发腰痛的妇科症

1.宫颈炎

子宫颈发炎后,会出现白带增多,局部瘙痒、刺痛等症状,同时在炎症的刺激下也会引起腰部疼痛。

2.宫位异常

子宫的正常位置是前倾前屈位,如果子宫出现后屈,位置发生异常改变时,因体内支持子宫的韧带受到过度的牵引,同时也使部分神经受到压迫,可引起腰痛。

3.子宫脱垂

子宫沿阴道向下移位,由于盆腔支持组织薄弱和张力减低,腹腔压力增大,而产生下坠感并因牵拉而出现腰部酸痛。

4.盆腔炎

女性患盆腔组织炎症如慢性附件炎,盆腔腹膜炎,子宫骶骨韧带或结缔组织炎症等,这些疾病的炎症刺激均可引起腰痛。

5.腔内肿瘤

如果盆腔内患有肿瘤如子宫肌瘤、子宫颈癌、卵巢囊肿等压迫神经或癌细胞向盆腔结缔组织浸润均可发生腰痛,并且痛感随着肿瘤的增大而加剧。妊娠女性怀孕后随着胎儿逐月增大,腰部支撑力不断增加。

长时间的机械作用会导致韧带逐渐松弛,膨大的宫腔压迫盆腔神经、血管,也会导致腰痛的发生。

6.生育因素

女性如果生育胎次过多,人工流产次数多或者性生活不加节制过于频繁等均可引起肾气亏虚,进而诱发腰痛。

(二)几种最易癌变的妇科病

据有关临床经验表明,在众多的妇女病中,有六种病较易发生癌变,是诱发妇科肿瘤的"元凶"。

1.宫颈糜烂

这是已婚妇女的常见病,多由分娩、流产或手术操作损伤宫颈部,以及产褥期、经期不卫生及细菌感染而致病。据资料统计表明,宫颈糜烂发生宫颈癌者比未患此病者高7~12倍,故发现此病必须认真治疗,直到彻底治愈。

2.子宫肌瘤

这是中年妇女常见的一种良性肿瘤,起源于子宫壁上平滑肌组织,目前该症的病因尚不十分清楚,但与内分泌紊乱有一定的关系。子宫肌瘤若迅速增大,可压迫直肠、膀胱而引起排便、

排尿困难,有部分患者可演变为恶性,故凡确诊为子宫肌瘤者,应密切观察和随诊,慎防发生恶变。

3.子宫内膜增殖症

该症虽属一种良性病变,但其中的腺瘤型者若增生程度严重,就有演变为子宫内膜癌的可能,故对该类患者应做到严密随访,及时治疗。

4.葡萄胎

葡萄胎是恶变率极高的疾病。据报道,有 7%～16% 葡萄胎患者可能发展成为绒毛膜上皮癌或恶性葡萄胎,故该症一旦确诊,应密切观察病情变化,发现可疑症状,及时进行手术治疗。

5.乳腺增生症

乳腺囊性病、乳头状瘤和纤维腺瘤,虽均为良性病变,但其中有一部分可转变为恶性,特别是有乳腺癌家族史者。故应密切观察这些患者,定期检查,若发现肿瘤增长迅速、变硬或乳头溢出血性分泌物时,应速去医院诊治。

6.外阴色素痣

外阴色素痣是发生于外阴皮肤上的黑色斑点,有的光滑,有的粗糙,有的可有毛发生长。外阴色素痣比身体其他痣更容易恶变,这是因为外阴部分常受摩擦和刺激,又因色素痣对性激素的刺激作用较为敏感,往往在青春期和妊娠期增大、变黑。据报道.40%～80% 的恶性黑色素瘤发生于色素痣,目前主张对外阴色素痣尽早进行预防性切除,以防恶变。

十三、如何预防外阴瘙痒

(1)注意经期卫生,行经期间勤换月经垫。

(2)保持外阴清洁干爽,不用热水烫洗,不用肥皂擦洗。

(3)忌乱用、滥用药物,忌抓搔及局部摩擦。

(4)忌酒及辛辣食物,不吃海鲜等极易引起过敏的食物。

(5)内裤需宽松、透气,并以棉制品为宜。

(6)局部如有破损、感染,可用 1：5000 高锰酸钾液(在温开水内加入微量高锰酸钾粉末,使呈淡红色即可,不可过浓)浸洗,每日 2 次,每次 20～30min。

(7)就医检查是否有真菌或滴虫,如有应夫妇双方同时治疗,而不要自己应用"止痒水"治疗。

(8)久治不愈者应做血糖检查。

十四、宫颈癌的预防

为预防宫颈癌,下列人群每隔 2～3 年应做一次妇科防癌检查:18 岁以前性交、结婚者;性生活紊乱,性交频繁以及性病患者1早婚多次生育者;有宫颈炎症和糜烂者;性交后阴道出血I绝经以后阴道有分泌物,尤其是血性分泌物者;45 岁以上,没有任何症状者,也应定期做常规检查。

自我预防宫颈癌的方法有:

(1)积极治疗慢性炎症,处理癌前病变。

(2)提倡晚婚晚育、计划生育,避免对子宫颈的损伤。

(3)注意卫生,保持下身清洁。色素痣尽早进行预防性切除,以防恶变。

(4)男子包皮过长应作环切,经常用水清除包皮垢,保持阴部清洁。

(5)如因其他原因做子宫切除者,术前应做子宫刮片检查。另外,预防宫颈癌要忌食烟酒,避免生冷、油腻食品。

十五、盆腔炎的预防与调养

盆腔炎常分为急性盆腔炎和慢性盆腔炎,如果急性期未能彻底治愈,可转为慢性盆腔炎,所以,在急性期应积极彻底地治疗,不应以症状暂时缓解作为治愈的标准。同时,要配合生活调护及预防复发。

妇科专家提示:盆腔炎的预防及调护主要从以下途径着手。

(1)杜绝各种感染途径,保持会阴部清洁、干燥,每晚用清水清洗外阴,做到专人专盆,切不可用手掏洗阴道内,也不可用热水、肥皂等洗外阴。盆腔炎时白带量多,质黏稠,所以要勤换内裤,不穿紧身、化纤质地内裤。

(2)月经期、人流术后及上、取环等妇科手术后阴道有流血,一定要禁止性生活,禁止游泳、盆浴、洗桑拿浴,要勤换卫生巾,因此时机体抵抗力下降,致病菌易乘机而入,造成感染。

(3)被诊为急性或亚急性盆腔炎患者,一定要遵医嘱积极配合治疗。患者一定要卧床休息或取半卧位,以利炎症局限化和分泌物的排出。慢性盆腔炎患者也不要过于劳累,做到劳逸结合,节制房事,以避免症状加重。

(4)发热患者在退热时一般汗出较多,要注意保暖,保持身体的干燥,汗出后给予更换衣裤,避免吹空调或直吹对流风。

(5)要注意观察白带的量、质、色、味。白带量多、色黄质稠、有臭秽味者,说明病情较重,如白带由黄白(或浅黄),量由多变少,味趋于正常(微酸味)说明病情有所好转。

(6)急性或亚急性盆腔炎患者要保持大便通畅,并观察大便的性状。若见便中带脓或有里急后重感,要立即到医院就诊,以防盆腔脓肿溃破肠壁,造成急性腹膜炎。

(7)有些患者因患有慢性盆腔炎,稍感不适,就自服抗生素,长期服用可以出现阴道内菌群紊乱,而引起阴道分泌物增多,呈白色豆渣样白带,此时,应立即到医院就诊,排除真菌性阴道炎。

(8)盆腔炎患者要注意饮食调护,要加强营养。发热期间宜食清淡易消化饮食,对高热伤津的患者可给予梨汁、苹果汁、西瓜汁等饮用,但不可冰镇后饮用。白带色黄、量多、质稠的患者属湿热证,忌食煎烤油腻、辛辣之物。小腹冷痛、怕凉、腰酸疼的患者,属寒凝气滞型,则在饮食上可给予姜汤、红糖水、桂圆肉等温热性食物。五心烦热、腰痛者多属肾阴虚,可食肉蛋类血肉有情之品,以滋补强壮。

(9)做好避孕工作,尽量减少人工流产术的创伤。手术中要严格无菌操作,避免致病菌侵入。

(10)慢性盆腔炎、腹部包块患者采用中药保留灌肠治疗,效果甚好。它具有活血化瘀,软坚散结,清热解毒或暖宫散寒之功效。

十六、滴虫性阴道炎防护

寄生在人体的滴虫有三种:口腔毛滴虫、人毛滴虫(寄生在肠道内)和阴道毛滴虫。阴道毛滴虫主要侵犯人体的泌尿生殖系统,它可寄生于女性的外阴皮肤皱褶内、尿道旁腺、下段尿道、前庭大腺、阴道及子宫颈管内;在男性,阴道毛滴虫多寄生在尿道和前列腺中。人体的另外两种毛滴虫是不感染阴道的。

通常,健康女性中有一部分人阴道内就带有阴道毛滴虫,但并不引起炎性反应,可能是阴道内环境暂时不适合滴虫生长,也可能因为感染的虫株毒力不强所致。但是当阴道内环境发生改变,有利于滴虫生长时,就可能引起滴虫性阴道炎。滴虫性阴道炎是育龄期妇女非常常见的一种阴道炎症,其患病率仅次于真菌性阴道炎。

(一)严禁去公共场所洗澡或游泳

如果你没有此病,就要注意避免在公共场所(浴池或游泳池)感染不洁细菌;如果你已患此症,更不要去公共场所洗澡或游泳。

(二)注意卫生

每日清洗外阴,勤换内裤。内裤、毛巾用后煮沸消毒,浴盆可用1%乳酸擦洗。最好每天用0.5%醋酸或1%乳酸冲洗阴道一次,然后塞药。

(三)切勿抓痒

有外阴瘙痒等症状时,可用中药外阴洗剂坐浴,切勿抓痒,以免外阴皮肤黏膜破损,继发感染。

(四)停止性生活

治疗期间应停止性生活,且丈夫应去男性科检查,如尿液中发现滴虫,应同时进行治疗。

(五)忌辛辣食物

如辣椒、胡椒、咖喱等辛辣食物和羊肉、狗肉、桂圆等热性食物要少吃。它们能助火生炎,加重症状。

(六)忌吃海产品

虾、蟹、贝等海产品会加重瘙痒。勿吃甜、腻食物,这些食物会增加白带分泌,从而加重瘙痒。

十七、真菌性阴道炎防护

(一)注意卫生

勤换洗内裤,内裤宜宽大,最好穿纯棉质地的内裤,而且患者的内裤、毛巾,均应煮沸消毒。也可在洗澡时,在洗澡水中加入少量妇洁灵,可治疗阴道炎。

(二)避免不洁性交

性交时应使用避孕套,避免不洁性交,而且治疗期间应禁止性生活。

(三)勿用热水烫洗外阴

外阴瘙痒时,切忌用热水烫洗,以免使皮肤和黏膜破损造成继发感染。

(四)使用维生素E胶囊

剪开维生素E胶囊,直接涂于患部,可达止痒效果。

(五)遵医嘱按时用药

遵医嘱按时用药。最好每天用2%~4%小苏打液冲洗阴道和清洗外阴1~2次。

(六)丈夫也应做检查

如果反复发作、久治不愈,丈夫应同时到医院检查治疗。

（七）中草药疗法

（1）黄连、干姜各 15g，焙干研末，塞阴道，每日一次，10～15 次为 1 疗程。

（2）乌梅 30g，槟榔 30g，大蒜头 15g，石榴皮 15g.川椒 10g。制成阴塞剂，将药研末装入胶囊内，每日塞入阴道内 1 粒，7 日为 1 疗程。

（3）生萝卜 500g。捣汁，用纱布浸萝卜汁置阴道内，每半小时换 1 次。

（4）大蒜 50g。捣碎，配成 20％溶液，冲洗阴道，每日 1～2 次。

（八）补充营养素

（1）蒜头精胶囊 1 粒，用餐时用。蒜头有抗真菌特性。

（2）维生素 A 胶囊：每天 50000μg。它是一种强力的抗氧化剂，能够协助组织复原。

（3）维生素 B 群：阴道炎者经常缺乏此类维生素。用量为每日 100mg。

（4）维生素 C：能够促进免疫功能，而且是组织复原所必需的。用量为每日 2000～5000mg。

（5）维生素 E 胶囊：每天 400μg。

十八、预防真菌感染

（一）穿宽松衣裤

白天，避免穿紧身或布料不透气的衣裤，这些质料包括塑胶、聚酯类及皮革等。避免内裤加裤袜加弹性牛仔裤的组合。当你回家后，尽快脱掉裤袜，让皮肤透透气。尽可能穿裙子。饮食应包含酸酪乳。自制酸酪乳可能是治疗酵母菌感染的最佳方法。买一个酸酪乳制造机，在家里自制。酸酪乳含乳酸杆菌，是肠内及阴道的正常细菌，可破坏酵母菌。由于酵母菌喜爱糖分，故减少糖类的摄取能减轻症状。

（二）使用天然的润滑剂

矿物油、凡士林、蛋白、原味优格等，都是性交时很好的润滑剂，因为它们温和不刺激，除非对它们过敏（勿同时使用保险套及凡士林，以免使保险套产生破洞）。也勿使用婴儿油，因它所含的香味可能刺激阴道。

（三）勿使用化学产品

灌洗剂、避孕剂、泡沫及喷雾剂、杀真菌剂及妇女除臭液等化学物质，都会使真菌病毒加重。

（四）坐浴

坐浴是取代灌洗阴道的方法之一。在浴缸内添入些许温水（恰至臀部).然后加入下列其中一项。

（1）加盐（约半杯，使水带咸味），以模拟生理食盐水的浓度。

（2）加醋（半杯），以帮助阴道的 pH 值恢复到 4.5。然后，坐入浴缸，两膝分开，让水进入阴道。

（五）没有香味就是好气味

选用个人卫生用品时，应避免添加香味的产品，以免刺激阴道或诱发另一次阴道炎。用清水冲洗即可。

香皂、洗发精、沐浴露及矿物质等产品，会除去皮肤上有保护作用的天然油脂，而且可能残留刺激物。当你淋浴时,应仅以清水搓洗阴道。以莲蓬头直接向阴道冲洗是最佳的方法。穿棉质内裤,因为棉质内裤吸汗,是最佳选择。尼龙产品会使热气与水分滞留(不通风),容易滋长真菌。

(六)使用无花色卫生纸

印花卫生纸上的染剂及香味都可能增添不必要的麻烦。总由前向后擦拭,排便后,应由前向后擦拭,以免污染阴道。性交前先清洗干净。做爱前,先将手及生殖器官清洗干净,以免真菌侵入阴道。

(七)以醋灌洗

醋的 pH 值近乎阴道的 pH 值,这也是为何有时医生建议以醋(4 茶匙)混合温水(约 0.51),做成灌洗液。有学者认为,维持阴道正常的 pH 值,较不易感染真菌。

(八)房事前后皆排尿

不论男、女,在性交前及性交后皆应排尿,以将尿道内的细菌冲出,并避免膀胱感染。

(九)避免含真菌的食品

经常复发真菌感染的妇女,可能会对含有真菌或酵母菌的食物过敏。避免面包、酒、啤酒、醋、腌制食品、发酵食物、乳酪、菇类及果汁。

(十)控制血糖

真菌喜爱有糖的环境。摄取高量的糖分,易促使真菌感染。糖提供真菌食物来源。容易发生真菌感染的糖尿病患者,应注意血糖浓度。此外,乳品中过量的乳糖及人工甜味剂也会提高真菌感染的机会。

(十一)增强抵抗力

免疫力较强的人,较容易对抗感染。定期运动、饮食均衡、睡眠充足、少抽烟、少喝酒、少喝咖啡等,都是提升免疫力的方法。

(十二)补充营养素

(1)蒜头糖胶囊:用餐时服用 2 粒,能抑制感染。

(2)维生素 C:每天 2000~5000mg,可以改善免疫力。

(3)维生素 A 和维生素 E 乳剂:维生素 A 每天 50000μg,维生素 E 400μg,可以帮助阴道复原。

(4)维生素 B 群:多补充这些营养素,有助于抵抗真菌感染。

参考文献

[1](印)艾哈迈德.妇产科超声基础教程[M].北京:人民军医出版社,2011.

[2]卞度宏.妇产科症状鉴别诊断[M].上海:上海科学技术出版社,2010.

[3]王玉荣.社区医师中西医诊疗规范:妇产科疾病[M].北京:科学出版社,2011.

[4]王宏丽,李玉兰,李丽琼.妇产科学[M].武汉:华中科技大学出版社,2011.

[5]王沂峰.妇产科危急重症救治[M].北京:人民卫生出版社,2011.

[6]王建六,古航,孙秀丽.临床病例会诊与点评—妇产科分册[M].北京:人民军医出版社,2012.

[7]王林.西京妇产科临床工作手册[M].西安:第四军医大学出版社,2011.

[8]王泽华,李力.妇产科疑难问题解析[M].南京:江苏科学技术出版社,2011.

[9]王绍光.实用妇产科介入手术学[M].北京:人民军医出版社,2011.

[10]王晨虹,陈敦金.妇产科住院医师手册[M].长沙:湖南科学技术出版社,2012.

[11]王淑梅.妇产科疾病用药手册[M].北京:人民军医出版社,2011.

[12]乐杰,狄文.妇产科临床教学病案精选[M].北京:人民卫生出版社,2010.

[13]乐杰.妇产科误诊病例分析与临床思维[M].北京:人民军医出版社,2011.

[14]代聪伟,王蓓,褚兆苹.妇产科急危重症救治关键[M].南京:江苏科学技术出版社,2012.

[15]冯文,何浩明,妇产科疾病的检验诊断与临床[M].上海:上海交通大学出版社,2012.

[16]史佃云.新编妇产科常见病防治学[M].郑州:郑州大学出版社,2012.

[17]史常旭,辛晓燕.现代妇产科治疗学[M].北京:人民军医出版社,2010.

[18]石一复,郝敏.子宫体疾病[M].北京:人民军医出版社,2011.